GOLDMANN
ARKANA

Buch

Medien und Werbung führen uns tagtäglich vor Augen, dass »jung und schön« für Erfolg steht. Doch mit künstlich gestraffter Haut, flippiger Kleidung und flotten Sprüchen ist es noch längst nicht getan. Ewige Jugend – ein Wunschtraum? Oder existiert das Phänomen der Alterslosigkeit wirklich?

In diesem Buch lüftet Andreas Campobasso das Geheimnis der Jugend. In mehrjähriger Forschungsarbeit und durch Selbstversuche hat er viele Erkenntnisse gewonnen, wie der Alterungsprozess tatsächlich gestoppt werden kann!

Zunächst zeigt der Autor sämtliche Faktoren auf, die den Menschen altern lassen. Besonders fokussiert er dabei Zellgifte und Schlacken, die sich im Körper ablagern.

Im Weiteren werden verschiedene »Verjüngungskuren« vorgestellt, die sich im Alltag umsetzen lassen: Rezepte zur Darmentschlackung und Entgiftung, die richtigen Lebensmittel, mit denen sich das wertvolle Enzymdepot auffüllen lässt, Körperpflege, die verjüngend wirkt, besondere Atemtechniken und die besondere Rolle des Wassers als Jungbrunnen.

Doch an erster Stelle steht für Andreas Campobasso die »mentale Umprogrammierung«, denn wahre Schönheit kommt bekanntlich von innen. Das heißt, dass man bereit dazu ist, den bisherigen Lebensstil zu verändern und über den Willen verfügt, sämtliche Methoden bewusst umzusetzen. Ein wahrhaft erstaunliches und motivierendes Konzept, das die Augen öffnet für den eigenen Körper und eine sichtbare Verjüngung garantiert!

Autor

Andreas Campobasso ist Toningenieur und betrieb über mehrere Jahre ein Tonstudio.

Er verfügt über eine 20-jährige Erfahrung in den Bereichen Metaphysik und Bewusstseinsforschung und arbeitet heute mit Reiki, Yoga und Energietechniken. Außerdem ist er als Lebensberater tätig und beschäftigt sich mit Radionik, Morphogenetik und Quantenphysik. Die »Umkehr des Alterungsprozesses« ist sein erstes Buch.

Andreas Campobasso

Stopp!
Die Umkehr
des Alterungsprozesses

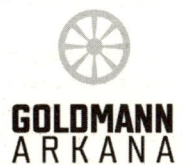

GOLDMANN
ARKANA

Hinweis:
Die in diesem Buch enthaltenen Informationen werden nach bestem Wissen
und Gewissen wiedergegeben. Gleichwohl übernehmen weder Autor noch
Verlag die Haftung für Schäden irgendwelcher Art, die direkt oder indirekt
aus der Anwendung oder Verwendung der Angaben in diesem Buch entstehen.
Die in dieser Schrift enthaltenen Informationen sollen im Falle eines medizinischen Problems keinen Ersatz für Therapie und Diagnose eines Arztes oder
Heilpraktikers darstellen. Das Anliegen des Autors liegt allein in der Vorsorge
und Wiederherstellung der Jugend.

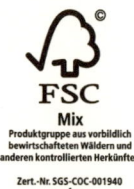

FSC

Mix
Produktgruppe aus vorbildlich
bewirtschafteten Wäldern und
anderen kontrollierten Herkünften

Zert.-Nr. SGS-COC-001940
www.fsc.org
© 1996 Forest Stewardship Council

Verlagsgruppe Random House FSC-DEU-0100
Das für dieses Buch verwendete
FSC-zertifizierte Papier *Lux Cream*
liefert Stora Enso, Finnland.

4. Auflage

Vollständige, aktualisierte Taschenbuchausgabe September 2008
© 2008 Arkana, München
in der Verlagsgruppe Random House GmbH
Umschlaggestaltung: Design Team München
Umschlagfoto: Plainpicture_wildcard
Lektorat: Johannes Bucej
WL · Herstellung: CZ
Satz: KompetenzCenter, Mönchengladbach
Druck und Bindung: GGP Media GmbH, Pößneck
Printed in Germany
ISBN 978-3-442-21858-5

www.arkana-verlag.de

*Dieses Buch widme ich
meiner lieben Frau Sabine.*

Inhalt

Teil III

Vorwort zur überarbeiteten Ausgabe

Vieles wurde in dieser zweiten Ausgabe stark überarbeitet, um es den Lesern noch einfacher zu machen, gesund »alt« zu werden.

Manches, das mir für meine Leser weniger relevant erschien, wurde durch neuere Informationen ersetzt, welche sich noch besser bewährt haben. Anregungen, Erfahrungswerte und auch Korrekturen aus Leserbriefen wurden beherzigt und eingearbeitet.

An dieser Stelle meinen Dank für diese Aufmerksamkeiten und auch über die Freude des nahen Kontaktes mit diesen lieben Menschen. Soviel ehrliche Begeisterung und Freundlichkeiten hatte ich anfangs nicht erwartet. Es ist mir immer wieder eine Freude, davon zu hören, wie viele schon mit dieser Methode wundervolle Erfolge feiern konnten. Das zeigt mir einmal mehr, wie wichtig dieses Thema ist. Jung und agil zu bleiben, ist eine Kunst die man lernen kann und die unheimlich Spaß macht. Weiter sorgt sie natürlich dafür, dass man auch noch viel länger Spaß haben kann, wenn man nicht nur rüstig, sondern regelrecht strahlend durch das Leben surft.

Alles Liebe Ihnen!   *A. Campobasso*

Vorwort

Es ist erstaunlich, wie viele fundamentale Antworten zu finden sind bei dem Versuch, das Rätsel der Alterslosigkeit zu entschlüsseln. Bei meinen Nachforschungen entdeckte ich in der Schöpfung einen einfachen Plan, wie sich bleibende Jugend in der Tat erreichen lässt. Hier nun die Lösung und somit ein kleines Stück vorwärts in ein Goldene Zeitalter.

Wir Menschen sind schon in einer beneidenswerten Lage. Wir können tatsächlich jung bleiben und uns sogar wieder verjüngen. Leider wissen das bisher nur sehr, sehr wenige Menschen.

Dieses Buch soll deshalb all denen, die es sich vorzustellen wagen, dazu dienen, ihre eigene jugendliche Wirklichkeit zu erschaffen, den Traum der Jugendlichkeit zu träumen und wieder zu erleben. Damit aus einem Traum sichtbare Realität wird.

Ich habe große Achtung vor Menschen, die gerne über ihren Tellerrand schauen, um zu sehen, ob das, was eben gerade jedermann für so normal und wirklich hält, auch der eigenen Erfahrung entspricht oder nicht.

Ist es deshalb nicht schön zu sehen, dass Sie, liebe(r) Leser(in), sich ernsthafte Gedanken zu dem Thema

Alterslosigkeit und bleibende Jugendlichkeit machen und sicher auch darüber, wie man ganz praktisch dem Alterungsprozess die Grundlage entzieht?

Obwohl der Mensch so rasant an Wissen zulegt, ist es doch verwunderlich, dass er sich nur sehr oberflächlich, und dabei so offensichtlich wenig erfolgreich, Gedanken über dieses Thema zu machen scheint. Aber unter der Oberfläche brodelt doch eine gewisse Furcht. Die unterschwellige Furcht vor dem Altwerden.

Ist es nicht so, dass diese Furcht und die damit empfundene Fremdartigkeit in Wirklichkeit auch irgendwo ihre tief verwurzelte instinktive Berechtigung hat. Das »normale« Altern ist nämlich nicht so normal, wie wir noch sehen werden. Nur weil es angeblich jeder tut und niemand es anders zu kennen scheint, heißt das noch lange nicht, dass es so sein muss. Deshalb werden wir im Verlauf dieses Buches noch Menschen und deren Geheimnisse kennenlernen, die eben trotz ihres hohen Lebensalters wirklich noch jung blieben und auch noch lange jung bleiben werden. Nach dem heutigen Stand der Wissenschaft ist theoretisch die »ewige Jugend« sehr wohl möglich. Dieses Buch will Ihnen die Praxis zeigen, wie genau dies, wenn Sie es wollen, für Sie selbst persönlich möglich werden kann.

Haben Sie sich schon einmal gefragt, warum die Alterung so kontinuierlich, unmerklich und mit erschreckendem Automatismus erfolgt? Nicht? Warum nicht? Sie haben sich also auch schon daran gewöhnt! Aber gibt es einen berechtigten Grund, sich an etwas so Unangenehmes gewöhnen zu müssen? Doch wohl nicht, wenn man eine Alternative hat.

Weshalb haben nur wenige diese Gewohnheitsstruktur durchbrochen? Ganz einfach, weil man nicht erfolgreich jung bleiben kann, ohne die gewissen Gesetze und Ordnungen der Natur zu kennen.

Ausgelöst durch den Wunsch nach der Erhaltung der Jugend, meiner eigenen und vor allem der eines geliebten Menschen, begab ich mich auf eine Pilgerfahrt durch das einfache Wissen Heiliger, Yogis und anderer außergewöhnlicher Menschen. Menschen, die oft in aller Abgeschiedenheit das leben, was die meisten von uns nicht einmal zu träumen wagen. Hier erfahren Sie, total nüchtern und entmystifiziert, Details der Alterslosigkeit und die »geheimen Techniken« dieser wundersamen Menschen.

Das Geheimnis ist so offensichtlich und ständig vor Augen, dass es die Masse übersieht. Es ist ein Wissen um einen besonderen Lebensplan, der, richtig angewandt, eine reelle Verjüngung unumgänglich macht.

Im dritten Teil dieses Buches werde ich deshalb näher darauf eingehen, wie Sie Ihr neues Wissen dann auch ganz einfach in Ihr eigenes Leben integrieren können und wie es sich auch sicher praktisch anwenden lässt.

Wichtig: Echtes »Antiaging« hat es nicht nötig, hohe Kosten zu verursachen, um wirklich wirksam zu sein. Natürliches Verjüngen kostet nur etwas Gehirnarbeit, neue Gewohnheiten und vor allem Lernen.

Wie wäre es denn, wenn Sie, egal, in welchem Alter

Sie sich jetzt gerade befinden mögen, die Möglichkeit
hätten, bis an Ihr weit entferntes Lebensziel recht jung
und knackig zu bleiben? Oder natürlich auch es wieder
zu werden? Sie werden noch sehen, wie man dies erstaunlich erfolgreich bewerkstelligen kann. Stellen Sie
sich doch einmal vor, es wäre gar nicht so schwer und vor
allem logisch, Schritt für Schritt zu erreichen.

Sie werden in diesem Buch alle Möglichkeiten finden,
die Sie brauchen, um genau dies in Ihrem Leben zu erreichen. All das wird für Sie ganz leicht zu verstehen
sein. Ich werde Sie nicht ohne praktische Anleitung stehen lassen.

Alles, was in diesem Buch steht, ist praktisch erprobt,
und das allermeiste habe ich natürlich an mir selbst erfolgreich getestet. Mein Körper ist inzwischen schmerz-
frei und alterslos, ich bin immer supergesund und strotze
vor Kraft! Und hätte ich früher schon gewusst, was ich
heute wissen darf, wäre mir sicherlich so manches Leid
erspart geblieben. Andererseits brachte genau diese Not
mich dazu, mir tiefere Gedanken über dieses so faszinie-
rende, komplexe und doch einfache Thema zu machen.
Die Frucht meiner Erfahrungen und Überlegungen ist
dieses Buch.

Bei der Recherche für dieses Buch wühlte ich in unzähligen Schriften und Informationen, habe aber auch
meine eigenen bewährten Erfahrungen zu diesem Thema verarbeitet. Natürlich könnte ich Ihnen ausschließlich von den allerneuesten, sensationellsten Antiaging-
Erkenntnissen der heutigen Wissenschaft berichten.

Über spektakuläre Gentechnikutopien und Hormon-
manipulationen und davon, welche neuen Vitamine,
Lebensmittel und Sportarten gerade der Trend in den
Boulevardmedien sind, um sich jung zu halten. Es ist ein
riesiger Markt geworden. Man kann den Eindruck gewinnen, dass die Leute bei der Stange gehalten werden sollen mit Dingen, die es leider in erster Linie auf den Geld-
beutel abgesehen haben. Können diese Dinge tatsächlich
den Alterungsprozess aufhalten?

Es gibt genug (gute) Ratschläge und es gibt genug
Worte, aber es gibt leider einfach zu wenig Information,
wie man dieses Thema naturgemäß und praktisch im Alltag umsetzen kann.

Das Einzige, was Sie von diesem Buch erwarten können, ist strahlende Gesundheit und bleibende oder auch
wiederkehrende Jugendlichkeit. Sichtbar!

Einführung

Der Mensch hat zum Altern ein sehr zwiespältiges Verhältnis. Als Kind möchte man rasch älter und groß werden und im fortgeschrittenen Alter würden die meisten Menschen sehr viel dafür geben, wenn sie wieder jung sein dürften.

Wie sieht es mit Ihnen aus? Sie sind jetzt vielleicht 30-40-50-60 Jahre alt. Vielleicht sind die ersten grauen Haare sichtbar, langsam erschlafft die Haut, die Sehschärfe lässt allmählich nach, und Sie wollen es nicht nur so hinnehmen, oder ihre Motivation ist einfach, sich nur frühzeitig genug Ihre Jugend zu erhalten.

Wird uns nicht immer gesagt, dass der Körper ab Anfang 20, also wenn er ausgewachsen ist, langsam dahinwelken muss? Warum aber sollte das so sein? Gute Frage. Es gibt in Wahrheit keinen natürlichen Grund, außer der massiven Unwissenheit diesbezüglich.

Entsprechende Konsequenz vorausgesetzt, lassen sich diese Erscheinungen auf jeden Fall ohne Chemie und Messer wieder rückgängig machen. Das ist die Neuigkeit und Behauptung in diesem Buch.

Ja, Ihr Körper ist erneuerungsfähig. Der Alterungsprozess ist in der Tat umkehrbar!

Es gibt belegbare Fälle von über 60-Jährigen, ehemals

Glatzköpfigen mit neuem Haarwuchs dank einer Kopf-
hautverjüngung.

Das eigentlich Unmögliche ist passiert: Eine knapp
40 Jahre (!) alte Platte wuchs langsam Stück um Stück
wieder zu. Das bedeutet ja in Wirklichkeit nichts anderes, als dass diese Kopfhaut wieder auf ein Alter von Anfang 20 verjüngt wurde. Eben bis zu dem Zeitpunkt, als
der angeblich vererbte und unheilbare Haarausfall be-
gann. Diese offensichtliche Verjüngung des Haarwuchses
geht natürlich im entsprechenden Rahmen analog auch
mit dem Rest des Körpers.

Wie kann das sein? Ist das wirklich möglich, obwohl
die Wissenschaft es nicht erklären kann? Wir sehen also
nun, dass selbst das Gewebe der Kopfhaut von recht
hochbetagten Menschen wieder gut hergestellt und verjüngt werden kann. Bei dementsprechender Konsequenz
und etwas Geduld hat das bei allen Probanden funktioniert. Das ist die Neuigkeit. Und das können Sie auch.

Natürlich habe ich selbst durch bestimmte Methoden
und einen nagelneuen Lebensstil diesen sehr großen
Segen am eigenen Leib erfahren dürfen. Ich will Ihnen
nun mitteilen, was ich durch jahrelanges Herumexperi-
mentieren herausgefunden habe. Es sind kleine Wunder,
die ich selbst immer noch erlebe.

Als ich 34 Jahre alt war, nahm ich an einem biologischen Test teil, um mein wirkliches körperliches Alter zu
ermitteln. Es stellte sich heraus, dass ich zu diesem Zeitpunkt körperlich nur 23 Jahre alt war. Das ist etwas ent-
täuschend, wenn man sich die heutige körperliche Situa-

tion der 23-Jährigen anschaut. Spaß beiseite, dieser Test, den ich schon am Anfang meiner Praxis machte, hat meine Methode voll bestätigt!

Es gab auch noch andere körperliche Alterskrankheiten wie beispielsweise eine fortschreitende Glatze sowie Bandscheibenleiden, Tinnitus, Multiallergien, knirschende Knie, chronische Sehnenscheidenentzündung, Sehfehler, leichte Krampfadern und viel anderes mehr. Meine Frau wurde von Neurodermitis und Endometriose geheilt, genauso von schlecht durchbluteten Beinen und Händen. Obwohl diese Heilungen medizinisch für unmöglich gehalten werden. Trotzdem kam unter anderem auch ihr geschwundenes Zahnfleisch in perfekter Weise wieder zurück. Außerdem ist sie jetzt viel fröhlicher und ausgeglichener.

Sie werden in diesem Buch also Dinge erfahren, die Ihr momentanes Weltbild erschüttern könnten.

Und das ist meine volle Absicht! Zumindest muss das allgemeine Bild des Alterungvorgangs reformiert werden.

Schluss mit dem unwissenden Plappern über das Altern und über Krankheit. Die Wahrheit darüber macht jung, und das, was wirklich wirkt und uns verjüngt, ist letztlich das, was für uns hier zählt. Je früher Sie daher mit der Methode (Teil III) beginnen, je unbelasteter Sie zu diesem Zeitpunkt sind, desto schneller werden sich Erfolge einstellen und desto weniger Geduld ist nötig.

Je nachdem wie forciert Sie sich an Ihre Verjüngungskur heranwagen wollen, bedarf es Ihrerseits vermehrter

Konsequenz und größeren Willens, auf dem Weg zu einem neuen und jung erhaltenden Lebensstil.

Geht man dieser Thematik auf den Grund, stellt man schnell fest, wie facettenreich die Zusammenhänge sind. Die Lösung ist dennoch genial einfach, wobei sie sich über mehrere Stufen entfaltet.

Deshalb ist dieses Buch der Übersichtlichkeit halber in drei strikt getrennte Teile und Ebenen aufgeteilt.

Teil I behandelt das Problem des Alterns und den Vorgang an sich. Dies ist der aufklärende Teil über den degenerierten Charakter der Moderne.

Teil II behandelt das Thema von der mentalen/metaphysischen Seite aus, eben die »geheimnisvollen« Gesetze der Jugendlichkeit. Dieser Teil wird Ihnen dabei helfen, dabei zu bleiben und eine sichere Motivation zu gewinnen.

Teil III widmet sich der praktischen Umsetzbarkeit. Es ist der Teil, auf den es ankommt und über den ich wirklich sehr gerne schreibe. Dieses Buch wandelt hier auch seinen Charakter, von einem Aufklärungsbuch in eine Anleitung Schritt-für-Schritt.

Anders ausgedrückt, spricht der erste Teil das Gehirn an, der zweite ist für das Herz und der dritte Teil bringt beide Teile wieder in der Praxis der Verjüngung zusammen.

Nach dieser Lektüre werden Sie alle Mittel in der Hand haben, um Ihr Ziel zu erreichen. Sie werden die Zusammenhänge kennen und Sie werden sie nicht nur kennen, sondern auch die Information haben, wie Sie alles ganz selbstverständlich in Ihrem »neuen Leben« umsetzen können.

Information bringt Dinge *in* die gewünschte *Form*. Diese Information bringt Sie in Ihr gewünschtes Idealbild und in Idealform. Ich kann Ihnen versprechen, dass für jeden Typ etwas dabei ist, je nach gewünschtem Resultat und Schnelligkeit.

Sie wollen Ihre vollen, kräftigen und glänzenden Haare zurück, oder sie behalten? Sie wollen harte Fingernägel und eine schöne, feste, gesunde und elastische Haut? Einen wunderschönen jugendlichen, gesunden Körper? Und vielleicht wollen Sie, dass Falten für Sie sehr, sehr lange Zeit kein Thema sind oder nie mehr sein werden?

Sie glauben, ich verspreche zu viel? Sie werden Ihre Meinung ändern. Lesen Sie einfach diese ketzerische Schrift gegen den ganz normalen Wahnsinn. Lassen Sie uns gemeinsam die Uhr zurückdrehen. Seien Sie einfach Ihr eigener, natürlicher Schönheitschirurg. Vorausgesetzt, Sie befolgen einfach meine Ratschläge mit Freude und der damit einhergehenden Leichtigkeit.

Dieses Buch ist all denen gewidmet, die sich noch zu fragen trauen, ob denn das alles so sein muss, es unabdingbar ist oder es doch ganz reale Möglichkeiten gibt, die Jugend immer weiter bzw. wieder zu erleben.

Ich glaube, und das ist meine feste Überzeugung, dass bleibende Jugendlichkeit mit die eigentliche Bestimmung jeder Frau und jedes Mannes in dieser Welt ist. Damit meine ich Sie, damit Sie glücklicher leben können. Dann ist auch die ganze Welt ein ganz kleines Stückchen glücklicher und freier geworden. Seien Sie selbst das Wunder!

Lassen Sie uns also gemeinsam die Uhr anhalten und wieder zurückdrehen! Lernen Sie die Gesetze der Verjüngung in Ihrem Leben anzuwenden. Alles ist möglich und Sie können alles erreichen. Ich glaube ehrlich, dass es unser Ziel sein sollte, gesund und vor allem lebenssatt, irgendwann und aus eigenem freien, Gott gegebenen Entschluss, fröhlich diesen Körper abzustreifen, um neue Sphären zu erkunden.

Ich wünsche jedem Leser und jeder Leserin viele Jahre an zunehmender Reife bei gleichzeitiger Zunahme an natürlicher Jugendlichkeit. Und nun auf in eine unbeschwerte, jugendlichere Zukunft!

Abmachung

Eine Abmachung muss ich aber noch mit Ihnen treffen. Der »Haken«, in gewisser Weise:

Manches wird für Sie neu und unkonventionell sein. Deshalb nehmen Sie nun bitte alles, was folgt, mit einem offenen Geist auf. Benutzen Sie bitte Ihren Verstand unvoreingenommen beim Lesen. Vor allem bei Teil II und III. Vielleicht lassen Sie alte Dinge los und erkennen tiefere Schichten, die sich im Leben viel besser bewähren. Es gibt im eigentlichen Sinne nicht wirklich etwas dabei zu lernen. Sie müssen sich nur erinnern, denn alles, was Sie wissen müssen, ist in Ihnen. Wenn Sie offen dafür sind, können Sie spüren, was zu Ihnen gehört.

Das intuitive Erkennen dieser einfachen Dinge wird Sie Stück für Stück nach oben ziehen und Ihnen wirkliche Freude und bleibende Jugendlichkeit bereiten.

Teil I

Aufklärung – Was ist Altern?

Die Jugend erhält sich selbst, wenn man ihr nichts in den Weg stellt.

Der Mensch hat fast alles geschafft, was er je erreichen wollte, nur eines konnte er nicht bezwingen: das bedrückende Problem des Alterns. Diese eine verzweifelte Last und Furcht des Menschen. Warum Last? Weil das Altwerden und seine Folgen unangenehm sind.

Denn eines wurde uns in der Schule leider nicht gelehrt: das allgegenwärtige Gesetz von Ursache und Wirkung. Dieses eine Gesetz lässt den Menschen altern, denn was der Mensch sät, das muss er auch letztlich ernten. Leider wissen die meisten nicht, was sie ernten werden, denn sie wissen ja nicht einmal, was sie gerade säen! Andererseits kann genau dieses Gesetz, richtig angewandt, uns auch genauso wieder verjüngen. Sobald wir die entsprechenden Ursachen kennen. Neue Ursachen für frische, bleibende Schönheit und Jugendlichkeit.

Der ältere Mensch sieht schlechter, hört schlechter, der Geruchsinn leidet, alles ist viel dumpfer und vor allem scheint es, als büße man seinen gesellschaftlichen »Wert« ein wenig ein. Die (körperliche) Ausstrahlung ist eigentlich für so gut wie immer dahin und man wird nicht mehr so ernst genommen. Außerdem tut alles weh. Das sind wirklich keine schönen Aussichten. Aber das ist auch nie so geplant gewesen!

Alt und gebrechlich werden ist kein Scherz der Natur, nein, es ist Missachtung der Natur. Unbewusst und unwissend. Was immer in Einklang mit der Natur lebt, hat diese Art Probleme des Alterns und Dahinsiechens so nicht.

Alle Geschöpfe in der freien Wildbahn leben bis an ihr Lebensende fit und gesund, und in der Tat kennt man das Alter vieler wilder Tiere ganz einfach nicht, weil man es ihnen nicht ansehen kann. Manchmal hilft da nur, die Zähne abzuzählen und ähnliche Kunstgriffe.

Oder haben Sie schon mal eine Giraffe mit Gehhilfen gesehen, oder einen Löwen mit Glatze, gar einen Bären mit Hämorrhoiden, einen Gorilla mit Asthma?

Nein, kranke Tiere sieht man nur im Zoo oder dort, wo sie mit dem Menschen das Milieu teilen müssen.

Wenn Tiere ihr höchstes Alter erreicht haben, dann geht es sehr schnell, und sie sterben. Aber eines tun sie nicht: Sie siechen nicht dahin wie der Mensch es tut!

Kurz, sie leben nach einer Ordnung in der Schöpfung, die sich von der des zivilisierten Menschen beträchtlich unterscheidet. Der Mensch hat den Kontakt und die Vertrautheit mit der Natur und ihrer eigenen intuitiven natürlichen Intelligenz seinem Intellekt geopfert, anstatt in dieser perfekten Ordnung mit ihr zu leben. Das Leben ist zu einem langsamen Selbstmord geworden. Aber wie hat sich dieses Übel eingeschlichen?

Was genau ist passiert?

Was genau ist mit uns geschehen? Wir haben uns einfach nur zivilisiert und diese Zivilisation kann ein echter Fluch sein. Sie ist imstande, jeden natürlichen Instinkt auszuschalten. Der Instinkt ist gleichbedeutend für die gesunde Intuition, für das, was natürlich und naturgemäß gut ist. Die Zivilisation aber ist künstlich und naturfremd, ja sogar fast immer grundsätzlich gegen die Natur. Die natürlichen Bedürfnisse sind durch künstliche Bedürfnisse ersetzt worden, die zu einer nachfolgenden und ständigen Selbstvernichtung führen. Dies ist eine Art von kollektivem Selbstmord.

Inzwischen haben die Menschen entdeckt, dass dies eine Art Krankheit ist. Diese Krankheit nennt man fachmännisch treffend Zivilisatose.

Zivilisatose ist tatsächlich eine moderne Krankheitsbezeichnung geworden. Eine Krankheit, unbewusst und unwissend geschaffen vom Menschen selbst, fern seiner Bestimmung. Der Bestimmung, gesund und jugendlich zu leben.

Die Zivilisatose ist ein Sammelbegriff für etwa 250 verschiedene tödliche Krankheiten, an denen ein Mensch sterben kann. Es gibt jetzt schon etwa 40 000 – vierzigtausend (!) – Krankheiten, die ein Mensch haben kann, ohne gleich daran zu sterben. Wilde Tiere und »wilde« Menschen kennen aber insgesamt nur etwa 5 Krankheiten. Doch davon später mehr.

>*Die Zivilisation ist nichts anderes als ein Farban-*
strich, der vom nächsten Regen fortgewaschen wird.«

Auguste Rodin, französischer Bildhauer

Bevor wir uns mit natürlichem, biologischem und echtem Antiaging befassen, ist es wichtig zu verstehen, was
der Vorgang des Alterns genau ist. Doch lassen Sie uns
gleich damit beginnen den nötigen Abstand dazu zu bewahren. Denn nicht das Betrachten des Problems wird
Ihnen helfen, sondern die Beschäftigung mit der richtigen Lösung. Sie werden die Lösung aber bedeutend
kontrastreicher sehen können nach dem Durchlesen dieser Kapitel.

Was also genau ist das für ein Vorgang, der Vorgang
des Altwerdens?

Zuerst die Symptome dieser Krankheit, wie ich es nennen möchte.

Denn alles, was sich beim Alterungsprozess abspielt,
ist den Symptomen von Krankheiten mehr als ähnlich.
Da wären als kleiner Abriss:

Arteriosklerose, Thrombose, Allergien, Krebs, Rheuma, Diabetes, Arthrose, Prostatitis, Hämorrhoiden, Parkinson, Alzheimer, Verpilzung, Parasitenbefall, Durch-
blutungsstörungen, Zahnausfall, Haarausfall, Ergrauung,
Falten, Hypertonie, Hypotonie, Osteoporose, Bandscheibenleiden, Karies, Krampfadern, brüchige Fingernägel,
nachlassende Libido …

Es macht keinen Sinn, all das beim Namen zu nennen,
denn Sie und ich werden damit nie in Berührung kom-

men, weil (und wenn) wir die Prinzipien befolgen, die in diesem Buch vorgestellt werden. Es wird alles ganz leicht gehen und wir werden lernen, die Dinge mit anderen Augen und von unserem Ziel aus zu sehen.

Die Symptome des Altwerdens sind also die gleichen Symptome wie die von Krankheiten. Die Zipperlein häufen sich einfach immer mehr und mehr. Dann, wenn der Körper nicht mehr kann und alle Ressourcen aufgebraucht sind, wird einfach der Strom abgeschaltet. Und warum? Weil jemand die Rechnung nicht bezahlt hat. Was, Sie wissen nichts von Rechnungen? Falten, Leberflecke, Haarausfall, schlechte Zähne waren doch Mahnungen genug. Um all diese Rechnungen bezahlen zu können, muss man eben nur noch wissen, wie man dafür Vorsorge betreiben kann. Es ist sehr wichtig zu wissen, wie man damit umgehen muss, welche Art von Gesetzen dahinter steht. Wer lebensfremd und nachlässig durchs Leben geht, dessen »Lebenskonto« wird leider sehr schnell leer sein. Wer aber ein »Gesundheitsmillionär« sein will, sollte rechtzeitig seine Lebensjahre gewinnbringend anlegen.

Trotz Fortschritts hat die Vergreisung bei gleichzeitig erhöhter Lebenserwartung zugenommen. Das ist aber nicht wirklich ein Fortschritt, denn das heißt ja nur vermehrtes und längeres Dahinsiechen durch eine nur künstlich erhöhte Lebenserwartung. Ein künstliches Am-Leben-Halten, in übervollen Altersheimen und das grausame Mit-ansehen-Müssen, wie der eigene Leib zerfällt.

Jahr für Jahr werden immer noch mehr Milliarden für Medikamente ausgegeben, um diese Dinge wieder in den Griff zu bekommen. Damit werden aber nur die Symptome behandelt und nicht deren tiefere Ursachen. Nur wer die Ursache kennt, kann etwas tun.

Aber was hat das alles mit unserem Thema zu tun? Genau genommen ist doch alles nur ein schleichender Alterungsprozess, was nicht totale Gesundheit und fitte Jugendlichkeit bleibt. Der Mensch wird gesund und rein geboren, aber eben auch nur, wenn die Mutter vor und während der Schwangerschaft entsprechend gelebt hat. Im weiteren Verlauf des Lebens vergiftet er sich mit jedem Bissen, Atemzug und besonders auch mit falschem Denken selbst. Warum? Weil ihn niemand informiert hat. Im Fernsehen werden Produkte und nicht Gesundheit beworben. Die Apotheken leben davon genauso wie die Ärzte. Die meisten können es nicht wahrnehmen, was mit ihnen schleichend geschieht, und das ist tragisch.

Dabei ist alles prinzipiell so einfach und unkompliziert. Jeder könnte total gesund sein. Es fängt wie alles im Leben mit dem richtigen Denken an. Und aus richtigem Denken werden neue Gewohnheiten. Aus Gewohnheiten werden Schicksale.Denn alles, was irgendwie gemacht wurde, hat seinen Anfang in den Gedanken. Genau das ist die Thematik des zweiten Teils dieses Buches. Die heutige Medizin tut ihr Bestes, aber das reicht oft einfach nicht. Sie muss zu häufig versagen aufgrund der Verkomplizierung einfacher Dinge (Schulmedizin genannt). Die Medizin ist technisch aufwändig, aber mehr als Schadensbegrenzung ist ein weißer Kittel oft leider nicht.

Die Ärzte versuchen etwas zu konservieren, aber Sie macht es nicht lebendiger. Sie müssen Ihr körperliches Leben selbst in die Hand nehmen und retten. Besser, man lebt vorausschauend genug, damit man nie die Kunst der Ärzteschaft braucht.

Wie gesagt, unsere Ärzte machen für ihre Patienten unzählige Überstunden. Sie sind die Berufsgruppe, die selbst die statistisch niedrigste Lebenserwartung hat (58), sie können leider oft nicht wirklich helfen. Leider wird nur die Krankheit untersucht, dabei sollte die Gesundheit erforscht und untersucht werden. Natürlich sollten Sie bei körperlichen Beschwerden einen Arzt aufsuchen, Sie müssen ihm ja nicht alles glauben. Benutzen Sie einfach Ihren gesunden Verstand.

Die in sehr vielen Bereichen komplett veraltete Schulmedizin geht einfach grundsätzlich davon aus, dass der Mensch krank ist oder wird und dass es seine Natur ist zu altern. Aber ich sage, es ist naturgemäß und normal, dass der Mensch rundherum gesund ist und von strahlender Jugendlichkeit strotzt! Immer!

Stellen Sie sich doch einmal an eine Straßenecke und beobachten Sie die vorbeigehenden Menschen. Mit schwerfälligen Schritten und erstarrt in bemitleidenswerter Unbeweglichkeit gehen sie ihren Weg. Dabei wäre die Lösung der körperlichen Schwächen nicht schwer, wenn wir nur diese Verantwortung nicht auf die leider oft überforderte Ärzteschaft abwälzen, sondern uns selber um Erkenntnis bemühen würden.

Sicherlich haben Sie ein Buch erwartet, das Ihnen nun sagt, welche Nahrungsergänzungen Sie brauchen, um schönes Haar und eine schöne Haut zu bekommen. Aber ich werde nicht nur das tun, sondern Ihnen außerdem den Weg aufzeigen, wie Sie es nicht mehr nötig haben werden, ständig zum Arzt zu gehen, außer auf Grund von Verletzungen und schweren Organschäden.

Es bringt einfach so gut wie nichts, so normal »zivilisiert« dahin zu »leben«, Sie und ich müssen Vorsorge betreiben. Sie und ich dürfen die Ursachen neu setzen, um jugendlich zu sein und zu bleiben.

Das ist wahres Antiaging.

Und noch etwas sehr Wichtiges: Es ist egal, wie alt Sie gerade sind. Sie können sich in jedem Alter verjüngen, das ist garantiert. Ihr Körper ist eine wundersame und wunderbare Maschine, die komplett erneuerbar ist und sich selbst heilen und verjüngen kann. Man muss nur wissen, wie und welche Weichen man stellen muss, um das dann auch zulassen zu können.

Erschwert wird es nur, wenn Organe unwiederbringlich zerstört sind, aber selbst dann ist eine Verbesserung oft noch möglich.

Hören Sie nur genau hin, was Sie intuitiv anspringt und setzen Sie es dann in der Praxis um. Und dass es Ihnen leicht fällt, dafür wird gesorgt.

Das Experiment

Vor einigen Jahren wurde ein Experiment in Arizona/ USA durchgeführt.

Es waren drei Paare beteiligt. Sie lebten für zwei Jahre in einer Biosphäre, die sich vollkommen selbst erhielt. Sie atmeten gereinigte, ionisierte Luft und es gab nur das zu essen, was sie selber anpflanzen konnten. Alles war genau geregelt, und sie hatten die Möglichkeit, so zu leben, wie es ursprünglich gedacht war. Die Gerontologen (Altersforscher) der medizinischen Fakultät in Los Angeles untersuchten danach die drei Paare und bestätigten, dass sie mindestens eine Lebenserwartung von 160 Jahren haben müssten, wenn sie weiterhin in dieser Biosphäre lebten. (Dr. Jack Stockwell)

Es gibt von der Schöpfung her keinen einzigen Grund, weshalb ein Mensch nach Ablauf bestimmter Jahre körperlich und geistig altern und auseinanderfallen sollte.

Wenn Sie jetzt schon mit dem Kopf schütteln, dann werden Sie dies noch öfters und noch heftiger im Verlauf der Lektüre tun.

Schon 1912 hat der Nobelpreisträger Dr. Alexis Carrel bewiesen, dass die Zelle selbst unsterblich ist. Nur die Flüssigkeit, in der diese schwimmt, degeneriert. Dieser geniale Forscher hielt ein Hühnerherz für 28 Jahre am Leben, indem er täglich die Nährlösung wechselte, in der sich das Herz befand. Diese Lösung hatte annähernd dieselbe mineralische Zusammensetzung wie Blut. Das

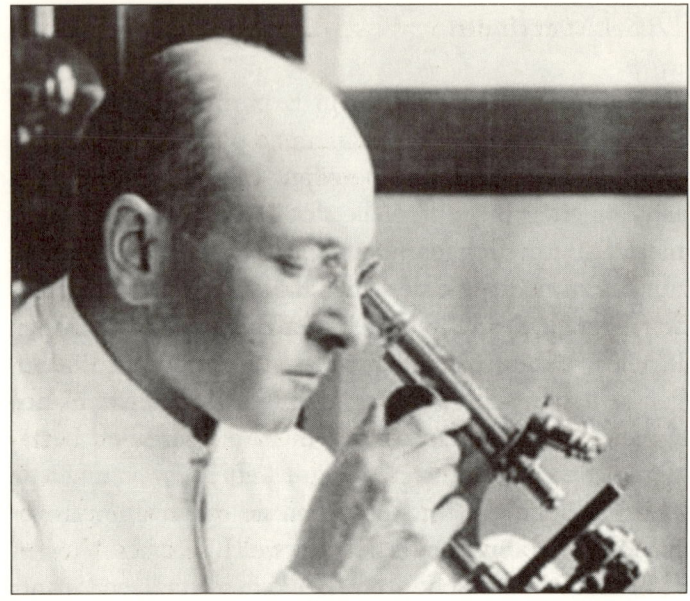

Abb. 1: Nobelpreisträger Dr. Alexis Carrel

Herz wurde perfekt ernährt und die Stoffwechselrückstände wurden täglich vollkommen abtransportiert. Erst als Carrel die Lösung nach 28 Jahren nicht mehr ständig ersetzte, starb das Herz ab.

Diese Entdeckung ist wirklich von größter Bedeutung. Denn das bedeutet: Wenn eine Zelle perfekt ernährt wird und die Stoffwechselgifte und Stoffwechselprodukte sicher entsorgt werden, muss diese Zelle ewig leben. Ewig! Nicht 67 Jahre wie beim Mann und 76 Jahre wie bei der Frau im Westen.

Hier ist auch der Schlüssel, dieser eine Satz begeistert mich:

Vollkommen ernährte Zellen und perfekt entsorgte Gifte, gleich ewige Jugend!

Auch Ihre Zellen sind eigentlich unsterblich. Ohne Schlacken und Gifte ist der ganze Körper unsterblich!

Bekanntlich sind unsere Stammzellen und Keimzellen immer unsterblich. Wie kommt das? Das liegt einfach daran, dass der Leib das Wichtigste zuerst vor Giften schützt. Wenn die restlichen Zellen genauso »geschützt« würden, würden auch Sie ewig leben!

Ein Mensch, der sich in vollkommener und artgerechter Weise ernährt, kann sicher ein fast biblisches Alter erreichen.

Wenn wir nun die Möglichkeit hätten und es schafften, alte Schlacken, die wir seit Jahren aufgebaut haben, aus dem Körper zu entfernen, würden wir auch wieder jünger. Aber wie?

Lassen Sie uns erst noch mal weitersehen und unsere Begeisterung fürs Erste im Zaum halten.

Jede Krankheit lässt den Menschen fortwährend älter werden. Es ist leichter zu verstehen, was Krankheit ist und wie sie entsteht, in Bezug auf den Alterungsprozess, wenn wir uns einmal Pflanzen ansehen.

Pflanzen wachsen nur schnell und gesund, wenn sie gute Erde haben, viel Licht und ausreichend Wasser. Die Qualität dieser drei Faktoren hat eine direkte Auswir-

kung auf die Gesundheit und die Robustheit der Pflanze.
Das sind die drei essentiellen Lebensmittel der Pflanze,
die man ihr geben muss. Genauso ist es auch mit uns
Menschen. Der Körper ist eine Hochleistungsmaschine,
die Hochleistungsbetriebsmittel benötigt. Allerdings
nicht in dem Sinne, dass man jetzt in die Apotheke läuft
und sich die Vitamine im Übermaß einverleibt. Das
bringt nicht viel, weil unter anderem auch die Rezeption
derselben einen gesunden Darm voraussetzt. Und den
hat bei uns eigentlich keiner mehr. Erst muss das System
sauber entschlackt werden. Der normale Mensch ist oft
schon von Geburt an so verschlackt mit Dingen, die er
nicht mehr losbekommt.

Was sind Schlacken?
Schlacken sind Verbindungen aus ehemals sauren, jetzt
aber neutralisierten Salzen, die im Körper abgelagert
werden und dort auch ihr Unwesen treiben. Das heißt,
wenn Sie irgendetwas zu sich nehmen, das nicht so für
die menschliche Ernährung gedacht ist, muss der Körper
den Abfall irgendwie entsorgen. Dies ist vorrangig die
Aufgabe der Nieren und der Leber. Sind es jedoch zu viel
Säuren und Gifte, dann wird das Gewebe von Verätzung
bedroht. Zum Schutz davor gibt es eine ph-Sperre, die
nur Säuren von maximal 4,4 bis 5,8 ph durchlässt. Mehr
können unsere Ausscheidungsorgane nicht verarbeiten.
Die unverarbeiteten Säuren müssen deshalb sofort unschädlich gemacht werden.

Sie müssen neutralisiert werden, weil sie sonst das Ge-

webe verätzen (z. B. Nierenversagen). Dazu muss der Körper wertvolle basische Mineralien, also unsere physische
Grundsubstanz, aus den verschiedenen Geweben opfern.

Wir haben in der Schule gelernt, dass heftige Reaktio-
nen ablaufen, wenn man Säuren und alkalisch-basische
Laugen zusammenmischt. Da blubbert und sprudelt es
und am Reaktionsende haben wir die verschiedenen
Salze. Je nach Ausgangssäure und Lauge. Und dieses
Zeug hat in unserem Körper sicher nichts verloren.

Was passiert, ist dann Folgendes: Durch diesen Giftmüll werden Zellen geschädigt. Sie erinnern sich sicher
an die oben erwähnte ewig lebende, sauber gehaltene
Zelle. Dieser Schaden besteht darin, dass Zellen absterben und neue durch Zellteilung »nachwachsen«. Dieser
Vorgang wird Mitose genannt. So weit so gut. Wäre hier
das Ende der Geschichte, so wäre alles gut. Die Zelle
stirbt und eine neue wächst nach.

Doch das Problem dabei ist, dass die Zellen sich nicht
unbegrenzt teilen können, und je öfter die Zellen sich
teilen müssen, desto langsamer wird der Erneuerungs-
prozess mit der Zeit. Wenn sich nun irgendwann die
Zelle nicht mehr teilen kann oder sich zu langsam teilt,
so dass sie die neue Flut an Schmutz im Zellulärwasser
nicht mehr überstehen kann, dann ist sie so gut wie unwiederbringlich verloren.

Kurz gesagt, Altern ist ganz einfach chemischer Verschleiß! Chemischer Verschleiß aufgrund von fahrlässi-
ger, unwissender Vergiftung, manifestiert in unzähligen
Krankheiten.

»Jede so genannte Krankheit (Alterungspotenzial) ist eine Krise der Toxämie (Vergiftung); das heißt, es haben sich im Blut über die Toleranzgrenze hinaus Toxine angesammelt, und die Krise, die so genannte Krankheit (örtliche Alterung), ersetzt die Ausscheidung. Eine Erkältung wird zu einem chronischen Katarrh, Grippe führt zu Lungenentzündung, und die Lungenentzündung kann zu einem verhängnisvollen Ende führen, wenn die Sekretionen durch Medikamente gebremst werden.«

Dr. J. H. Tilden

Wie aber werden durch diese Gifte die Zellen abgenutzt und wie altern sie dabei? Welche Toxine sind das genau?

Telomere, die Zündschnüre des Todes

Lassen Sie uns zuerst den Blick auf den technisch-physischen Vorgang des Alterns richten.

Es gibt im Zellinneren einen Mechanismus, die so genannten Telomere, die, durch toxische Abnutzung bedingt, mit der Zeit verschleißen und somit der zentrale technisch-genetische Alterungsfaktor sind.

Die Telomere (griechisch für »*telos*« Ende und »*meros*« Teil) sind kleine Schutzkappen am Anfang und Ende der Chromosomenstränge. Diese Telomere befinden sich in jeder Zelle innerhalb des Zellkerns und schützen so das

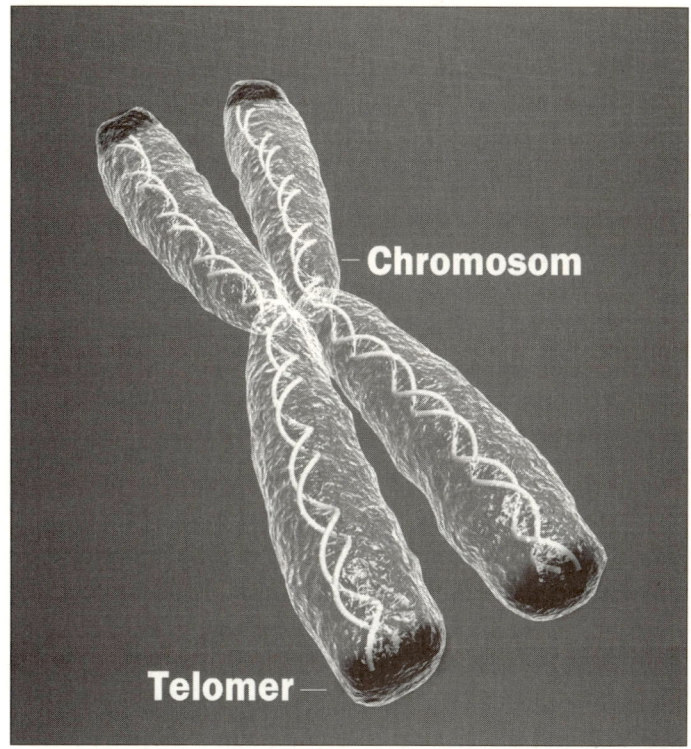

Abb. 2: Schematische Darstellung von Telomeren

Erbgut. Das Außergewöhnliche daran, das unlängst von Forschern entdeckt wurde, ist die Funktion dieser kleinen Kappen. Sie sind wie Zündschnüre an einer Bombe, die mit den Jahren durch Verschleiß kürzer werden. Es sind die Zündschnüre des Alterns und des Todes.

Dies hier ist das Bild einer schematischen Darstellung

von den Telomeren in den Zellen, welche unsere Chromosomen und somit unsere Erbinformationen schützen. Die Telomere sind hier als dunkle Kappen dargestellt. Sie sind es, welche die Zelle vor Entartung schützen. Aber jedes Mal, wenn sich die Zelle auf Grund von Schlacken und Verschleiß teilen muss, werden diese Telomere verkürzt.

Irgendwann geht die Bombe hoch und der Zelltod tritt ein. Die Schlacken verkürzen also die Telomere. Je kürzer nun die Telomerenkappen, desto kürzer das Leben der Zelle und somit die Lebenszeit des ganzen Organismus und des gesamten Körpers. Wir alle sind nur so gesund und so jung wie unsere Zellen.

Am besten lässt sich dieser Vorgang daran versinnbildlichen: Es ist, wie wenn man an einem Kopierer ein Dokument kopiert und mit jeder Kopie der Kopie die Abzüge blasser und undeutlicher werden. Die Kopie entfernt sich immer mehr vom Original. Die Erbinformationen werden dabei unleserlicher und in Mitleidenschaft gezogen und die Jugend ist dahin.

Junge Zellen können sich weitaus öfter und schneller teilen als ältere Zellen. Diese wiederum können dasselbe viel öfters als ganz alte verschlackte Zellen.

Nun gibt es aber zum Glück ein Enzym in unserem Körper, das Telomerase heißt. Es ist das Enzym, das bei jeder Zellteilung die Telomerkappen wieder aufbaut und wachsen lässt. Die Telomerase ist auch das Enzym, das Krebszellen und Keimzellen unsterblich macht.

Durch die Zugabe von Telomerase konnte die Lebensspanne von Einzellern fast verdoppelt werden. Das ist aber nicht besonders sensationell, weil das eben nur in einer Petrischale im Labor funktioniert, und das auch nur gerade mal bis zu den Fadenwürmern, aber nicht beim Menschen selbst.

Nun behaupte ich aber, dass bioverfügbare Telomerase, also Telomerase, die der Körper selbst bildet, in einem gesunden Körper, der nach den Gesetzen der Natur lebt, vermehrt und ausreichend für eine strahlende Jugend produziert wird.

Nur körpereigene, natürliche Telomerase kann uns auf diesem Wege jung halten. Hier findet ein Wechselspiel statt, das der Körper in seiner eigenen Weisheit spielt und das nicht künstlich und steril technisch imitiert werden kann. Man kann aber den Vorrat und die Produktion von Telomerase ganz natürlich stimulieren. Ein schlacken-freier Körper produziert mehr Telomerase und erhält so die Jugend.

Was steht einer Verjüngung im Weg?

Gentechnik, Wachstumshormone (HGH), Melatonin und Antioxidantien die nicht natürlich sind, sind nicht wirkliche Jungbrunnen. Sie können nur etwas die Fassade auffrischen, aber nicht wirklich von innen heraus auf Zellebene verjüngen. Wir können uns also nicht auf die Technik und die Wissenschaft verlassen. Sie können die Vergänglichkeit der Jugend nicht verhindern. Der einzige gangbare Weg ist, sich zu besinnen und seinen Körper zu säubern und sauber zu halten.

Mit zunehmendem Lebensalter kommt es zivilisatorisch bedingt zu vermehrten Schäden und Strukturveränderungen wichtiger Biomoleküle:

- Peroxidation von Fetten
- Oxidation von Aminosäuren
- Vernetzung von Proteinen (Cross-Linking)
- Bildung von Zucker-Eiweiß-Verbindungen (Verzuckerung)
- Nachlassende Aktivität der Enzyme
- Verminderte Enzymbildung
- verminderte Entgiftungskapazität der Zelle
- Ansammlung von Zellmüll
- Vermehrte DNA-Schäden
- Reduzierte Aktivität des DNA-Reparaturenzyms Telomerase
- Verminderte Proteinsynthese
- Vermehrte Bildung von Auto-Antikörpern.

Die DNA in den Zellen erleidet pro Tag ca. 55 000 Einzelstrangbrüche, die wieder repariert werden müssen. Telomerase schützt unsere DNA effektiv!

Mit der in diesem Buch vorgestellten Methode ist es nun wieder möglich, den Zellverschleiß effektiv zu stoppen.

Was können wir nun tun, damit nicht mehr und mehr Fremdstoffe unsere Jugendlichkeit zumüllen?

Wie lässt sich eine Verunreinigung der Zellen verhindern?

Solange wir essen und solange wir atmen, wird es wohl so weitergehen.

Oder genauer: Solange der Mensch noch dermaßen denaturierte Nahrung zu sich nimmt und falsch atmet, solange geht das so weiter.

Die Schlacken entstehen dadurch, dass man Dinge zu sich nimmt, die besser nicht gegessen werden sollten. Manche »Lebensmittel« sind so gewinnorientiert »verkonsumgesellschaftet«, dass nicht mal mehr Bakterien etwas damit zu tun haben wollen. Und das will ja was heißen.

Neulich habe ich etwas sehr Makaberes darüber gelesen, welche Probleme man in der Bestattungsbranche hat. Nach der Beerdigung wartet man etwa 20 Jahre, um dasselbe Grab wieder für einen anderen Körper benutzen zu können. Vor Jahren war das ja auch kein Problem. Heute ist es tatsächlich nicht mehr so einfach, weil derjenige, der da einst begraben wurde, nicht so richtig zur Erde zurückkehren will, aus der er einst gemacht wurde, d. h. er grinst einen nach all den Jahren immer noch an.

Das liegt daran, dass selbst die Bakterien u. ä. kein Interesse mehr an so einem menschlichen, mit Gift, Chemie und Medikamenten verseuchten Körper finden können. Der Körper wird durch die täglichen Giftinfusionen erstaunlich haltbar gemacht. Selbst Bakterien haben ein höheres Gesundheitsbewusstsein als der Durchschnittskonsument. Giftige Schlacken, in erster Linie aus Arzneimitteln und Nahrungsgiften, machen die Arbeit dieser kleinen Arbeiter zunichte. Dazu in Ländern, die noch zu den gesünderen gehören. Ich finde, das gibt zu denken.

Im Übrigen essen die meisten Menschen viel zuviel und zu querbeet, was wieder das Problem mit den schlechten Stoffwechselprodukten forciert. Man weiß durch Versuche mit Ratten, die darben mussten und wenig zu fressen bekamen, dass diese, aufgrund weniger Stoffwechselgifte, fast doppelt so alt wurden, wie die, welche im Überfluss schwelgten.

Der Mensch ist tatsächlich durch Werbung und Konsumhetze durch die Medien so fest davon überzeugt, dass er viel braucht, um viel zu haben, aber dem ist nicht so. Ganz im Gegenteil. Wer richtig isst, braucht weniger und hat auch viel, viel weniger Probleme damit.

Um es noch mal deutlich zu machen: Keine Schlacken und Konsumgifte, kein Altern. Kein abnormes Altern.

Und ganz nebenbei, wir sind für viel mehr als nur für den kurzlebigen Konsum gut.

Wichtig ist es nun für uns zu erkennen, wie wir erfolgreich den Zahn der Zeit am Abknabbern unserer Lebensspanne hindern können.

Die Widersacher der Jugend

Die Widersacher der von uns so begehrten Jugend sind schnell gefunden. Es sind die nicht artgerechten Stoffe in der menschlichen Nahrung. Giftige Stoffe, die eine negative Auswirkung auf unsere Zellen haben können. Das können beispielsweise giftige Subtanzen in einer Pflanze sein. Wir kennen das von der Oxalsäure (verbraucht, neutralisiert Kalzium, im Rohzustand ist sie aber andererseits gut für die Peristaltik) in Rhabarber und Roten Beten (besser in Maßen genießen) oder in der giftigen Blausäure der Bittermandel und in Maniok.

Kleines giftiges Beispiel Blausäure: Blausäure wird im Körper durch Assimilierung und durch die Verbindung mit Kalium in das Salz Zyanid, genauer in Kaliumzyanid, geläufiger unter dem Namen Zyankali (!), umgewandelt. Das ist eine der Salzschlacken, die wir überhaupt nicht gut vertragen. Doch die Pflanzenwelt macht da noch immer einen viel besseren Schnitt als alle anderen so genannten »Lebensmittel«.

Des Weiteren haben wir da eben noch die besagten Stoffwechselprodukte und die Stoffwechselgifte, die im Körper zu den unerwünschten Schlacken aus »sauren« Salzen führen. Schlacken entstehen durch zivilisierte und falsche Essgewohnheiten. Jeder wird damit konfrontiert, zum Beispiel in unseren Supermärkten mit dem Überangebot an Waren aller Art. Eine totale Reizüberflutung für unseren Gaumen. Unsere Medien (Werbung) wollen uns nun natürlich ständig erzählen, was wir zu essen haben. Wieder Reizüberflutung. Aufgrund der Überreizung weiß die Zunge bald nicht mehr, was wirklich gute Nahrung ist. Das Gehirn folgt dann nur noch hypnotisch den Einkaufsvorschlägen der Werbeindustrie. Was bleibt, ist unkontrolliertes Fressen und dabei gleichzeitiges und langsames Verhungern an vollen Töpfen. Traurig. Frei heraus gesagt, der Mensch frisst sich zu Tode (altert) und hat dabei doch größten Mangel. Groben Mangel an lebenswichtigen Stoffen, forciert durch die ausgelaugten Böden, aus denen Pflanzen nicht mehr in notwendigem Maße (informativ) Nährstoffe für uns auf-nehmen können. Nährstoffe, die dazu auch noch beim Verzehr von all dem Schmutz aus Stoffwechselrückstän-den im menschlichen Körper aufgebraucht werden. Da-bei wird die Haut des Menschen mit zunehmendem Alter trockener und papierartiger, weil anorganische (d.h. Säure anhebende) Mineralien aus Leitungswasser, schlechtem Mineralwasser und den falschen Mineral-stoffergänzungen das Wasser nicht im Bindegewebe bin-den können.

Wenden wir uns aber erst einmal kurz den guten orga-nischen und den Säurespiegel senkenden Mineralien zu.

Organische, bioverfügbare Mineralien sind Mineralien ausschließlich aus Pflanzensubstanz. Korrekt gesagt he-ben anorganische Mineralien wie Phosphor, Chlor, Fluor und Schwefel den Säurespiegel und organische Minera-lien wie Kalium, Natrium und Kalzium den Basenspiegel an. Der Körper braucht beides, aber durch die heutige Lebensweise hat sich der Schwerpunkt eindeutig zu extremster Säurelastigkeit hin verschoben.

Besonders in Pflanzen kommen Mineralien in organi-scher und kolloider, d.h. in monoatomischer Form vor. Also bioverfügbar. Wir sehen es beispielsweise auch dar-an, dass nur lebendige, gute Mineralien sich in einer Flüssigkeit in der Schwebe halten können. Totes Anorganisches wird zu einem problematischen Sediment. Es sinkt sofort auf den Boden.

Nehmen Sie ein Glas mit Gemüse- oder Obstsaft und lassen es stehen.

Er wird auch nach einer ganzen Weile noch immer alle seine Bestandteile gleichmäßig verteilt haben. Diese haben noch eine elektrische, lebendig ionische Ladung an »Lebensenergie«. Die Ladung polarisiert kolloidal.

Lösen Sie aber eine Mineralstoffergänzung wie zum Beispiel Magnesiumbrausetabletten in einem vollen Wasserglas. Was passiert? Oben sprudelt es wichtig und unten liegt das biologisch unverträgliche Zeug auf dem Boden des Glases rum. Genau das passiert damit auch im Körper. Es liegt ungenutzt in der Gegend herum!

Wo ein Überschuss an anorganischen Mineralien im Körper deponiert ist, können die lebensnotwendigen Mineralien nicht mehr sinnvoll eingelagert werden.

Aber das ist nicht das einzige Problem.

Denn hier haben wir ein weiteres Bild, um diese Problematik der Denaturierung auszuleuchten.

Bei einem kleinen Spaziergang traf ich auf der Straße eine ältere Frau. Sie war etwa Mitte 70 und erzählte mir etwas, das mir mal wieder diesen Missstand bestätigte. Sie erzählte mir, dass sie vor 30 Jahren, als sie damals ihre Hunde ausführte, beobachtet hatte, dass der Mais auf den Feldern immer nur jeweils einen Kolben hatte. Und sie sei darüber entsetzt, dass es heute immer mindestens zwei bis drei Kolben an jeder Pflanze sind. Außerdem wäre der Abstand der Pflanzen zueinander nur noch halb so groß. Als sie mir davon berichtete, dass sie an manchen Maiskolben Wucherungen feststellte, die, so sagte sie, wie Krebs aussahen, war ich erschüttert. Eine Pflanze mit Krebs! Sicher ist es nicht der Krebs, den Menschen haben können, aber so sieht unsere Zivilisation momentan aus.

Die Pflanzen werden künstlich ge- und überdüngt, damit mehr Ertrag auf engerem Raum möglich ist. Was zur Folge hat, dass die Pflanzen anfälliger werden gegen Parasiten. Tatsächlich braucht eine Pflanze nur sehr wenig oder keinen Schutz (Gifte), wenn sie natürlich und auf gesunden, naturbelassenen und mineralreichen Böden wachsen darf. Stattdessen wurde die Gentechnik eingeführt und somit neue, schwerwiegende Probleme geschaffen, ein sehr grobes und fahrlässiges Spiel, das mit der Natur gespielt wird und das seine Folgen hat.

Der Mensch überdüngt sich mit leerem Futter selbst und wird dabei genauso anfällig für Krankheiten. Jemand der natürlich gesunde Nahrung genießt ist viel zäher als die zarten Schösslinge der übersteigerten Zivilisation.

Leistungsfähiger, wacher und physisch und psychisch stabiler.

Wie alt kann ein Mensch tatsächlich werden?

Am Anfang der Bibel steht in 1 Mose 6,3 der oft missverstandene Satz, ein Mensch könne und dürfe »nur«

120 Jahre alt werden. Bei näherer Betrachtung sieht man sehr schnell, dass dies aber eher eine bittere Feststellung Gottes war. Besser: Es war eine liebevolle Warnung vor dem heute praktizierten tödlichen Lebensstil mit der tatsächlichen Folge einer verkürzten Lebensspanne. Denn die Menschen sollen, so die Bibel, in diesen Zeiten und davor knapp 1000 Jahre alt geworden sein. Wer kam denn damals auf eine so verrückte Idee, so etwas zu schreiben? Ist da vielleicht wirklich mehr dahinter?

Was ist z. B. mit Methusalem, der angeblich ganze 969 Jahre alt wurde? So wird es uns jedenfalls in 1. Mose 5,27 berichtet. Selbst wenn man davon ausgehen würde, dass nur die Hälfte davon wahr ist, dann wäre das dennoch ein übernatürlich hohes Alter. Kann das sein? Was sagen andere alte Schriften über die Lebensspanne?

Die Bibel steht mit dieser Behauptung aber nicht alleine da. In fast allen uns bekannten heiligen Schriften der Menschheit, egal ob aus dem Buddhismus, dem Islam und vor allem den hinduistischen Schriften, wird uns berichtet, dass es eine Zeit gab, in der die Menschen sehr, sehr alt wurden. Weil sie unter anderem eben noch nicht so dermaßen Gewohnheitsfresser waren wie wir heute und daher damals auch einfach naturgemäßer lebten. Diese Menschen waren viel mehr mit Gott in der Natur und dem Selbst verbunden, was ja unweigerlich zu großem Glück führt. Dies war das so genannte Goldene Zeitalter.

Trotzdem gibt es auch heute noch Menschen, welche gemäß der Natur und mit der Natur leben. Und das

drückt sich auch ganz klar und deutlich in ihrer Lebensspanne aus. Es gibt Völker, die tatsächlich kein Wort für
Alter in ihrer Sprache haben, zumal alle von ihnen, egal
welchen Alters, jung und frisch aussehen. Sie weisen einfach keine Anzeichen des Alterns auf. Kein Geschöpf auf
dieser Erde ist so erbärmlich krank wie der moderne
Mensch. Kein Lebewesen verstößt derart gegen seine
eigene Natur wie der zivilisierte Mensch.

Tatsächlich kennen wir viele weitere Kulturen in der
Menschheit, die ein normales, gesundes Alter erreichen,
mit einem Minimum von 100 bis zu sage und schreibe
240 Jahren, z.B. die Russen Georgiens, Menschengrup-
pen bei den Aserbeidschanern, das Volk der Axarca im
nördlichen Ural, das kleine Völkchen der Hunzas (richtiger Hunzakuc) im Osten von Pakistan, oder manche
Menschen im Himalaya und Tibet, ein Indianervolk in
Ecuador, ein kleines Sizilianerdorf, die Titikakas in Süd-
peru, auf der Insel Okinawa und natürlich die Arme-
nier …

Einen der »offiziell« ältesten Menschen entdeckte man
im armenischen Kaukasus. Shirali Muslimov war gemäß
seiner Geburtsurkunde, Taufurkunde, Militäraufzeich-
nungen und Geburtsurkunden seiner Kinder 167 Jahre
alt. Er starb mit 168.

Ein weiterer gut dokumentierter Fall war auch Dr. Li,
der 1677 auf der chinesischen Seite des Karakoram-
Gebirges geboren wurde. Zu seinem hundertfünfzigsten
Geburtstag erhielt er eine Urkunde von der chinesischen
Regierung, die ihm zu seinem hohen Alter gratulierte.

Als er sein zweihundertstes Lebensjahr erreichte, bekam er eine weitere Urkunde zugesandt. Danach lebte er noch weitere 56 Jahre. Über seinen Tod im Jahre 1933 wurde in der »London Times« und »New York Times« berichtet.

Aber ich erzähle Ihnen jetzt mal noch nichts von manch anderen Zeitgenossen, die schon so manche Epoche gesehen haben und noch immer jugendlich sind. Erst mal soviel: Im Himalaya, genauer in Tibet, gibt es Mönche, die alle wie 25-Jährige aussehen, unabhängig von ihrem tatsächlichen Alter. Aber das liegt sicher nicht einzig an ihrer Religion, sondern vor allem daran, dass sie auf eine bestimmte Art leben, wenig, aber richtig essen, ihre Lebensmittel selber anpflanzen und das Geheimnis der Lebenskraft kennen. In der Regel essen sie morgens gekeimten Getreidebrei, mittags reifes Obst und am Abend etwas Gemüse. Sie mischen die verschiedenen Nahrungsmittel nicht miteinander, sondern essen alles für sich gesondert. Es scheint ihnen mehr als gut zu bekommen.

Niemand verlangt jetzt aber etwas von Ihnen, das Sie am Ende nicht mögen.

Ich verspreche Ihnen, alles wird ganz leicht für Sie sein. Die Spielregeln sind wirklich nicht schwer. Der Gaumen kommt dabei wahrlich nicht zu kurz. Außerdem fühlt man sich sehr schnell viel, viel besser in seinem Körper.

Aber die Lebensweise dieser Naturvölker ist noch nicht wirklich ganz vollkommen. Doch sind oder waren sie um Welten näher dran als der heutige, so genannte zivilisierte Mensch. Auch sieht man es daran, dass sie so etwas wie z. B. Haarausfall und Glatze gar nicht kennen. Glatzenbildung und Haarausfall gibt es nur durch die moderne Zivilisation. Es stimmt daher einfach nicht, wenn behauptet wird, dass »Erbkrankheiten« vererbt werden können. Vererbt wird nur das toxische Ablagerungsmuster im Körper. Indianer, Chinesen und alle anderen Völker kennen bzw. bekamen diese kranken »Alterungserscheinungen« ja erst durch das Aufeinandertreffen mit dem weißen Mann und dessen »grandioser« Zivilisation. Natürlich lebende Menschen haben solche Probleme nie und nimmer.

Die Schlacken im Körper, so wissen wir jetzt, sind stabile abgelagerte Neutralsalze, die beim Verstoffwechseln von bestimmten Nahrungsmitteln entstehen. Diese ehemaligen Säuren mussten dabei zuvor durch alkalische Mineralien aus den Knochen, Zähnen und Haarboden usw. neutralisiert werden.

Bestimmte Säuren, die durch bestimmte »Nahrungsmittel« entstehen, wie z. B. die Salzsäure, neutralisieren sich durch das Kalzium in Knochen und Zähnen, was Osteoporose und Zahnschäden zur Folge haben kann. Bestimmte Säuren schlucken vielleicht jetzt einfach Zink oder Kupfer weg, so dass eine Glatze entstehen kann.

Wenn man nun noch bedenkt, dass der menschliche Körper zu 30 bis 35 Prozent (so Dr. Stockwell) aus kleinsten Mineralien in kolloidaler (Atom- und Clustergröße) Form besteht (Staub und Asche), dann kann man verstehen, wie viel Potenzial unbemerkt da ist, um Schlacken zu neutralisieren. Aber das heißt nicht, dass dieselben nur als ein guter Säurepuffer fungieren sollen, sondern dass die wertvollen Mineraldepots nach und nach durch Schlackendepots ersetzt werden, die den Körper alt und steif machen. Dieser Vorgang passiert fast unmerklich.

Erst wenn das Fass überläuft, also am so genannten Bifurkationspunkt, entsteht plötzlich eine spürbare Krankheit. Dies ist die so genannte toxische Krise, ein anderes Wort für den langsamen Tod, für Krankheit und Altern.

Bestimmte Mineraldepots sind dann weggefressen und machen sich als ein Übel bemerkbar.

Zwei Faktoren bestimmen dieses Übel, den örtlichen Alterungsverlauf:
- die Höhe des Verschlackungsgrades und
- die verschiedenartigen Zusammensetzungen der Schlacken.

Krankheit ist eine örtliche Alterung. Und somit ein überdeutlicher Alterungshinweis und ein schwerwiegender Alterungsfaktor. Darum haben die Menschen auch so viele unterschiedliche Beschwerden, je nach Organ, das erbbedingt und depotbedingt leergeräumt wurde. Das alles bedingt einen so genannten Zellverschleiß.

Ich habe herausgefunden und stelle auch folgende Behauptung auf, dass, wenn man von vererbten Krankheiten spricht, es gar nicht oder nur sehr wenig mit der Erbmasse der Eltern und Großeltern zu tun hat. Nein.

Vererbte Krankheiten sind vererbte Tendenzen, Toxine und Schlacken in bestimmte Körperbereiche einzulagern.

In diesen Körperbereichen entsteht dann ein chemischer Verschleiß, eine Krankheit. Oder besser gesagt, ein örtlicher Alterungsprozess.

Die basischen Mineraldepots sind:
- Haut
- Haare (Haarboden)
- Gefäße
- Nägel
- Sehnen
- Knorpel
- Kapseln
- Knochen und Zähne

Mineraldepotverzehr ist ein anderes Wort für den Verzehr der Jugend!

Die frechen (noch) freien Radikale

Freie Radikale sind äußerst reaktionsfreudige und gefährliche Produkte des Stoffwechsels. Sie fördern weiterhin den Alterungsprozess und die Vergreisung. Sie haben das Potenzial, das Erbgut empfindlich zu schädigen, indem sie die Bindungen der Basen in der DNA/DNS direkt zerschneiden.

Diese radikale Form des Sauerstoffs nennt man Hyperoxid oder auch Hydroxyl. Sie haben das Bestreben, anderen Molekülen und Atomen Elektronen zu entreißen.

Der Vorgang ähnelt dem Verrosten beim Auto. Das führt zu weiteren Problemen und verfrühtem Dahinsterben.

Kurz gesagt, diese Dinge sind neben den Schlacken die eigentlichen Widersacher der Jugend und könnten einem echt den Tag vermiesen, wenn wir nicht etwas gegen sie tun könnten. Aber wir können!

Üblicherweise werden zur Behebung des Problems freie Radikalfänger wie das populäre Vitamin E (und OPC, Vitamin B17 usw.) empfohlen. Das ist auch richtig.

Kommen diese Stoffe aber letztlich auch da an, wo sie benötigt werden oder gehen sie unterwegs im Dschungel der Zivilisatose im Körper irgendwo verloren? Was sind das also für Faktoren, die Nährstoffe für uns erst richtig verwertbar, also bioverfügbar machen? Man könnte schachtelweise teure Kunstvitamine essen, doch sie würden größtenteils ungenutzt wieder ausgeschieden. Freie Tiere brauchen dies doch auch nicht. (Die Amerikaner haben den höchsten Konsum an künstlichen Vitaminpräparaten und somit auch den teuersten Urin der Welt. Dennoch stehen sie nur an 25. Stelle der Nationen mit der höchsten Lebenserwartung.)

Gleichzeitig verstärken sich freie Radikale plus saure

Schlacken gegenseitig oxidativ zu einem wirklich schaurigen Alterungspotenzial.

Diese beiden Alterungsfaktoren entstehen in gewisser Weise getrennt von einander und verstärken sich gegenseitig.

Sie addieren sich nicht, sondern multiplizieren sich. Wenn jetzt auch noch die Schwermetalle mit ins Spiel kommen, wird es gefährlich.

Nun steht uns aber natürlich auch die Frage bevor, wie man am besten (und nicht zu kostspielig) täglich an die idealen und natürlichen Freie-Radikale-Fänger herankommt und wie wir zuvor Schlacken und Gifte wieder loswerden, damit diese Nährstoffe die volle Wirksamkeit erzielen.

Sauer?

Sind Sie sauer? So wird jemand gefragt, der missmutig schaut. Und tatsächlich wirkt sich Übersäuerung sehr vehement auf die Laune und Psyche aus. Übersäuerte Menschen sind oft depressiv und meist viel zu ernst. Vielleicht ist das auch der Grund dafür, dass südlicher und basisch lebende Menschen fröhlicher sind als die meisten Nordlichter.

Sie kennen sicher den Unterschied zwischen einem eher kühlen Norddeutschen und einem temperamentvollen Südländer, was die ausgedrückte Lebensfreude anbelangt.

Jedenfalls macht ein grimmiges Gesicht schon optisch um Einiges älter. Wer viel zu lachen hat, ist einfach gesünder und bleibt viel länger jung. Säure macht alt und grimmig, das ist erwiesen.

Das Wort Azidose, also die krankhafte Übersäuerung des Organismus, leitet sich von dem lateinischen Wort »*acidus*« für sauer ab.

Im Übrigen will ich festhalten, dass ich Säuren nicht grundsätzlich für schlecht halte (z. B. rechtsdrehende Milchsäure). Aber sie kommen in unserem Lebensstil zu häufig vor, weswegen ich natürlich hierauf die entscheidende Betonung lege. Etwa 85 Prozent unserer Nahrung sollte basisch auf den Körper wirken, damit die Jugend erhalten werden kann. Doch meist ist eher 90 Prozent sauer wirkende Kost auf den Tellern.

Woher weiß ich nun, ob auch ich übersäuert und verschlackt bin? Es gibt eine schnelle und sehr einfache Methode, um das herauszufinden.

Zählen Sie mal Ihre Atemzüge, wie oft Sie pro Minute ein- und ausatmen. Ist es im Ruhezustand öfter als 5- bis 12-mal in der Minute (Idealwert), sind Sie wahrscheinlich sehr »zivilisiert« worden. Das hängt damit zusammen, dass der Körper CO_2 zur pH-Wert-Regelung nutzt. Wenn der Körper übersäuert ist, befiehlt das Gehirn »schneller atmen!«, damit das saure CO_2 (Kohlendioxid) schneller aus der Lunge abgeatmet werden kann, das ja gerade bei Übersäuerung und üppigen kohlenhydratreichen Mahlzeiten oft im Übermaß anfällt. Das ist auch einer der Gründe, weshalb wir beim Sport heftiger atmen müssen. Der Körper benötigt mehr Sauerstoff (und Stickstoff) und muss gleichzeitig schneller das eigentlich toxische CO_2 loswerden.

Weitere Zeichen sind: Alles, was sich nicht wie absolute Schönheit, Reinheit, Fitness und Jugendlichkeit anfühlt. Genauso kann häufiges Sodbrennen ein Hinweis sein. In der Tat sind die meisten körperlichen Unregelmäßigkeiten auf ein übersäuertes System zurückzuführen.

Die Übersäuerung hat allem Anschein nach wirklich alle Kulturkreise und Generationen im Griff. Mit Ausnahme mancher Völker. Schon lange weiß man, dass die Bewohner der Insel Kreta, von Okinawa und in Süditalien an der Spitze stehen, was Gesundheit im Alter anbelangt. In Kreta essen die Menschen schon derart ausgewogen und »artgerecht«, dass sie so gut wie keine Fälle von Schlaganfall, Herzerkrankungen und Krebs haben. Das ist nicht weiter erstaunlich, denn diese weisen Kreter, ebenso wie die erwähnten Japaner und Italiener ernähren sich fast ausschließlich von Basen bildenden Nahrungsmitteln und eben von sehr wenig Säure bildenden. Sehr vorbildlich.

Säuren entstehen durch:
- den Konsum von Zucker
- den Konsum von Kaffee
- den Verzehr von Fleisch (Eiweißwahn)
- den Gebrauch von Genussmitteln
- Blähungen aus Gärung und Fäulnis

- ungenügendes Kauen und Nahrungseinspeichelung
- Vollkornprodukte und Weißmehlprodukte
- Stress
- Unruhe wie Angst, Ärger, Lärm, Depression, Lieblosigkeit
- falsch betriebenen Sport
- industriell raffiniertes Salz
- Junkfood
- Druck

kurz: durch Denaturierung
Die freundlichen Gegenspieler!

Basen entstehen durch:
- den Verzehr von Gemüse (außer Rosenkohl)
- den Verzehr von reifen Früchten
- den Verzehr von Rohkost
- den Verzehr von Salaten
- pflanzliches Eiweiß
- Tee (Kräutertee, nicht Schwarztee)
- pflanzliche Säfte
- Samen und Nüsse
- Leben ohne Hetze
- mäßige, richtig betriebene Bewegung/Sport
- Liebe
- frische Luft und Licht
- natürliche (!) Nahrungsergänzungsmittel
- Sog (erklärt im Teil II)

kurz: Natürlichkeit – Renaturierung

Säuren im Einzelnen:
- Harnsäure entsteht durch Konsum von tierischem Ei-weiß und durch Zellverschleiß
- Salpetersäure durch Käse und Gepökeltes
- Essigsäure durch Süßwaren und schlechte Fette
- Schwefelsäure durch Schweinefleisch
- Gerbsäure, Chlorgensäure durch Schwarztee und Kaffee
- Acethylsalizylsäure durch Schmerzmittel
- Oxalsäure durch Rhabarber, Spinat (in Maßen unbe-denklich), Kakao
- Milchsäure durch körperliche Überanstrengung
- Salzsäure durch Ärger, Angst, Sorgen und Stress

Gifte im Einzelnen:
- Nikotin
- Koffein
- Farbstoffe
- Reinigungsmittel
- Kosmetika
- künstliche Aromen
- Konservierungsmittel
- Zahngifte, Amalgam
- Schwermetalle
- Verdünnungsmittel
- Insektizide, Herbizide, Pestizide, Fungizide
- insgesamt kommt der Mensch mit weit mehr als 40 000 Giften in Berührung.

»Was Niere und Blase nicht ausscheiden können, muss der Darm ausscheiden.

Was dieser nicht ausscheiden kann, muss die Lunge tun.

Was die Lunge nicht ausscheidet, muss über die Haut raus.

Was die Haut nicht ausscheiden kann, führt zum Tod.«

Aus der »Chinesischen Heilkunde«

Bedenken Sie, die endgültige Azidose, also Übersäuerung, bedeutet den Zelltod und somit das langsame Absterben der Jugend. Grund genug, diesen Vorgang erfolgreich zu stoppen und relaxt umzukehren!

Erwähnt werden muss auch, der Klarheit wegen, dass nicht jede Base gesund ist, Zyankali ist sehr basisch, aber auch hochgiftig. Genauso sind nicht alle Säuren schlecht, manche Fruchtsäuren und die rechtsdrehende (+) Milchsäure sind sehr wichtig.

Wundermittel?

Gibt es ein echtes Wundermittel?

Wäre es nicht schön, wenn es einfach ein Wunderwässerchen gäbe, das alle diese Probleme lösen könnte. Und vielleicht gibt es so etwas tatsächlich, das eine oder andere natürliche Mittelchen. Vielleicht wird Ihnen einiges an meiner Methode wie ein echtes Wundermittel vorkommen. Wir werden das noch genauer unter die Lupe nehmen.

Ständig gibt es neue gesunde Säfte und Tees, und die wirklich gesunden haben alle eines gemeinsam: Sie sind basisch und wirken dadurch der Übersäuerung entgegen.

Genau wie Omas altbewährte Hausapotheke, mit Umschlägen, Kohlblattauflagen und Tinkturen.

Diese Dinge sind mineralreich, basisch (oft auch enzymreich) und entziehen dem Körper auf osmotischem Weg Säure und geben dafür verwertbare Mineralien ab. Und somit entschlacken diese wertvollen Dinge den Körper. Aber das dauert oftmals zu lange (weil akut) und es sollten für die Verjüngung besser gezielte Dinge mit mehr Durchschlagskraft durchgeführt werden. Echte Verjüngung wirkt nur mit der richtigen Systematik und Kausalität.

Es ist leicht zu begreifen, dass Vitamine, Enzyme und

Spurenelemente, neben den Mineralien und sekundären Pflanzenstoffen, nur dann im Körper ihren Platz finden – auch wenn diese Nährstoffe bei dem Abtransport des Mülls helfen – wenn dieser Platz vorher freigemacht wurde durch eine entsprechende Entschlackung. Es ist wie bei einer Hausbesetzung. Wenn die alten, fiesen Mieter das Feld nicht räumen, kann sich kein anderer in das Haus (den Körper) einnisten.

Darum ist es auch so extrem wichtig, den Körper erst gründlich zu entschlacken, weil ansonsten vieles von Ihrer teuren Nahrungsergänzung in der Toilette landet, anstatt in Ihren Körperdepots.

Andererseits unterstützen diese Dinge, wenn sie denn naturgemäß sind, die natürliche Entschlackung. Doch sehe ich heute, dass uns diese Dinge und die Art, wie sie vermarktet werden, viel zu einseitig angepriesen werden. Wir sollten dabei sehr darauf achten, dass man diese wertvollen Stoffe nicht nur zu sich nimmt, um mal eben die Risse in der »alten Scheune« zu stopfen.

Es ist weitaus effektiver, wenn man vorher einen gründlichen Frühjahrsputz macht. Dann kommen die Nährstoffe auch um vieles besser zum Zug.

Nehmen wir die Haut beispielsweise, die »normalerweise«, je reifer und älter sie wird, trockener, fettärmer und an ihrer Oberfläche rauer und rissiger wird. Die Hautdicke nimmt dabei ab und die elastischen Fasern degenerieren, die Faltenbildung nimmt dadurch zu. Das Bindegewebe scheint dann irgendwie ausgeleiert zu sein. Doppelkinn, hängende Haut und hängende Mundwinkel.

Stellen Sie sich mal Folgendes vor. Sie nehmen Gips und rühren ihn mit viel Wasser an, so dass er schön flüssig ist. Dann nehmen Sie ein elastisches Textiltuch und tauchen es in das Gipswasser. Warten Sie, bis es trocken ist. Was ist geschehen? Das Tuch ist jetzt nicht mehr besonders elastisch. Stimmt's? Aber das ist ja kein (Marketing)Problem. Man schmiert jetzt einfach etwas von der super(teuren) Antiaging-Creme aus der Werbung drauf und lässt es einwirken. Schon wirkt alles viel glatter. Ist ja auch genug Glyzerin drin (macht erst glatt, dann dafür trocken und somit konsumabhängig) um Äthiopiens trockene und aufgerissene Erde zu glätten.

All dies tüncht bestenfalls die Haut und der (bildliche) Boden selber bleibt staubtrocken. Es knirscht nur weniger. Besser, man wäscht das Tuch zuvor sauber aus, entledigt es gründlich von dem groben Schmutz. Jetzt erst kommen auch die paar Tropfen Weichspüler (Nährstoffe) endlich wieder an ihren berechtigten Platz und machen alles wieder wirklich glatt und weich. So wie es sich eben gehört. Nur der Weichspüler hätte vorher, vor dem Auswaschen des Tuches, auch nicht viel helfen können.

Jugendliche Schönheit kommt von innen und von außen

Ich habe natürlich nichts gegen natürliche (!) Vitaminergänzungen und Cremes. Diese haben ihre klare Berechtigung. Sie schlagen oft aber nur an den Mauern der harten Blockaden aus Schlacken auf. Erst müssen die Blockaden weggeräumt sein, damit die wahre Schönheit sich aus dem Inneren nach außen hin entfalten kann.

Aber auch gerade diese Pflege von außen wirkt da natürlich mit hinein.

Das wussten schon die alten Griechen, Römer, Ägypter, eigentlich alle antiken Völker seit Tausenden von Jahren. Deshalb pflegten sie sich auch ausschließlich mit basischer Körperpflege und nicht wie heute mit sauren Produkten. Pflegemittel, die sogar den Edelstahl an einem Seifenspender wegfressen können, schaden der Haut. Wir werden uns noch genau ansehen, warum die richtige äußere Pflege so wichtig ist für eine wirksame Verjüngung von innen.

Nofretete, Kleopatra, die schönsten Frauen der Antike, benutzten bekannterweise Eselsmilch und Aloe bei ihren Bädern. Sie wuschen ihre Haare mit Beerensäften und Wascherde. Sie benutzten keine Creme, weil sie keine brauchten. Diese Frauen hatten nicht viel mehr zur Aufgabe, als einfach nur schön und gepflegt auszusehen. Das ist ihnen anscheinend auch gelungen, wenn man den Zeitzeugen glaubt.

Die gesamte Körperpflege war basisch ausgerichtet und deshalb naturgemäß. Selbst die schon erwähnten Beerensäfte: Das hängt damit zusammen, dass deren organische Säuren innerhalb und außerhalb des Körpers basisch umgesetzt werden. Als Exempel: Zitronensaft ist im Mund unglaublich sauer, und doch wirkt er im Körper hochbasisch, da er mineralreich ist und über natürliche, organische (!) Fruchtsäuren verfügt.

Diese wundervollen Dinge halfen schon damals von außen her zu entschlacken, um dann von innen her viel aufnahmebereiter zu sein für die echte Schönheit, die nur von innen kommt.

Eine moderne Körperpflege mit Duschlotion und Shampoo (enthält Sodium-Laureth-Sulfat, das ist ein gewöhnlicher Garagenbodenreiniger aus den 1960er-Jahren!) hat heute meistens einen sauren pH-Wert von 5,8, manchmal auch weniger als 5,0(!) und treibt die sauren Körperausscheidungen dummerweise wieder zurück in den Körper, anstatt sie dingfest zu machen. Das ist keine echte Körperpflege. Es muss außerdem viel mehr geduscht und gewaschen werden, weil man sich so einfach nicht richtig und naturgemäß reinigen kann. Im ersten Moment macht es oberflächlich sauber und im weiteren Verlauf macht es abhängig von diesen Produkten. Zufall?

Auch der so oft beschworene Säureschutzmantel der Haut ist ein so unwissenschaftliches Relikt. Direkt geboren aus der unwissenden Werbetrommelmaschinerie, um uns nutzlose Dinge auf Biegen und Brechen zu verkaufen. Den so genannten »Säureschutzmantel« gibt es nicht! Dieses Phänomen hat schlicht und einfach seinen Grund darin, dass der Körper versucht, Säuren über die Haut loszuwerden. Der arme Körper versucht sich also gar nicht mit dem Säureschutzmantel gegen die Umwelteinflüsse zu schützen. In Wirklichkeit will er sich nur von dem sauren Dreck befreien. Es ist ganz einfach seine Art zu sagen, dass er die Säuren loshaben will.

Der Körper hat Säurepanik, will eine Verätzung des Gewebes verhindern und alles, was der Industrie dazu einfällt ist, die Säuren durch ihre »Pflegeprodukte« in den Körper zurückzutreiben, anstatt dass man dem Leib hilft, den sauren Schmutz loszuwerden.

Wussten Sie, dass es so weit geht, dass man bei der Seifenherstellung der Seifenlauge das natürliche Glyzerin entzieht, um es in Kosmetik und Industrie weiterzuverarbeiten. Dafür aber wird der Seife dann ein künstlich hergestelltes, denaturiertes Glyzerin hinzugefügt, was die Haut furchtbar austrocknen kann.

Wenn das nicht dumm ist, was ist es dann?

Nebenbei, Krankheitserreger und Pilze lieben unsagbar das zivilisierte, saure Hautmilieu des modernen »Wohlstandskonsumenten«. Babys haben keinen Säureschutzmantel, die Natur weiß schon warum.

Das ist auch der Grund, dass Brillengestelle, Uhren und Schmuck von den Säuren, die über die Haut nach draußen quellen, angefressen werden, je älter und verschlackter jemand ist.

Richtige Pflege ist immer basisch orientiert. Nur diese naturgemäße Pflege macht schöne, jugendliche Haut.

Die Menschen der Antike waren nicht dumm. Heute kann schließlich keiner mehr die Pyramiden so nachbauen. Ich würde sogar behaupten, dass man damals viel

genauer wusste, was wirklich gut für den Einzelnen war.
Heute aber sagen uns das die »selbstlosen« Medien, die
irgendjemand gekauft hat. Nicht Evolution ist dem Menschen eigen, sondern offensichtliche Degeneration. Wenn
im Körper also etwas nicht dort ankommt, wo es hinge-
hört, weil sich schon eine Schlacke breit gemacht hat
oder es nicht mit der Nahrung aufgenommen wurde,
entsteht ein Mangel. Fehlt Kupfer oder kommt es wegen
den Schlacken nicht an, dann entstehen graue Haare und
Bandscheibenleiden. Fehlt Zink oder kommt es nicht an,
fallen Haare aus, die Libido, auch die Zeugungsfähigkeit
lässt nach (Tendenz stark steigend). Zink spielt außerdem eine Rolle in der Zellteilung, der DNA-Herstellung
und bei der Bereitstellung von über 300 Enzymen. Fehlt
Phosphor, Kalzium und Silizium, leiden unter Umständen die Knochendichte und das Bindegewebe. Fehlt
Eisen oder kommt es nicht an, dann kann das zu Blut-
armut führen u. v. m.

Wenn der Körper aber schön sauber entsäuert und
entgiftet wurde, benötigen wir eine sehr viel geringere
Gabe an diesen Nährstoffen, um versorgt zu sein. Das
bedeutet, je entschlackter und sauberer ein Körper ist,
desto weniger muss von außen zugeführt werden, um
gesund zu bleiben. Was wiederum weniger eventuelle
Gifte und Toxine durch übermäßige Nahrungsaufnahme
mit sich bringt. Wir können dann weniger essen und dabei so viel bessere und artgerechtere Nahrungsmittel von
höherer Qualität genießen.

Besser weniger und leicht satt vom Richtigen als viel

und übermäßig prall vom Falschen und dabei weniger echte Lebensqualität.

Das Nährwertempfehlungschaos

Die Nährwertempfehlungen der heutigen Wissenschaft für Vitamine, Spurenelemente und Mineralien schwanken beträchtlich, manchmal um den Faktor 120 (!) für das, was jeder Mensch angeblich täglich benötigt. Die täglich benötigte Dosis Vitamin C wird beispielsweise einmal mit 75 mg am Tag angegeben und von anderen Experten mit 1000 mg und mehr. Das liegt schlicht daran, dass dieses nicht so einfach einteilbar ist, da jeder einzelne Mensch physiologisch dermaßen einzigartig ist und deshalb sehr unterschiedlich reagiert, sodass dieses Unterfangen schlicht unmöglich ist. Einzigartig aufgrund verschiedenartiger Gewebezustände und der verbliebenen Fülle der Nährstoffdepots des Einzelnen. Ebenso einzigartig wie die des Verschlackungsgrades jedes einzelnen Organs und jeder einzelnen Drüse. Wir sehen also, dass die Empfehlungen uns nicht viel weiterhelfen, um herauszufinden, was vonnöten wäre. Wenn wir genug von dem, was die Natur empfiehlt, zu uns nehmen, werden wir uns diese Fragen auch nicht mehr stellen müssen! Die Natur ist verschwenderisch genug, um jeden von uns mit einer Flut an Nährstoffen zu versorgen, ohne dass wir uns den Kopf darüber zerbrechen müssen.

Des Weiteren: Ist außerdem eine unserer Drüsen verschlackt, kommt es zu Hormonmangel und Fehlfunktionen. Wenn die Bauchspeicheldrüse wegen Mangel verätzt wird, kommt es sehr wahrscheinlich sehr schnell zu Diabetes oder Altersdiabetes. Das kann ebenso mit jeder endokrinen Drüse geschehen. Solche Menschen brauchen ein ganz anderes Maß und eine total andere Nährwertempfehlung als ein noch »gesunder« Mensch. Darum sind diese Empfehlungen auch nicht wirklich aussagekräftig und meines Erachtens recht unnötig, vor allem, wenn man gleich die richtigen Mittel an der Hand hat. Eben das Wissen, wie wir die optimale Stoffwechselharmonie wieder in unserem eigenen Leben naturgemäßer und besser erreichen können.

Weitere Faktoren

Zellgifte

Säuren und deren Schlacken sind die Zellgifte schlecht-hin. Gifte, wie Schwermetalle und petrochemische Lö-sungsmittel zerstören die Enzyme, die wir brauchen, um Vitamine überhaupt erst verarbeiten zu können. Ohne Enzyme keine verwertbaren Vitamine und Nährstoffe. Ebenso verbraucht künstliches Licht wertvolle Nährstof-fe. Genauso wie Elektrosmog, Handystrahlung, Mikro-wellen und tausend Dinge mehr.

Aber ein gesunder, sauberer Körper verkraftet dies alles letztlich viel besser. Man kann sich dann eben viele Gedanken um diese Umweltfaktoren sparen. Deshalb ist das, weil unnötig, nicht so sehr der Gegenstand dieses Buches.

Es ist gar nicht so schwierig in der heutigen Zeit, alle diese Dinge zu meistern. Nur wird leider darüber noch nicht genug und vor allem viel zu wenig hilfreich infor-miert.

Die Bedeutung von Kolloiden für das biologische System

Wussten Sie, dass die allermeisten Mineralpräparate aus der Apotheke nicht wirklich funktionieren können? Das ist so, weil der Körper naturgemäß nur Mineralien organisch-pflanzlicher Art und nur in kolloidaler Form aufnehmen kann.

Kolloidal bedeutet, dass die Stoffe in Atom- oder Clustergröße vorliegen und eine elektrisch aktive Ladung haben. Nur in dieser Form sind sie tatsächlich bioverträglich und bioverwertbar.

Kolloide in lebendigen Flüssigkeiten sind nicht lösliche kleinste Teilchen von Mineralien und Metallen oder komplexeren Molekülen, die sich durch ihre hohe negative elektrische Ladung gegenseitig abstoßen und sich deshalb nicht zu größeren Teilchen zusammenballen. Je kleiner die Teilchen (Kolloide) sind, umso größer ist die wirksame Oberfläche (bezogen auf die Größe der Teilchen/Kolloide) und die enthaltene Energie.

Das Medium, in dem Leben vorkommt, nennt man das kolloidale Medium. Wir wissen heute, dass alle lebenden Organismen aus hochstrukturierten Kolloiden oder Flüssigkristallen zusammengesetzt sind und dass diese die Grundlage eines gewaltigen kolloidalen »Biocomputers« bilden. Die so entstandenen Flüssigkristallstrukturen ordnen das Zellwasser, d.h. sie verringern die Entropie (den Zerfall) des Zellwassers und setzen

Energie frei und bewahren dieselbe. Die Wissenschaft der Kolloide ist jung und man weiß wenig über diese energiereichen Moleküle.

Bei jedem Gesunden sind die einzelnen korpuskulären Bestandteile des Blutes getrennt. Sie haften weder aneinander noch an den Blutgefäßen oder Arterienwänden. Wird die Stabilität dieses Systems gestört, also die Ladung dieser kolloidalen Elemente herabgesetzt, ist die Effizienz des ganzen Systems in Gefahr. Bleibt die Instabilität bestehen, folgen verschiedene Krankheitsformen.

Die Stabilität wird durch die Kost beeinflusst, durch die Aufnahme von Mineralsalzen und durch verschiedene Arten von Stress wie z. B. durch elektromagnetische Felder von Leuchtstofflampen, Fernsehgeräten, Computern usw.

Anorganische Mineralien in gelöster Form kommen in hartem Trinkwasser vor. In dieser Form sind die Mineralien vom Körper nicht verwertbar und werden zum Teil wieder ausgeschieden. Der andere Teil wird jedoch im Körper abgelagert und akkumuliert. Die »Verkalkung« im fortgeschrittenen Alter ist die Folge dieses Vorgangs.

»Der Durchschnittsmensch nimmt in seinem Leben genug anorganische Mineralien zu sich, um daraus eine Steinstatue von sich selbst in Originalgröße zu bauen.«

P. Flanagan

Die für viele Körperfunktionen sehr wichtigen Mineralien müssen daher in organischer (kolloidaler) Form auf-

genommen werden, am besten aus frischem Obst und
Gemüse!

Dazu eine kurze Begriffserklärung:
- Grobstoffliche Mineralien sind Stoffteilchen, die größer sind als die Kolloide. Sie sinken im Wasser ab oder
  trüben das Wasser, wenn sie aufgewirbelt werden. Sie
  sind nicht oder nur mit großem Aufwand für die Zellen des Körpers verfügbar, da sie zu groß sind. Sie sind
  anorganisch (d. h. nicht bioverfügbar).
- Organisch verwertbare Mineralien sind gelöste oder
  kolloidale Mineralien, welche zusätzlich noch besondere Energien (eine höhere Ordnung bzw. Information) enthalten.
- Gelöste Mineralien sind einzelne Ionen oder Atome,
  die im Wasser dissoziiert und nicht als Teilchen sichtbar sind. Sie können organisch oder anorganisch sein.
- Kolloidale Mineralien sind ganz kleine Stoffteilchen,
  mit einem Durchmesser unter 0,1 µ (= 1 Zehntau-
  sendstel Millimeter). Kolloidale Teilchen verklumpen
  nicht und lösen sich auch nicht in einzelne Atome
  oder Moleküle auf, solange sie stabil sind.

Unser Gewebe besteht (abzüglich 70–90 Prozent aus
Wasser, alte Menschen manchmal nur noch 50–55 Prozent) zusammen mit Eiweiß hauptsächlich aus folgenden Mineralien: Kalium, Silizium, Kalzium, Natrium,
Magnesium und Phosphor. Es sind die Baustoffe für
unsere Gewebezellen, Enzyme und Hormone. Genauso

die Spurenelemente Chrom, Mangan, Zink, Eisen, Jod, Kupfer, Molybdän und Selen. Der Unterschied zwischen Mineralien und Spurenelementen ist schlicht der, dass diese eben nur in sehr kleinen Mengen vom Körper benötigt werden. Alle Stoffe müssen bioverfügbar, in der richtigen Konstellation und in natürlicher Art enthalten sein.

Genauso verhält es sich mit künstlich isolierten Vitaminpräparaten. Diese können nicht so wirken, wie sie sollten, weil in diesen kommerziellen Produkten die sekundären Pflanzenstoffe, Flavonoide, Vitaminoide, Enzyme und andere nicht enthalten sind. Sie sind nicht vollständig und deshalb ohne Kraft. Um es metaphysisch angehaucht zu sagen: In diesen Dingen ist kein Leben mehr, sie können deshalb auch kein Leben schenken. Nur Gleiches kann Gleiches zeugen. Vermutlich haben auch diese Dinge ein Schlackenpotenzial in sich.

Ein Apfel enthält weit mehr als 400 Vitalstoffe. Die Zivilisation mit ihrer meist gekauften Wissenschaft kann so etwas wie eine natürliche Frucht nie nachbilden!

Durch andere wissenschaftliche Studien wird belegt, dass Gaben dieser künstlichen Substanzen die Entstehung von Krebs eher begünstigen als dagegen vorzubeugen. In Wirklichkeit ist es so: Weiß der Körper sich nicht mehr zu helfen, lässt er Parasiten, Pilze und Krebs zu, um diese Dinge abzukapseln oder von fremden Organismen verstoffwechseln, also um sie »auffressen« zu lassen und somit vorerst unschädlich machen zu lassen.

Die gerade eben noch normale, freundliche Zelle,

die plötzlich aus dem Nichts verrückt spielt und sich unkontrolliert teilt, gibt es in Wirklichkeit nur im Märchen.

Wissen Sie, ich habe mich gerade in ein wissenschaftliches Wespennest gesetzt, indem ich sagte, Krebs sei nicht einfach eine aus dem Nichts entstandene unkontrollierte Wucherung. Leider ist das die irrige Meinung der heutigen pathologischen Schulmedizin. Damit werden die Menschen aus offensichtlichen und finanziellen Gründen nur in Angst und Unwissenheit gehalten.

Eines noch zu Ihrer persönlichen Ermutigung.

Es kann nie und nimmer Krebs entstehen in einem Körpermilieu, welches einen pH-Wert von mehr als 6,5 hat. Beim Beachten meiner Gesundheitsvorschläge in diesem Buch ist das für uns auch zukünftig kein Thema und keinen weiteren Gedanken mehr wert. Krebs ist immer eine Option des Körpers, wenn er nicht mehr mit Giften und Säuren fertig wird. Er ist schlicht ein Hilferuf.

Wir wissen heute, Krebsgewebe ist immer sauer. Sogar sehr. Man hat festgestellt, dass bestimmte Bakterien sich dort vermehrt aufhalten und diese dann die Wucherungen des Krebses mit verursachen. Krebs hat somit seine erste Ursache in der Übersäuerung. Diese verursacht im Körper örtlich eine sogenannte toxische Krise, die zu einem bakteriellen Befall und weiter zu der uns bekannten Wucherung namens Krebs führt. Krebs ist nur eine Mülldeponie! Keine Übersäuerung, kein Krebs.

Unerwünschte Untermieter

Man glaubt es kaum, aber nicht nur unsere Haustiere können von Parasiten gequält werden. Auch das Herrchen selbst hat oft genug in aller Regel ein paar Parasiten. Das sind längst nicht nur die lästigen Läuse auf dem Kopf, wie sie früher öfter mal im Kindergarten vorkamen.

Parasiten kommen im menschlichen Körper häufiger im Darm vor. Lange unbemerkt.

Dramatisch ist nur, dass der Darm so wichtig für unsere Gesundheit ist. Ist der Darm verschlackt, haben wir fast immer ein nachfolgendes potenzielles Parasitenproblem.

Die meisten Parasiten des Darms haben nur Bestand in einem sauren Milieu. Wobei der Dünndarm leicht basisch ist und das Kolon, der Dickdarm, dafür leicht sauer. Ist die Darmflora aber insgesamt zu sauer, gibt es Probleme mit Parasiten, Pilzen, falschen Darmbakterien und manchmal mit Würmern.

Das kommt häufiger vor, als man denkt (geschätzte 50–80 Prozent der Bevölkerung sind zumindest von Pilzen befallen.).

Diese netten Untermieter lassen es dann richtig schön im Darm gären. Dabei entstehen kleinere bis größere Winde, die nicht besonders gesundheitsförderlich sind, auch wenn das hier und da behauptet wird. Ich will erklären, warum es sich so verhält.

Wenn Gase entstehen und länger zurückgehalten werden, dann können sie sich im feuchten Milieu des Darmes sehr schnell in üble ätzende Säuren umwandeln. So haben wir das schon in der Schule gelernt. Gase plus Druck plus Feuchtigkeit gleich Säure. Weiterhin geben diese Pilze (*Candida albicans*) ihre üblen Stoffwechselgifte, Acetaldehyd und Aflatoxine direkt in den menschlichen Darm ab. Das sind dann Ihre eigenen »natürlichen« Stoffwechselgifte, plus die von Millionen und Milliarden Pilzen.

Tut mir ehrlich leid, wenn Sie heute Nacht schlecht schlafen. Aber sobald Sie dieses Buch durchgelesen haben und Sie die einfachen Lösungen wissen und umsetzen, werden Sie besser und ruhiger schlafen als je zuvor. Sie dürften dann wissen, dass dies alles nicht mehr auf Sie zutreffen wird. Schön, nicht wahr?

Fassen wir es kurz einmal mit einem kleinen Schaubild zusammen:

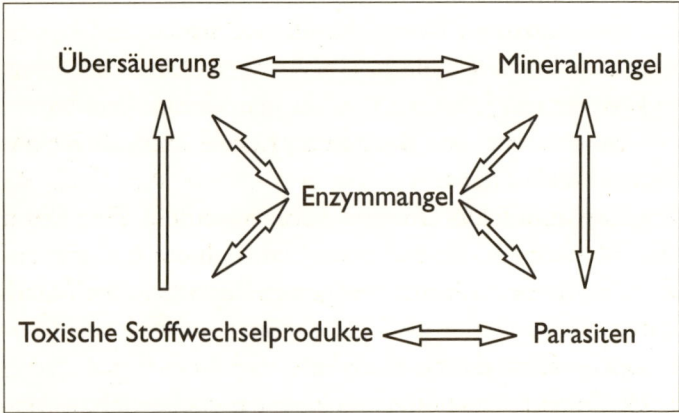

Abb. 3

Übersäuerung ergibt Mineralmangel, das begünstigt gleichzeitig wiederum Übersäuerung, das begünstigt stark Parasiten, das wiederum ergibt toxische Stoffwechselprodukte, aus denen heraus sich der Körper anschließend weiter übersäuert und vergiftet. Die lebenswichtigen Enzymreaktionen werden von alldem geschluckt usw. Jeder einzelne Punkt potenziert sich mit den anderen, und dies ist nichts anderes als ein ständiges Vor-sich-hin-Altern. Man kann deshalb sagen, dass sich die zivilisatorischen Faktoren auf vielerlei Art gegenseitig verstärken!

Dasselbe gilt für Bakterien und Viren. Niemals können Viren und Bakterien erfolgreich gesundes Gewebe angreifen. Sie können sich nur in krankem Gewebe vermehren. Diese kleinsten der natürlichen Aasfresser finden ihre Nahrung ausschließlich in krankem, verschlacktem und alterndem Gewebe.

Die Mediziner Pasteur und Bernard haben im 19. Jahrhundert deswegen einen lange unentschiedenen Streit ausgefochten.

Pasteur war davon überzeugt, Keime seien als Krankheitsauslöser anzusehen, Bernard meinte aber, dafür sei krankes anfälliges Gewebe verantwortlich. Der Streit der Mediziner zog sich über Jahre hin und erst auf dem Sterbebett räumte Pasteur ein, dass Bernard Recht hatte.

Leider folgt die Medizin in dieser Beziehung immer noch Pasteur, obwohl er doch seinen großen Irrtum zugab.

Wo im Körper sammeln sich diese Räuber?

Natürlich gibt es für die Schlacken bevorzugte körpereigene Depoträuberstätten.

Wo sich dieses Zeug dann einlagert, ist unterschiedlich, je nach vererbter Tendenz der Eltern und Vorfahren. Zur Wiederholung noch mal: Vererbte Krankheiten (Altersherde) sind vererbte Tendenzen, Toxine in bestimmten Körperbereichen einzulagern. Darum ähneln die Krankheitsbilder der Nachfahren oft denjenigen ihrer Großeltern und Eltern. Das ist auch der Grund dafür, dass man heute, auf schulmedizinische Weise versucht, Krankheiten in der Familie vorauszuberechnen und vorherzusagen, indem man die Krankheitsbilder der Väter herausfindet. Klassisch bei Krebs zum Beispiel.

Ein weiteres Beispiel. Der Großvater hatte eine prächtige Glatze, die schon früh im zarten Alter von Anfang 20 ihren unheilvollen Anfang nahm. Dieselbe Tendenz zeigt sich genauso eine Generation später beim Vater. Wenn er viel Glück hat, wird aber dieses Symptom mütterlicherseits genetisch überlagert oder zumindest abgeschwächt, beziehungsweise auf die nächste Generation verschoben oder andersherum sogar verstärkt. Dafür darf sich der Sohn bzw. Enkel dann früh über Haarausfall freuen.

Wir kennen das alle. Irgendein körperliches Merkmal wird weitervererbt. Die Mama sagt dann, dass die süßen Öhrchen von der Oma sind und die Äuglein vom Papa.

Aber es werden eben nicht nur die äußeren Merkmale vererbt, sondern auch die inneren.

Allein daraus entstehen dann die Tendenzen für bestimmte Symptome. Symptome wie Haarausfall, schlechte Zähne, Bindegewebsschwäche, Allergien, und vieles mehr.

Es ist weiterhin auch noch darauf zurückzuführen, dass nebst allgemein verbreiteter azidosefördernder Lebensweise natürlich auch die Kochgewohnheiten für bestimmte familientypische »Nahrungsmittel« über die Generationen weitergegeben werden. Es kommt somit zu einer »Familientradition« der Unterversorgung mit bestimmten Nährstoffen. Das ist sicherlich ein weiterer Faktor. Viel schwerer wiegt aber ganz sicher das gentechnische Muster der Vorfahren, also die örtliche Einlagerungstendenz für die sauren Schlacken.

»In den Genen selbst liegt [...] kein Programm eines präformierten Alterungsprozesses vor, sie bedürfen immer einer Anregung von außen.«

Dr. Hartmut Heine

Hier unterscheiden sich Mann und Frau in ihrem »Säurestoffwechsel« wiederum beträchtlich. Hinzu kommt, dass sich Männer im Allgemeinen wesentlich schlechter, eben »männlicher«, ernähren. Den Männern wird doch oft schon von Kindesbeinen an eingeimpft, was manngerechte Ernährung bedeutet. Dinge, die eben angeblich viel Kraft geben.

Blödsinn! Kraft gibt, was beim Verdauungsprozess nicht viel Energie verbraucht, dafür viel gute Energie liefert. Wir werden uns im dritten Teil diesen echten, kraftvollen und verjüngenden Nahrungsmitteln zuwenden. Zurück zur Einlagerungstendenz von Mann und Frau.

Der Mann lagert nach einem bestimmten Muster den Stoffwechselschmutz dort ein, wo die höchsten basischen Mineralstoffpotenziale sind. Das sind leider oft sein Haarboden auf dem Kopf und/oder allgemein das Bindegewebe. Je nach Tendenz des vererbten Schlackentyps.

Danach in die inneren Organe, dann in die Blutgefäße und natürlich massiv im Darm. Es kommt zu Haarausfall, und/oder Herzkreislaufbeschwerden, dicken Wurstfingern oder Aufgedunsenheit. Auch Aufschwemmung ist immer ein sicheres Zeichen von saurer Vergiftung. Der Körper versucht panisch, das Gift im Gewebe mit Wassereinlagerungen zu verdünnen. So entstehen Ödeme.

Manche Menschen verarbeiten die Schlacken komplett unsichtbar im Körperinneren als Steine in Organen (Nieren- und Gallensteine) und Kreuzschmerzen (Demineralisierung der Bandscheiben) usw.

Zahnstein ist übrigens eine harte und auch sogar von außen sichtbare Schlacke aus basischem Speichel und säuerndem Essen.

Ich habe eher zufällig beobachtet, dass man sogar bestimmte Schlackentypen beim Mann, sehr ersichtlich ab 25, einteilen kann. Typ 1 hat kräftiges Haar, meist weniger starke Körperbehaarung, eine Tendenz zu dicken Fingern und weniger zierlichem Bindegewebe sowie eine stärkere Hautdicke. Typ 2 ist an Haarausfall und eher deutlicheren und schärferen Konturen der Haut erkennbar. Typ 3 hat weniger auffallende äußere Merkmale, verarbeitet er doch seine Schlacken unsichtbar im Körperinneren als Kreuzschmerzen, Gefäßprobleme, Steine u. v. m. Diese Einteilung passt so gut wie immer. Ich habe sie die drei Zivilisatose-Typen des Mannes genannt.

Bei einer Frau, dem deshalb schönen Geschlecht, funktioniert diese Einteilung aber nicht so einfach wegen ihres Vorzuges der ständigen Ausscheidung der Säuren über die Menstruation. Hieraus kommt auch der so oft unkontrollierbare, triebhafte Ejakulationsdrang bei manchen Männern. Der Mann entgiftet sich auch, zwar sehr geringfügig, über die Ejakulation. Was natürlich ein absolutes Notfall- und Panikprogramm des Körpers ist, das unkontrolliert bekanntlich viel Schaden anrichten kann. Denn Liebe ist nicht nur Reibung. Ich gehe am Ende des dritten Teils näher auf die verschiedenen Schlackentypen ein.

Der unterschiedliche Alterungsverlauf bei Mann und Frau

Die Geschlechter haben einen etwas unterschiedlichen zeitlichen Alterungsverlauf, den wir nun ein wenig näher betrachten wollen.

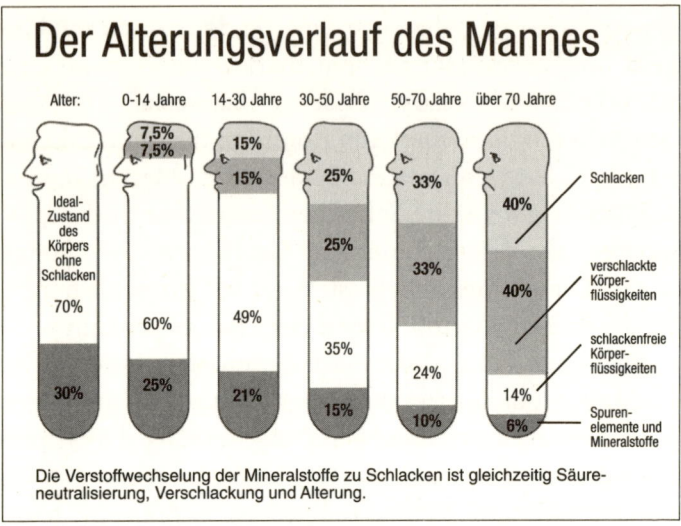

Die Verstoffwechselung der Mineralstoffe zu Schlacken ist gleichzeitig Säure-neutralisierung, Verschlackung und Alterung.

Abb. 3: *Der Alterungsverlauf des Mannes.*
Quelle: *Gesundheit durch Entschlackung,* P. Jentschura/
J. Lohkämper

Während der Mann permanent die Säuren ausscheiden und ein Zuviel einlagern muss, hat die Frau den großen Vorteil gegenüber dem Mann, dass sie einmal im Monat über die Menstruation die Schlacken, die in der Gebär-mutter zwischengelagert wurden, ausscheiden kann. Darum leben Frauen auch statistisch neun Jahre länger als der Mann. Daher kommen auch die heftigen »sauren« Menstruationsbeschwerden mancher Frauen. Die Frau neigt dazu, Säuren in ihre sehr mineralreiche Gebärmut-terschleimhaut einzulagern. Dieser Säureschmerz kann

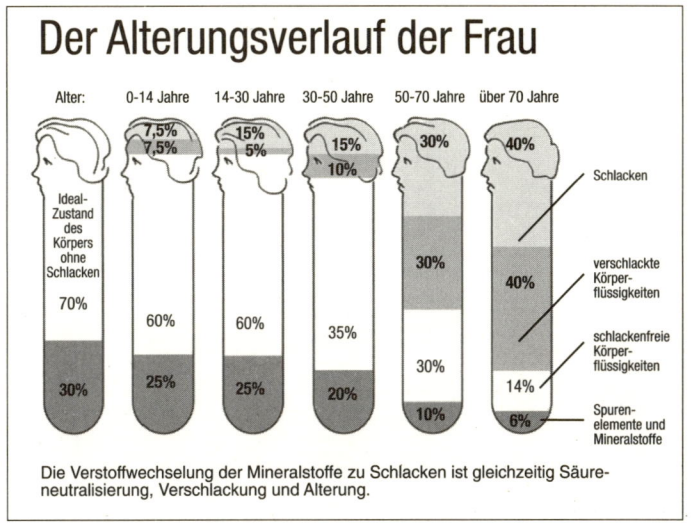

Die Verstoffwechselung der Mineralstoffe zu Schlacken ist gleichzeitig Säure-neutralisierung, Verschlackung und Alterung.

Abb. 4: Der Alterungsverlauf der Frau.
Quelle: Gesundheit durch Entschlackung, P. Jentschura/
J. Lohkämper

sehr unangenehm sein und ist ein Hilferuf des Körpers. Darum Vorsicht, wenn die Menstruationen unregelmäßig, lang und heftig sind. Der Körper will darauf aufmerksam machen, dass seine Pufferkapazitäten erschöpft sind!

Ansonsten ist es natürlich das Bindegewebe, das weiter als Säurepuffer dient. Eine der Folgen ist Cellulite. Cellulite ist nichts anderes als kleine fiese Schlackendepots, die man mit Sport, wie immer wieder behauptet wird, nie wegbekommen kann. Denn bei einem Zuviel

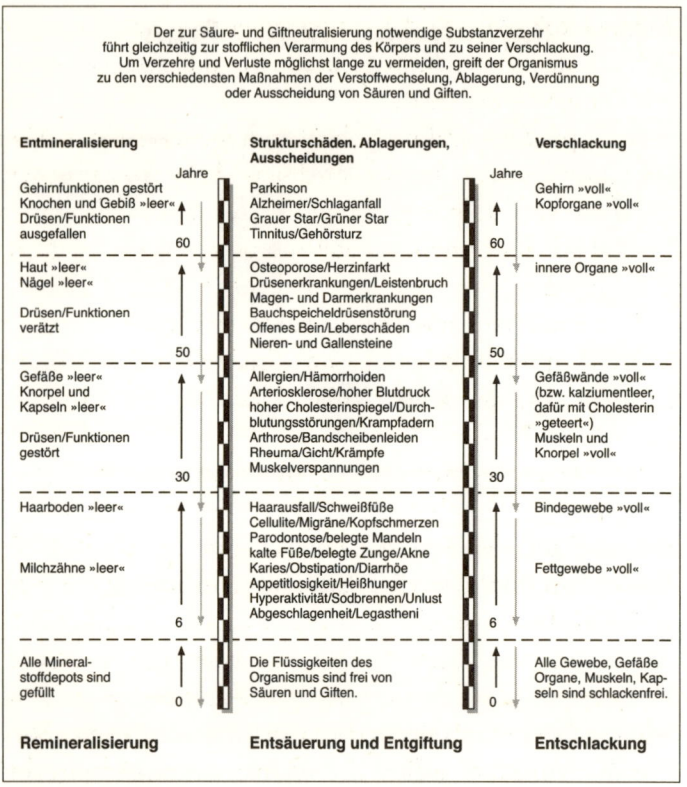

Abb. 5: Zivilisatose

Quelle: Gesundheit durch Entschlackung, P. Jentschura/
J. Lohkämper

an falsch betriebenem Sport entsteht auch noch viel (–)
Milchsäure (Laktat), was die Sache nur noch saurer
macht und verschlimmert. Es gibt eine sehr wirksame

Möglichkeit, wie wir dem entgegenwirken können, nämlich mit den so genannten Basenbädern. Im Teil III sehen wir dann, wie das geht.

Krampfadern sind nicht heilbar, habe ich gehört. Aber auch das sind zivilisationsbedingte Schönheitsflecken, die man eigentlich sehr schnell in den Griff bekommen kann, und das ohne das total unnötige und gefährliche OP-Messer.

Wir sprachen von der Gebärmutterschleimhaut als Säuredämpfer und Säuredepot. Ist vielleicht hierin die Erklärung für die kleinen und großen Krankheiten von Babys und Kindern zu suchen, die diese offensichtlich schon bei der Geburt übertragen bekommen?

Bei beiden Geschlechtern ist eine offensichtliche Gemeinsamkeit der Verschlackungshierarchie zu sehen. Es beginnt im Blut, dann im Fettgewebe, es folgt das Bindegewebe, die Knorpel, dann die Muskeln, Gefäßwände, als Nächstes die inneren Organe bis zuletzt die Zentralen Herz und Gehirn in Gefahr sind. Das passiert parallel, während sich die Nährstoff- und Mineraldepots zur Säurenneutralisation auflösen und leeren, angefangen bei Haarboden, Gebiss, Knorpel und Knochen.

Zivilisatose

Die Folge von alledem nennt man Zivilisatose. Das ist der Versuch der heutigen allgemeinen Gesundheitslehre, dem selbst gemachten Übel einen Namen zu geben. Sehr

schön ist an diesem Schema der Ablauf in der Hierarchie
der Verschlackung des Gewebes ersichtlich.

Denken Sie an den sauren Regen, der auf die Bäume
unserer Wälder fällt. Genauso verhält es sich auch mit
den Zellen der Menschen, die zuviel von säurebildender
Nahrung essen. Der saure Regen wäscht die Mineralsalze
aus dem Boden und neutralisiert sie. Die Bäume des Wal-
des werden welk und sterben ab. Das ist genauso ein
künstlicher Eingriff in die vollkommene Schöpfung wie
das Altern der Zellen. Lassen Sie uns diese Umweltzer-
störung des Körpers rückgängig machen!

Vererbtes Übel

Wir haben uns gerade eben gefragt, warum in aller Welt
immer mehr Babys mit Neurodermitis, Schuppenflechte,
Allergien und schwachen Organen auf die Welt kommen. Jedes dritte Kind wird heute in den Industriestaa-
ten mit Neurodermitis geboren!

Krankheiten, so haben wir gesehen, entstehen nicht
einfach aus dem Nichts. Sie haben meistens ihre Ursachen in einer Vorgeschichte der zivilisationsbedingten
Übermästung.

Aber wie kann ein unschuldiges Baby schon so etwas
Furchtbares mit sich herumtragen? Wenn eine Frau
schwanger wird, dann nistet sich das befruchtete Ei in
die Gebärmutterschleimhaut ein. Was aber, wenn die
Gebärmutterschleimhaut durch den ganz normalen Nah-

rungsmittelmissbrauch total verschlackt ist und somit das im Mutterleib wachsende Kind neun Monate in diesem schmutzigen Umfeld wächst? Der Embryo, das Baby wird darunter leiden müssen!

Es gibt nachweislich keine so genannte Placentasperre. Die Gifte werden also einfach von der Mutter an das Kind weitergegeben. Es gibt deswegen keinen Schutz, weil die Natur solche Fälle von industrieller Vergiftung nicht mit einkalkulieren konnte und demnach gibt es auch keine natürlichen Ausscheidungsmöglichkeiten und Schutzmechanismen.

Dazu hörte ich passenderweise gerade eine kleine Geschichte aus meinem Familienkreis: Meine Großmutter litt in jungen Jahren (bis Anfang 20) an einer chronischen Nierenbeckenentzündung. Der Arzt, der sie betreute, meinte, dass dieses Leiden gleich mit dem ersten Kind, das sie bekomme, verschwinden würde. So war es dann auch. Nur dass das Kind, welches zur Welt kam, bis zum 21. Lebensjahr, wenn auch später sporadisch, Bettnässer war. Dieses ähnliche Leiden, vermutlich ein bestimmtes toxisches Ablagerungsmuster, wurde offensichtlich einfach weitervererbt!

Ich höre oft, dass eine Frau es sich nicht erlaubt, während der Schwangerschaft Alkohol zu trinken oder gar zu rauchen. Aber der Dreck von 20, 30 und mehr Jahren an Nahrungsmittelmissbrauch wird leider dem werdenden Kind gleich mit auf den Weg gegeben, unwissend! Das will doch keine Mutter. Aber wer erzählt ihr das, wer informiert uns. Anscheinend niemand?!

Wenn Sie Kinder wollen, dann beherzigen Sie bitte nach besten Kräften alles, was in diesem Buch steht. Sie können Ihrem Nachwuchs nicht viel Besseres mitgeben, als so gesund und unbelastet wie möglich das Leben erleben zu dürfen.

Falls Sie schon Kinder haben, ist es jetzt natürlich ein Leichtes, Ihren Schützlingen gleich eine »Verjüngungskur« bzw. Entschlackungskur mit auf ihren Weg zu geben. Besser noch eine jugenderhaltende Lebensweise, z. B. nach diesem Buch.

Das ist eine Schule fürs Leben und die Kinder lernen vielleicht auch gleich dabei, dass man nicht alles tun muss, was andere tun. Stichwort Charakterbildung.

Das nenne ich echte Elternliebe.

Natürlich liegt hierin auch der Grund, weshalb eine Schwangerschaft in höherem Alter risikoreich ist. Je älter die Frau ist, desto mehr übertragbares Schlackenpotenzial der Mutter für das werdende Kind.

Aber bei der richtigen Ernährungs- und Lebensweise können Sie mit Sicherheit noch in einem viel höheren Alter gefahrlos für alle daran Beteiligten Kinder bekommen.

Interessant ist auch zu sehen, dass ein Kind im Mutterleib (Fruchtwasser) und nach der Geburt noch lange einen pH-Wert von 8–8,5 hat. Das Leben entsteht also in dem basischen Milieu.

Siechtums-Junkfood

Bei dem Wort Junkfood denkt man meist an Hamburger und Pommes. Doch Junkfood gibt es gerade dort, wo man es nicht gleich vermutet.

Im Laufe eines Jahres isst der »normale« Mensch 60 Kilo Zucker, 30 Kilo Fett, 50 Kilo weißes Mehl, 8 Kilo Reis, 12 Kilo Kartoffeln und 2,5 Kilo Eis. Alles, was ein Mensch isst, hinterlässt Schlackenspuren in seinem Körper. Vor allem, wenn er sich »normal« ernährt.

Die Hausfrau gibt sich schon alle Mühe und kocht etwas Feines für die liebe Familie. Ein schönes Bild. Nun will ich dieses traute Bild wirklich nicht stören. Aber mit großer Sicherheit lauern da eine Menge Dinge, die sicher nicht so gewollt sind. Schließlich kocht die Hausfrau, damit ihre Familie gut genährt und gesund ist. Doch was ist, wenn die liebe Köchin von dem versteckten Gift im täglichen Brot nichts weiß?

Wollen Sie wirklich wissen, was jetzt kommt? Sie laufen Gefahr, bestimmte Dinge nicht mehr essen zu wollen und dafür ein einfacheres, gesünderes, junges Leben zu gewinnen. Das hier ist schließlich Aufklärungsarbeit.

Der Mensch ist das einzige Lebewesen auf diesem Planeten, das seine Nahrung erst (tot)kocht, dann Salz draufmacht und, obwohl er erwachsen ist, Milch trinkt.

Wenn man so gegen die Natur lebt, muss man sich nicht wundern.

Außerdem gibt es unter uns noch die ganz klaren Zeitsparer, die nur die Packung aufreißen und die Mikrowelle starten. Das ist kein wirkliches Zeitsparen, denn am Ende kostet es doch mit Sicherheit Lebenszeit.

Da gibt es dann noch alle Variationen dazwischen. Aber alles das wissen Sie bestimmt schon. Das wissen wir alle, trotz der netten Werbung im Fernsehen, nicht wahr? Aber hat Ihnen schon einmal jemand begründet erklärt, was es mit den anderen, ganz normalen Speisezutaten so auf sich hat?

»Hundefutter ist besser!
Kinder mit Geburtsschäden sind heutzutage kaum noch zu zählen. Die Weltgesundheitsorganisation (WHO) hat vor einigen Jahren eine Studie über 33 der höchst industrialisierten Nationen der Welt durchgeführt, und zwar hinsichtlich mehrerer Gesundheitskategorien. Was die Lebensdauer angeht, belegen die USA Rang 25. In 24 Nationen leben Menschen demnach länger als in den Vereinigten Staaten. Bezüglich der Überlebensrate von Kindern im ersten Lebensjahr stehen die USA an 23. Stelle. 22 Länder ermöglichen ihren Neugeborenen bessere Chancen, das erste Jahr besser zu überstehen als die USA.
Was nun Gewebserkrankungen angeht, so belegen die Vereinigten Staaten den allerletzten Rang. Warum ist dies so? Weil die Amerikaner ein besonders hohes Defizit an Mineralien haben. Schon vor Jahren hat das Ministerium für Ackerbau und Viehwirtschaft Farmern den Rat gegeben, ihr Schlachtvieh von vornherein

gegen Krankheiten wie Alzheimer, rheumatische Arthritis, Diabetes, Verschluss der Herzkranzgefäße und Herzmuskelerkrankungen versichern zu lassen, um nicht in kurzer Zeit vor dem Ruin zu stehen. Vor etwa 50 Jahren begannen viele Farmer und Rancher zu begreifen, dass Mineralzusätze im Viehfutter ihre Tiere vor Krankheiten bewahren können.

Bis zu dem Zeitpunkt sah man allerorts Schafe mit solchen Gedächtnisproblemen, dass sie zu fressen vergaßen, von Diabetes geplagte Pferde, die ins Koma fielen und starben, Schweine mit so ausgeprägter Osteoporose, dass ihre Hinterläufe während der Begattungsprozedur in zwei Hälften zerbrachen. Das war an der Tagesordnung. Später lernten die Rancher, ihr Vieh so gut wie krankheitsfrei aufzuziehen. Sie reicherten das Viehfutter mit natürlichen Vitaminen und bioverfügbaren Pflanzenmineralien an. Kennen Sie die aktuelle Anzahl der Kinder, die in den Vereinigten Staaten mit Geburtsschäden zur Welt kommen? Das Verhältnis ist eins zu fünftausend. Beim Vieh ist das Verhältnis eins zu fünfhunderttausend. Also einhundertmal kleiner. Der Grund ist folgender: Das Hundefutter, das z. B. von der Health Packing Company hergestellt wird, ist mit 40 natürlichen biogenen Mineralien versetzt. Das Futter für Labortiere enthält in der Regel ca. 28 dieser Mineralzusätze. Nun gehen Sie doch einmal zu irgendeinem Geschäft in Ihrer Nachbarschaft und lesen Sie sich die Liste der Inhaltsstoffe auf einer Dose mit Babynahrung durch. Sie werden nicht eine einzige Dose fin-

den, auf der mehr als 12 Mineralien aufgelistet sind.
Das ist mehr als besorgniserregend. Oder?
Wann haben Sie im Fernsehen einmal einen kranken
Hund gesehen? Um ein krankes Kind zu sehen, müs-
sen Sie sich nur einmal während der Pause auf einem
Schulhof umsehen – Sie finden die ganze Bandbreite.
Kinder, die husten, keuchen, schniefen, würgen und
schreien – schon lange vor dem Erwachsenwerden sind
sie prädestiniert für Krankheit und Degeneration.
Manche der Kinder mögen äußerlich gesund aussehen
– sie tragen oft andere Probleme in sich, haben Konzen-
trationsstörungen und sind hyperaktiv – oder beides.
Wenn wir daran denken unseren Kindern durch geeig-
nete Nahrungsanreicherungen eine gesündere Zukunft
zu bieten, dürfen wir auch nicht vergessen, unsere wer-
denden Mütter angemessen mit natürlichen(!) Vitami-
nen und Pflanzenmineralien zu versorgen!«

Dr. Jackson Stockwell

Meiner Meinung nach ist eine natürliche, mineralreiche
Kost der einzige Weg, einen Fortschritt in der Esskultur
zu erreichen. Wir sollten uns so kultivieren, dass wir nur
dann ein Nahrungsmittel begehrenswert finden, wenn es
eine hohe natürliche Mineralstoffdichte hat und nicht,
wenn es nur den Geschmackssinn vernebelt.

Das ganz normale tägliche Gift

Wie wahr ist das alte Sprichwort, das besagt, dass der Mensch sich sein Grab mit Messer und Gabel schaufelt.

Lassen Sie uns deshalb doch mal ein paar alltägliche Zutaten unter die Lupe nehmen, um zu sehen, ob diese Lebensmittel Ihnen wirklich Leben geben oder gar die kostbare Lebenszeit wegnehmen.

Im Teil III dieses Buches erfahren Sie alles über die wohlschmeckenden Alternativen, die dazu noch günstiger sind.

Die Gifte aus Lösungsmitteln, Amalgam-Zahngiften, Putzmitteln, Aerosolen, Deodoranten, Shampoos, Duschgels, fluorhaltiger Zahncreme, Rasierwasser, Kosmetika usw., die die Alterung zu beschleunigen, will ich in ihrer Wirkung auf den Körper und Geist erst gar nicht erwähnen. Die verjüngenden Alternativen zu diesen Dingen werden wir uns ebenso für den Teil III aufbewahren.

- *Als Erstes behandeln wir den raffinierten Zucker:*
Früher war Zucker noch teuer und nur in der Apotheke zu bekommen. Heute gehört der moderne Industriezucker zu den billigsten »Nahrungsmitteln«, die wir kennen. Billig im wahrsten Sinne des Wortes. Er ist so billig, dass er, direkt oder indirekt, in fast jedem gekauften Nahrungsmittel vorkommt. Selbst in der Wurst. Es wird als Füllmittel in den Produkten benutzt, um außerdem deren Konsistenz zu verbessern.

Oder anders gesagt, das werdende Produkt wird in der kalten Fabrikhalle einfach nur verwertbarer gemacht. Weiterhin werden so diese Erzeugnisse haltbarer, weil ungenießbar für Bakterien. Aber für den Menschen scheint es gut genug zu sein. Etwas wofür sich Bakterien nicht interessieren, sollte einem zu Recht suspekt sein.

Der zentrale Punkt aber ist, dass der Konsument, also Sie und ich, abhängig gemacht werden sollen. Denn wo Zucker in den ansonsten schon künstlichen »Lebensmitteln« enthalten ist, wird der Körper hinterlistig getäuscht.

Dem Körper wird vorgegaukelt, dass er mit der Zufuhr dieser Lebensmittel hochwertige und reife Nahrung erhält. Bekommt er aber nicht. Der Körper reagiert zwar auf die Süße des Zuckers, aber ohne irgendeinen Nährstoffgehalt, beispielsweise den eines Apfels zu bekommen. Der Körper kann rezeptorisch schlicht nicht zwischen einem Stück Schokolade und einer Orange unterscheiden. Das liegt einfach daran, dass die beste menschliche, artgerechte Nahrung von Natur aus meistens süß ist. Deshalb wird vom Körper auch alles, was süß ist, als hochwertig eingestuft.

Am Ende haben Sie einen getäuschten Körper, der leider tatsächlich nicht das bekommen hat, was seine Rezeptoren ihm gemeldet haben. Der Körper ist nun getäuscht und außerdem komplett verwirrt. Eine unnatürlich hohe Insulin-Ausschüttung ist die Folge, damit die künstliche Zuckerflut ihn nicht noch mehr durcheinanderbringt.

Was folgt, ist das, was wir vor allem bei Kindern und Jugendlichen oft und deutlich sehen können. Die Sucht nach mehr. Zucker ist das Suchtmittel Nr. 1. Zucker ist auch die Einstiegsdroge in die heutige Fehlernährung.

Verzichtet man einmal freiwillig ein oder zwei Wochen auf alle Zuckerprodukte, so wird man bald merken, dass man erst Heißhunger darauf bekommt und sich dann wie ein Süchtiger verhält, mit Nervosität, Aggressivität bis hin zur Schlaflosigkeit. Darauf anschließend wird man, nachdem der »cold turkey« überstanden wurde, plötzlich Geschmack an Dingen finden, die wirklich von Natur aus subtil schmackhaft sind und unsere Gesundheit fördern. Wenn man dann noch heldenhaft ein wenig länger aushalten kann, dann mag man den seltsamen Geschmack von Zucker plötzlich gar nicht mehr. Sicherlich meinen Sie jetzt, dass das schon alles wäre. Weit gefehlt.

Nicht nur, dass dem Körper die versprochenen Nährstoffe entgehen, nein, sie werden durch den konsumierten Zucker auch noch aufgebraucht. Es gibt in der Natur das »Gesetz des Ausgleichs«. Dieses Gesetz erzeugt in der Schöpfung die unmittelbare Tendenz, dass sich zwei verschiedene Dinge mit verschiedenen Potenzialen ausgleichen wollen.

Zum Beispiel gleichen sich Säure und Lauge aus und werden zu Neutralsalzen. Warmes und kaltes Wasser zusammengemischt gleicht sich aus zu lauwarmem Wasser. Ein Gewitter oder auch das Prinzip der Osmose funktionieren genauso nach diesem Gesetz des Ausgleichs.

Nun wird bekanntlich Zucker aus Zuckerrohr oder Zuckerrüben gewonnen. In seiner Urform hat dieser so gewonnene Zuckersirup einen hohen Gehalt an wunderbaren Nährstoffen. Eine Mineralstoff-, Vitamin-, Spurenelementbombe bester Art. Nach der Raffinerie bleibt nur noch das toteste und nutzloseste Zeug, das man sich denken kann, übrig. Jetzt kommt auch schon das Gesetz des Ausgleichs zum Tragen. Im Körper unrechtmäßig angelangt, hat es das Bestreben, sich sofort wieder mit seinen Bestandteilen zu verbinden, die es ursprünglich vor der Raffinierung hatte. Wenn man jetzt weiß, dass dieser dunkle Ursirup überdurchschnittlich viel Eisen, Kalium, Kalzium und vor allem die gesamten Schönheitsvitamine der B-Reihe bis auf Vitamin B1 enthält, dann kann man sich jetzt vorstellen, was im Körper passiert. Die Mineralstoffdepots und Vitamindepots im Körper werden geplündert.

Über die Hälfte, nämlich 51 Prozent des Rüben- und Zuckerrohrsirups besteht aus wertvollen Nährstoffen, aber den miesen Rest bekommen wir als nichts ahnende Konsumenten untergejubelt! Und glauben Sie mir, das ist sicherlich nicht das, was uns jung sein lässt. Aber wen wundert's, klauen nicht genauso die Menschen den Bienen den Honig und geben ihnen dann dafür billiges Zuckerwasser. Karma? Wer weiß?

Zucker ist also das Suchtmittel Nummer 1, mit einer ordentlichen Portion an echtem Alterungspotenzial! Denn Zuckerkonsum schwächt die Hormonproduktion verjüngender Hormone entscheidend und der Schönheitsvitamine der B-Reihe. Das Jugendhormon Nr. 1 Somatotrobin wird durch Zuckerkonsum an seiner Ausschüttung gehindert. Sie werden sich noch über die gesunden und geschmacklich reizvollen Alternativen wundern.

• *Bei Industriesalz dasselbe. Wir machen es besser kurz:* Unbehandeltes Steinsalz (Himalajasalz) enthält genau 84 Elemente. Nach der Aufbereitung enthält es nur noch zwei Elemente, jedes einzeln für sich äußerst ungesund für den Körper. Nämlich anorganisches Natrium und giftiges Chlorit. Wiederum, dummerweise, greift hier das Gesetz des Ausgleichs und dem Körper werden genau diese Mineralien und Spurenelemente entzogen, die einmal im ursprünglichen Salz enthalten waren. Das sind genau 82 Elemente.

Dafür wurden für die bessere Streufähigkeit Aluminiumsilikate zugesetzt, die giftig sind! Aluminium im Körper ist nachweislich die Ursache schlechthin für Parkinson und andere Erkrankungen des Nervensystems. Warum sollten wir uns unseren Geschmack verderben, indem man versucht, nichts sagendes Industriefutter damit zu verschlimmbessern. Natürliche Nahrung kann man eh nicht weiter verbessern und das macht Salz in diesen Maßen ziemlich überflüssig.

Salz ist kein Nahrungsmittel! Indianer, Eskimos und viele andere Völker kannten kein Salz und konnten es somit auch nicht verwenden, was ihnen alles andere als geschadet hat.

Als die ersten Entdecker auf amerikanische Indianer stießen, wussten diese noch nichts von der Verwendung von Salz und kannten somit auch keinen Bluthochdruck, keine Herzkrankheiten oder Nierenleiden. Außerdem fielen diese Menschen durch eine körperliche Vollkommenheit und Schönheit auf. Erst als der weiße Mann das Salz und die Konservierungstechnik einführte, nahm das Übel seinen Lauf und die Indianer und Indios degenerierten sehr schnell, genauso wie die Weißen schon vorher.

Der durchschnittliche Konsum an Industriesalz liegt bei 12 bis 20 Gramm täglich je Bürger. Gesunde Nieren können aber nur 5 bis 7 Gramm pro Tag verarbeiten. Die restlichen Gramm versucht der Körper mit Zellwasser zu verdünnen, um Gewebsschäden vorzubeugen. Ist die Quelle erschöpft, lässt der Körper es notgedrungen zu, dass sich das überschüssige Salz mit Stoffwechselrückständen aus der Nahrung zu hartnäckigen Salzschlacken verbindet. Das ist auch der Grund, warum man dann, vor allem morgens, einen so beißenden Durst verspürt.

Mit guten organischen Nahrungsmitteln und artgerechter Nahrung vermisst man in Wirklichkeit kein Salz. Weniger ist oft mehr.

Die allermeisten (fast alle) werden leider nicht gesund und elastisch in der Jugend bleiben können. Schauen Sie besser vorwärts und ändern Sie lieber den alten abgetragenen Lebensstil!

Mögen Sie mich noch?
Aber wenn ich es Ihnen nicht sage, wer wird es Ihnen dann sagen.

Ich finde, echte Nächstenliebe lässt den Nächsten nicht in schädlicher Unwissenheit und Sie sind durch das Lesen dieses Buches mein Nächster.

Ich will, dass Sie gesund und wunderbar jung sind oder werden und es auch bleiben. Stellen Sie sich doch vor, Sie treffen nach langer Zeit wieder einen Ihrer früheren Klassenkameraden und der muss dann dreimal trocken schlucken, weil Sie eben jung geblieben sind. Oder Ihr Fitnesstrainer fragt Sie, wo Sie sich die neuen Haare einsetzen ließen.

Dieses Buch soll Ihnen helfen, ein Eingeweihter des Lebens zu werden und Dinge zu hören, die Sie frei machen. Und nichts weniger.

Aber ich bin noch lange nicht fertig.

• *Eiweiß ist natürlich das, was ein Lebensmittel hochwertig macht:*
Genau das ist es, was uns Jahrzehnte gepredigt wurde, und heute tragen wir die Folgen. Ihre wundervolle Maschine, der gesunde Körper, braucht wenig aber dafür hochwertiges pflanzlich/basisch verwertbares Eiweiß, um gesund zu bleiben. Schon deshalb, weil im gesunden Leib auch bedeutend weniger davon – wegen der Reduzierung des stetigen Säureverschleißes – ausgewechselt werden muss. Zuviel davon ist sehr schädlich und so viel wie heute empfohlen wird, bringt einen auf Dauer garantiert um.

Mehr und mehr wird das auch von den »Experten« erkannt, und plötzlich ist es das Neueste, dass man nicht zuviel Eiweiß zu sich nehmen sollte. Und diese Leute haben damit einfach Recht.

Mir liegt es wirklich fern, Ihnen vorschreiben zu wollen, was Sie essen sollen und was nicht. Aber mein Anliegen ist hier einfach Fakten weiterzugeben, damit Sie ein langes, jugendliches Leben führen können. Sie müssen sich nicht an alles einhundertprozentig halten, das bleibt Ihnen überlassen. Ich fordere Sie nur auf und ich fordere Sie auch ein wenig heraus, leere Gewohnheiten zu überdenken. Hier kommt für manchen Zeitgenossen die heilige Kuh schlechthin. Im wahrsten Sinne des Wortes.

- *Fleisch*:
Denken Sie jetzt mal an das Aroma und den Duft eines Apfels oder von frisch gepflückten Himbeeren. So, und jetzt stellen Sie sich bitte mal vor, Sie würden den Geruch von rohem Fleisch inhalieren. Was wird Ihnen das Wasser im Mund wohl mehr zusammenlaufen lassen, was würde Sie anekeln? Es ist offensichtlich.

Weshalb gibt es wohl Bonbons oder Eis nur mit dem Geschmack von Früchten und nie mit dem Geschmack von Schnitzel oder Eisbein? Auch das ist offensichtlich, nicht wahr?

Beim besten Willen kann ich mir heute nicht mehr vorstellen, Fleisch zu essen, nachdem ich der typischste Fleischesser war, den man sich denken kann. Da-

mals lachte ich über die Vegetarier in meiner Bekannt-
schaft.

Heute ist eine meiner Lieblingsspeisen ein selbstge-
backenes Essenerbrot (Rezept auf S. 254) mit einigen
Avocadoscheiben darauf. Ich mag inzwischen auch sehr
gerne frischen Obstsalat und Rohkostsalate. Ich gehe
meilenweit für frische Feigen! Früher hätte ich niemals
geglaubt, dass ich so etwas je gerne mögen würde.

Aber der Geschmack ist ein sehr wandlungsfähiges
Ding. Es unterliegt einfach der Gewohnheit. Ausschließlich.

Durch unsere neue Sichtweise erkennen wir nun
schnell, dass jede Art von Krankheit, speziell Krebs, einen
Menschen ultraschnell verfallen bzw. altern lässt, soviel
ist klar. Bei Fleischessern liegt die Möglichkeit an Krebs
zu erkranken, sehr hoch, im Gegensatz dazu ist sie bei
fleischloser Lebensweise stark gegen null tendierend.
Der durch Fleischkonsum bedingt hohe Harnsäurespie-
gel ist bei Krebskranken auffallend hoch.

Am höchsten ist er im Zentrum und in nächster Umgebung der Entartung. (Ist Krebs womöglich eine Dreck-
deponie des Körpers?)

Ein Deutscher isst im Laufe seines Lebens statistisch
gesehen mindestens 649 komplette Tiere: 7 Rinder,
22 Schweine, 20 Schafe und Lämmer und 600 Hühner.

Ein durchschnittlicher Amerikaner isst in seinem Leben ca. 11 Kühe, 3 Lämmer, 23 Schweine, 45 Truthähne,
1100 Hühner und 431 Kilogramm Fisch. Nur bei den
Finnen ist der Konsum noch höher und sie halten somit

noch vor den Amerikanern den Rekord für Herz-Kreis-lauferkrankungen und Krebs. (Peta Magazin)

Fleisch ist für uns, besonders in diesen Massen, nicht nur mehr als nutzlos, es ist auch eines der Alterungsgifte schlechthin (Adrenalin, Hormone, Todesangst, Leichen-gift-*Ptomain*). Ein hoher Preis für ein kurzes »Vergnü-gen«.

Wenn ich den Begriff Fleisch verwende, meine ich da-mit jedes Tier und jedes uns anvertraute Lebewesen, das zu einem toten Produkt gemacht und demzufolge natür-lich zuvor getötet wurde. Der Tierkörper auf dem Ess-tisch ist außerdem nebenbei ein mindestens zwei bis fünf Tage alter Leichnam! Und in der Werbung wird den Leuten per Gehirnwäsche ständig erzählt, dass sie ihre Familien nicht richtig gesund ernähren könnten ohne den Verzehr von toten Tieren. Profit, Profit!

Na, eine Scheibe Wurst für den Kleinen? Mögen Sie mich immer noch?

Das beste Stück vom Lamm, saftiges Rindfleisch und zartes Schweinefleisch, frischer (Schwermetall-)Fisch und französisches Geflügel. So werden diese Tierpro-dukte angepriesen. Die sehr effektive Werbesloganlüge hierzu war »Fleisch, ein Stück Lebenskraft«. Menschens-kind! Das arme Tier ist tot. Wo ist denn da noch die Lebenskraft, die es einmal hatte?

Fleisch enthält ja tatsächlich bestimmte Nährstoffe, die wichtig sind. Wie Eiweiß, Zink, Eisen und die B-Vita-mine. Genau genommen ist das aber nur die halbe Rech-nung, denn gegartes, gegrilltes oder gekochtes Fleisch enthält die allermeisten dieser Nährstoffe totgegart und deshalb nur in anorganisch gebundener Form. Der Körper kann es so nicht richtig assimilieren. In roher Form wäre das eher möglich, nur kann man es so ja auch nicht kauen. Alle uns bekannten Fleischfresser schlingen deshalb ohne Ausnahme ihre Nahrung hinunter. Es wäre schon sehr viel gewonnen, wenn man einfach Maß halten könnte. Es gibt so eine große Fülle an wundervollen Nahrungsmitteln.

Man kann sich sehr gut auch so ernähren, ohne die ganzen Nachteile des Fleischverzehrs auf sich nehmen zu müssen. So vieles gibt es im Überfluss auch ohne Leid.

Irgendjemand hat einmal gesagt: »Lege ein Lamm und einen Apfel in den Laufstall eines Kindes. Wenn das Kind mit dem Apfel spielt und das Lamm isst, schenk ich Dir ein Auto!« Bevor der Mensch darauf konditioniert wurde, Fleisch von toten Tieren zu essen, war es seinen ethischen Instinkten und Gefühlen verwehrt, so etwas überhaupt in Betracht zu ziehen. Es ist einfach eine riesengroße gemeine Gehirnwäsche gewesen, den Menschen so etwas zu verkaufen.

Vor allem dann, wenn man weiß, was es für weit besser schmeckende »Grillvergnügen« gibt. Die man dazu noch schnell, leicht und überaus günstig selber machen kann

Es ist also nicht wirklich klug ein Tier zu schlachten oder anonyme Tierteile im Supermarkt zu kaufen. Denn es bringt unserem Körper ausschließlich Nachteile.

Man bringt die explosive Ausbreitung von Krebs in direkten Zusammenhang zum Fleischkonsum. Das ist bekannt.

Jemand hat mal gesagt: »Solange der Mensch Tiere isst, solange frisst der Krebs Menschen«. Kausalität? Ursache und Wirkung?

Etwas Statistik: 83 bis 89 Prozent der landwirtschaftlichen Fläche werden ausschließlich dazu benutzt, um Tiere für den Konsum zu züchten.

Auf einem Hektar Land könnten 22 500 kg Kartoffeln oder 40 Tonnen Sellerie angebaut werden, aber das gleiche Stückchen Land kann gerade mal nur 50 bis 185 Kilogramm Fleisch produzieren.

Das ist eine unglaubliche Verschwendung von Ressourcen. Es hätten also auf unserer Erde noch ein paar Menschen mehr Platz, und das, ohne Hunger leiden zu müssen. Alles was ein Fleischesser davon hat, ist Harnsäure.

»Harnsäure ist eine weiße, geruchlose kristalline Substanz, die im Urin vorkommt. (…) Sie ist fast unlöslich in Wasser, Alkohol und Äther, aber löslich in einer Lösung basischer Salze.«

Dr. Webster

• *Was ist mit Fisch?*
Es ist schon erstaunlich, wenn man als Vegetarier so gut wie jedes Mal und bei jeder sich ergebenden Gelegenheit gefragt wird, ob man nicht wenigstens doch Fisch essen

würde. Merkwürdig, ist denn der Fisch, der in der Pfanne liegt, nicht auch tot? Hat oder hatte er nicht auch ein Gesicht? Paul McCartney (The Beatles) sagte einst: »Ich esse nichts, was einmal ein Gesicht hatte.« Mal die ethischen Gründe zur Seite.

> »Jeder, der Fisch aus gesundheitlichen (und anderen) Gründen isst, sollte sich das noch einmal überlegen. Im Fleisch der Fische können sich die im umgebenden Wasser befindlichen Gifte bis auf das 9-Millionenfache konzentrieren«.
>
> Dr. Neal Barnard

Dennoch ist Fisch allein schon wegen Omega 3 Fettsäuren dem Fleisch bei Weitem vorzuziehen. Was liefert denn in Wirklichkeit unserem Körper das richtige, artgerechte Eiweiß, das wir täglich benötigen?

Überlegen Sie doch mal, welche Tiere wirklich die stärksten und die mit den meisten Muskeln sind. Die größten und die stärksten landlebenden Tiere sind erstaunlicherweise ausschließlich Pflanzenfresser.

Ein Gorilla kann leicht über zwei Meter groß werden und knapp 275 Kilo wiegen (in der Zivilisation im Zoo bis zu 330 kg). Alles Muskeln, Muskeln aus dem alleinigen Verzehr von Obst, Wurzeln und Blättern.

Ich finde das sehr beeindruckend und einen Gedanken wert.

Auch unsere Babys wachsen unfassbar schnell und legen sehr, sehr schnell an Gewicht zu. Also müsste Muttermilch doch viel Eiweiß enthalten. Dem ist aber gar nicht so, denn Muttermilch hat gerade mal lächerliche 1,2 bis 1,7 Prozent Eiweißanteil. Und niemand weiß eigentlich, wie und warum ein Kind dennoch so schnell wachsen kann. Das ist eigentlich nicht möglich. Warum es erstaunlicherweise doch möglich ist, klären wir in Teil II.

Um 1930 gab es einen damals sehr populären Muskelmann namens Joe »The Atom« Greenstein, mit Bergen von Muskeln, der ausschließlich rohes Gemüse und Obst aß.

In dem Buch »Die Autobiographie eines Yogis« wird sogar von einem erstaunlichen Löwen erzählt, der Fleisch verweigerte und sich nur von Gemüse ernährt haben soll. Der Löwe war nicht nur gesund, sondern auch sehr zahm. Ich glaube aber, nicht jeder Löwe wäre davon begeistert.

In einem deutschen Zirkus wurde aus Geldmangel jahrelang den Löwen kaum Fleisch gegeben. Die Tiere bekamen fast nur Grünzeug und waren gesünder den je! (Es wurde Taurin zugefüttert.)

Vielleicht ein paar Beispiele von bekannten Sportlern? Vegetarisch/Vegan lebende Hochleistungssportler:
* Dave Scott: Gewinner Ironman-Triathlon auf Hawaii;
* Paavo Nurmi: erfolgreichster Langstreckenläufer aller Zeiten, neun Goldmedaillen, 22 Weltrekorde;
* Yiannis Kourous: hält alle Weltrekorde in Ultradistanzlauf, läuft drei Tage ohne Schlaf;

- Kim Cho: Weltrekord mit 55 Jahren durch 33 000 Liegestütze in 24 Stunden;
- Carl Lewis: Weltrekord in 100-Meter-Lauf, ein Jahr zuvor hat er auf vegane Ernährung umgestellt;
- Edwin Moses: 400-Meter-Hürden, zehn Jahre ungeschlagen, zwei Olympiasiege, vier Weltrekorde;
- Ridgeley Abele: 8-facher Gewinner der internationalen amerikanischen Karateweltmeisterschaften;
- Andreas Cahling: »Mister Universum« und Bodybuilder;
- Bill Pearls: vierfacher »Mister Universum«;
- Martina Navratilova, Jutta Müller, Desmond Howard, Dennis Rodman, Billie Jean King, Hank Aaron, Al Oerter, Tony Larussa, Marv Levy, Dave Scott …

Es ist also ein Irrglaube, wenn man meint, Gemüse gäbe keine Muskeln. Ganz im Gegenteil! Für den Körper hochwertiges Eiweiß finden wir in pflanzlicher Nahrung mehr als genug und das in bester Bioverfügbarkeit.

In einem vergifteten sauren Körper wird ständig abgebaut, auch besonders Muskeln. Das ist der Hauptgrund für Muskelschwund, gleich nach zu wenig Bewegung.

Gemüse ist basisch und deshalb bleiben besonders Gemüsemuskeln da, wo sie hingehören!

Etwas Interessantes aus der Geschichte: Drei Millionen Dänen lebten während der Kriegsjahre gezwungenermaßen vegetarisch und deshalb bei bester Gesundheit und hatten dabei als Folge die niedrigste Todesrate in der gesamten dänischen Geschichte (−34 Prozent).

*In der USA essen nach eigener Aussage 87 Prozent der
Lebensmittelinspektoren für Geflügelzucht kein Geflügel mehr.*

Christian Opitz

Warum wohl?

Im Jahr 1620 wurden die Latroneninseln von Spanien
entdeckt. Auf diesen Inseln lebten die Einwohner ausschließlich von pflanzlicher Kost. Denn es gab keine essbaren Wirbeltiere oder ähnlich »Geeignetes«. Diese Menschen wurden als recht groß beschrieben. Krankheit war
weitgehend unbekannt, sie erbrachten große körperliche
Leistungen und wurden gesund weit über 100 Jahre alt.

Genauso war es auch bei den Bantus in Afrika, den
Tarahumare im Hochland Mexicos, den Kikuyu in Kenia,
den Karai-Guarani in Jamaika, den Bewohnern von Por-
tincino in Italien, um nur einige zu nennen. Doch das
lässt sich noch optimieren.

Auch das wurde mit der echten und freien Wissenschaft bestätigt: Je mehr tierisches Eiweiß man zu sich
nimmt, desto mehr Kalzium wird aus den Depots
(Knochen, Zähne) über den Urin ausgeschieden. Wieder
eine Folge der nicht naturgemäßen Lebensart. Weniger
in besserer Qualität ist einfach oft mehr.

- *Fette und Öle:*

Es ist schon komisch zu sehen, was für eine große Hyste-
rie in puncto Fetten herrscht. Überall hört man immer
nur von den schädlichen Auswirkungen von Cholesterin.

Überall wird deswegen an Fett gespart, um nicht ein Opfer der Plaque in den Arterien zu werden, bekannt unter dem Namen Arteriosklerose.

Der Körper produziert aber selbst jeden Tag von sich aus 1000 mg Cholesterin. Es ist also zu unterscheiden zwischen dem guten HDL-Cholesterin und dem bösen LDL-Cholesterin.

Was man auch wissen sollte, ist, dass gutes Cholesterol/Cholesterin in Wirklichkeit unerlässlich ist, damit überhaupt erst Vitamin D in der Haut durch Sonnenlicht gebildet werden kann. Und erst wenn genug körpereigenes Vitamin D durch die Lichteinstrahlung produziert wurde, ist eine »Verwertung« des zugeführten Kalziums möglich. Das alles bildet eine Kausalkette. Es gehört alles zusammen.

Aber auch die richtige Zusammensetzung aus gesättigten und ungesättigten Fettsäuren ist zu beachten und sehr wichtig. Deshalb ist Fett nicht gleich Fett und Öl ist nicht einfach Öl.

Margarine ist ein sehr gutes Beispiel dafür, wie man den nichts ahnenden Massen an Konsumenten (diese Bezeichnung ist wirklich herabwürdigend) etwas als gesund verkauft, obwohl das nun wirklich nicht der Fall ist. Die Ausgangsprodukte für Margarine sind Ölsaaten, Kokosnüsse, Sojabohnen, Fischtran, Rindertalg und Ähnliches. Das alles wird zu einem dicken Brei zermahlen. Dann wird n-Hexal, ein Lösungsmittel (eine Art Fleckentferner) zugegeben, eine Benzinfraktion(!), die alles Öl aus dem Brei herauslöst. Dann erfolgt die Raffination, wobei alles an Natürlichem und Gesundem (Vitamine usw.) entfernt wird. Es bleibt ein chemisch reines, steriles Fett übrig. Anschließend wird die Masse gebleicht, entsäuert, entlecithiniert, entschleimt, winterisiert, desodoriert, hydriert, fraktioniert, umgeestert ... Danach ist das Fett geruchlos und komplett nach nichts schmeckend. Deshalb werden nun schlauerweise synthetische Vitamine, Fettsäuren und Aromastoffe zugegeben, dadurch entsteht etwas, das so ähnlich wie Butter schmecken soll. Ich würde meinen, das macht keinen wirklichen Appetit auf mehr. Was außerdem dem Kunden verschwiegen wird, ist, dass bei diesem wirklich ausgeklügelten Denaturierungsprozess so genannte Trans-Fettsäuren entstehen. In natürlicher Nahrung kommen diese nur in verschwindend geringem Maße durch schlechte Lagerbedingungen vor. In der angeblich so »gesunden« Margarine sind es tatsächlich aber davon ganze unheimliche 61 Prozent. Die Trans-Fettsäuren haben schwerwiegende Folgen auf den Organismus. Es ist die bewährte Plastiknahrung schlechthin, um möglichst schnell Cellulite zu bekommen. Es gibt nichts, was so schnell, so heftig Cellulite verursachen kann wie Margarine.

Genauso zerstören hydrierte und somit gehärtete Fette den Fettstoffwechsel im Körper. Der Fettstoffwechsel ist aber immens wichtig, gerade bei Menschen, die Gewichtsprobleme haben. Butter, Schokolade, Schweinefett und natürlich alle anderen Fette tierischen Ursprungs enthalten viel gesättigte Fettsäuren. Wogegen es besser ist, nur pflanzliche Öle und Fette zu verwenden. Allen voran Olivenöl (unbedingt auf Qualität achten), das mit am meisten ungesättigte und mehrfach ungesättigte Ölsäuren enthält. Danach folgen die anderen pflanzlichen Öle: Rapsöl, Hanföl, Sonnenblumenöl, Walnussöl, Kürbiskernöl, Maisöl usw. Natürlich kaltgepresst.

Wichtig ist die Qualität der verwendeten Öle. Das Öl, egal welches, darf nie zu heiß werden, so dass es zu dampfen anfängt und giftiges Benzol entsteht. Vorsicht besonders bei Pfannen. Da kann schnell das beste Öl zunichte gemacht und schädlich werden!

• *Milch ist wirklich das beste Nahrungsmittel überhaupt.* Wenn Sie ein Kalb sind! Der menschliche Körper kann nur bis spätestens zum zweiten Lebensjahr Milch, mehr schlecht als recht, verdauen. Danach wird vom Körper kein Laktaseenzym mehr gebildet, um die Laktose aus der Milch abzubauen. Dies ist wieder einer der Hauptgründe für Cellulite. Es ist, wie wenn der Körper versucht, Plastik zu verwerten. Und schlimmer noch. Aus irgendwelchen Gründen (er weiß nicht, wohin damit!) lagert der Körper diese unverdaubare Plaste irgendwo im Körper zum Teil ein. Bei Frauen ist das oft am Gesäß und an den Oberschenkeln.

Bei mir selbst waren es Pickel und große Geschwüre. Erst als ich das erste Mal fastete, fiel mir auf, dass ich keine Pickel mehr hatte und so war der Auslöser bald erkannt. Die einzige je getrunkene Milch sollte eigentlich die Milch der eigenen Mutter sein. Milch ist für Kälber und nicht für Menschen. Der Mensch ist tatsächlich das einzige Lebewesen, das Milch trinkt, noch dazu von einer anderen Spezies!

Ja, wo bekomme ich denn dann mein Kalzium her? Es ist doch wichtig für Knochen und Zähne. Sicherlich nicht aus der Milch von Kühen. Uns ist dummerweise sehr erfolgreich suggeriert worden, dass die Milch deswegen so schön weiß ist, weil da soviel Kalzium drin sei. Dann ist in Mayonnaise auch viel Kalzium, könnte man doch jetzt meinen. Nehmen Sie doch mal etwas Öl und Wasser, vermischen Sie es in einem Shaker, vielleicht mit einem Tropfen Eigelb als Emulgator, und schon haben Sie eine Flüssigkeit, die weiß wie Milch ist. Jede Emulsion ist weiß. Und das hat in erster Linie nichts mit hohem Kalziumgehalt, sondern mit Lichtbrechung zu tun. Verarbeitete Milch ist kein Kalziumlieferant, sondern ein Kalziumräuber!

Es ist bewiesen, dass das Kalzium der Milch dem Körper nichts nützen kann, weil besonders verarbeitete Milch eher zu den Säurebildnern gehört und deshalb dazu neigt, Kalzium zur Säureneutralisation aus dem Körper zu ziehen.

Es geht da draußen um Sie als Konsumenten, es geht nicht um Ihre Gesundheit.

Gutes verwertbares Kalzium gibt es dafür überreich in Gemüse. Bei rund 8 000 Chinesen aus ländlichen Gegenden, die weder Milch noch Käse als »Kalklieferanten« kannten, stellten Forscher fest, dass diese Menschen keine Osteoporose kannten, die bei uns hingegen weit verbreitet ist. Sie deckten ihren Kalkbedarf rein aus Pflanzenkost. Warum sollten nicht auch wir Westler unser tägliches Kalzium aus Pflanzen beziehen?

Kalzium diffundiert normalerweise vom Darm in die Blutgefäße und von dort beispielsweise in Verbindung mit Phosphor in die Knochen. Ein saures Stoffwechselmilieu neutralisiert das Kalzium aber zum Großteil, um die neuen Säurefluten im Körper auszugleichen. Die verarbeitete Milch schafft so ein saures Klima, und deshalb wird zum Verstoffwechseln der Milch mehr Kalzium verbraucht, als sie dem Körper liefern kann. So einfach ist die Schädlichkeit von Milch nachzuweisen. Genauso die verbreitete Laktose-Intoleranz:

Laktose-Intoleranz ist in vielen Völkern weit verbreitet und betrifft bei den in Amerika lebenden verschiedenen Bevölkerungsgruppen 95 Prozent der Asiaten, 74 Prozent der Indianer, 70 Prozent der Afrikaner, 53 Prozent der Südamerikaner und 15 Prozent der Kaukasier.

Verschiedene Symptome treten dabei auf, darunter Magen-Darm-Verstimmungen, Durchfall und Blähungen, welche dadurch entstehen, dass diese Personen die Enzyme nicht bilden können, durch die der Milchzucker verdaut werden kann. Ferner erhöht sich bei Milchtrinkern zusätzlich zu diesen unerwünschten Symptomen auch noch das Risiko, andere chronische Krankheiten und Beschwerden zu erleiden.

»Der Mythos, dass Osteoporose durch Kalziummangel verursacht wird, wurde erfunden, um Milchprodukte

und Kalziumpräparate zu verkaufen. Es ist nichts Wahres daran. Die US-amerikanischen Frauen nehmen weltweit mit die größten Kalziummengen ein, und trotzdem liegt ihre Osteoporoserate weltweit mit im höchsten Bereich. Der Konsum von noch mehr Milchprodukten und Kalziumpräparaten wird an dieser Tatsache absolut nichts verändern.«

so Dr. John McDougall,
»The McDougall Program for Women«

»Die Verbindung zwischen der Einnahme von tierischem Eiweiß und der Anzahl der Knochenbrüche scheint genauso stark zu sein wie die Verbindung zwischen dem Rauchen von Zigaretten und Lungenkrebs.«

Dr. T. Colin Campbell

»Inzwischen scheint klar zu sein, dass Milch keine Lösung für Knochendichte ist. Ganz im Gegenteil ist sie Teil des Problems.«

Dr. Charles Attwood

Diese Zitate erwähne ich nur weil große Koryphäen meist besonders viel Eindruck schinden, falls Sie mir noch nicht trauen. Man weiß ja nicht genau was Sie jetzt von mir denken mögen. Aber so können Sie auf die Doktoren schimpfen und ich hab meinen Frieden.

Welches Tier hat die größten Zähne? Ist es nicht der Elefant? Was glauben Sie, wie viel »Tonnen« Milch ein

Elefant trinken muss, um solche mächtigen Stoßzähne (67 Prozent Kalziumanteil) zu entwickeln?

Sie merken, auf was ich hinaus will. Ich habe *einfach* keine Lust, irgendein Zeug zu schreiben, das nett in den Ohren kitzelt. Es ist *einfach* schön zu sehen, wenn Menschen wieder zu sich selbst kommen, um selber denkend ihr Leben in aller Freiheit zu erleben.

Wer keine »Lust« hat Krebs, Schlaganfall, Osteoporose oder kardiovaskuläre Erkrankungen zu kultivieren, der sollte sich wirklich bald Gedanken über seine »normalen« Essgewohnheiten machen. Wenn Sie also Ihre eigenen Zähne behalten wollen, trinken Sie keine verarbeitete Milch!

Ein Letztes: Milch ist als Drüsensekret alles andere als appetitlich: 1 ml Rohmilch enthält durchschnittlich 363 000 weiße Blutkörperchen und 24 400 Bakterien – ähnlich einer verdünnten Eiterflüssigkeit.

Rohmilch ist dennoch bei weitem verträglicher als Fabrikmilch und wird sogar ganz leicht basisch bis neutral verstoffwechselt. Nur ist es eben fast unmöglich, rohe und unbehandelte Milch zu bekommen.

Aber ab und zu ein kleines Stückchen Rohmilchkäse kann der Gesundheit sicher nicht schaden. Da in Käse das normalerweise unverdauliche Kasein etwas aufgespaltet und die problematische Laktose schon stark abgebaut wurde.

Die Menge macht es eben aus, und es geht darum, sich die allermeiste Zeit bewusst zu ernähren. Dann ist gele-

gentlich etwas lasterhafter Genuss auch nicht mehr ganz
so schlimm. Die Lust daran vergeht mit der Zeit sowieso!

Nicht vollkommen gesund zu sein, bedeutet zu altern

Haben Sie trockene Haut an Ihren Ellenbogen, geht
das Zahnfleisch zurück, graue Haare usw.? Das ist doch
nicht vollkommene Gesundheit, ganz zu schweigen
von den anderen Krankheiten, finden Sie nicht auch?
Krankheit bedeutet zu altern und Altern ist eine Art
Krankheit.

Manche sehen das vielleicht nicht als Krankheit, was
ich gleich erzählen werde. Aber es hat doch Symptome,
die, wenn sie nicht so normal und alltäglich bei alternden
Menschen wären, doch als Krankheiten bezeichnet würden. Beispielsweise im Gesicht.

Was lässt ein altes Gesicht alt aussehen? Was war
anders in demselben Gesicht, als es noch jung war? Ich
sage es Ihnen. Die Ohren werden größer, genauso die
Nase, das Bindegewebe und Stützgewebe hängt, die
Haut ist dünn. Alles in allem verändert sich so ein Gesicht schon beträchtlich mit dem Alter. Denn offensichtlich ist das Knorpelgewebe von Nase und Ohren ein
wunderbarer Schlackenspeicher (verhärteter saurer, mi-
neralischer Talg) und nimmt dadurch an Volumen zu.
Und es steht dem Menschen zentral die Warnung ins Gesicht geschrieben: »Vorsicht, Du alterst!«

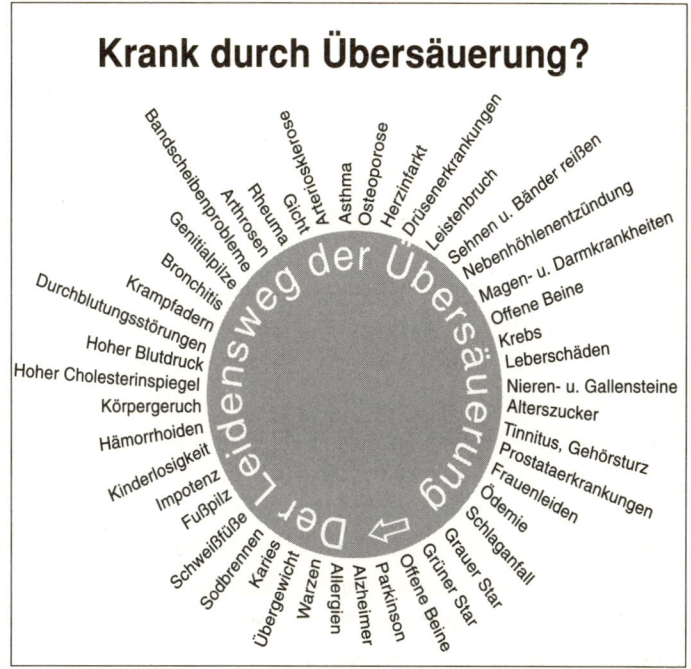

Abb. 6: Krank durch Übersäuerung
Grafik mit freundlicher Genehmigung von Vitahaus Deininger

Ich habe sehr großen Respekt vor der Weisheit alter Menschen, das möchte ich schon betonen. Aber glauben Sie, irgendjemand ist glücklich über das, was dem Menschen im Alter durch Furchen in das Gesicht gemeißelt wird?

Die verhängnisvolle Säurestarre

Erythrozyten, so nennt man die roten Blutkörperchen. Normalerweise sind diese mikroskopisch kleinen Körperchen schön rund und elastisch. Sind sie das nicht, gibt es Probleme mit der Durchblutung.

Während also das Blut im Körper kreist, fließt es unter anderem ständig durch die Kapillaren. Das sind Haargefäße, die jede Zelle im Körper erreichen müssen. Diese sind unglaublich dünn. So dünn, dass ein rotes Blutkörperchen (7,5 Mikrometer) zwei- bis dreimal so dick ist wie die Kapillaren (2 Mikrometer) selbst.

Unsere Blutköperchen sind normalerweise sehr elastisch, so sehr, dass sie sich ohne Weiteres so dünn machen können, um durch diese Enge zu kommen. Dabei nehmen sie das Aussehen von kleinen Torpedos an. Nur so kommen die Erythrozyten überall und zu jeder Zelle hin, um sie mit Sauerstoff und Nährstoffen zu versorgen und den Abfall zu entsorgen. So weit der Normalfall.

Oft aber sind diese Blutkörperchen schon so stark in Mitleidenschaft gezogen, dass sie ihre natürliche Funktion nicht mehr richtig erfüllen können. Rote Blutkörperchen werden durch Übersäuerung richtig starr. Es kommt zur so genannten Säurestarre und somit zu einer Unterversorgung des Gewebes.

Durch die Säurebelastung erstarren und verhärten sich die roten Blutkörperchen und sind nicht mehr elastisch genug, um sich an die engen Verhältnisse in den

Kapillaren anzupassen. Das ist der Hauptgrund schlechter Durchblutung und ein ganz entscheidender Alterungsfaktor. Und auch der erste Grund für die Herzinfarkte (Infarkt bedeutet wörtlich »Verstopfung«).

Die Erythrozytenstarre, also die Säurestarre, ist somit auch eine weitere schwere Form der Alterung im Alterungspuzzle.

Denn schlecht durchblutete Körperzellen, die keine Möglichkeiten der Abfallentsorgung und der entsprechenden Nährstoffzuführung mehr haben, sterben natürlich viel schneller. Sie ersticken an ihrem eigenen Müll und der mangelnden Sauerstoffversorgung. Es kommt zu einer schlechteren Durchblutung der Kapillargefäße, was Sauerstoffmangel im Gewebe zur Folge hat. Dadurch sterben gesunde Zellen und gehen anschließend in die Gärung und somit in wiederholte Übersäuerung über. Das ist hochgradigster Zellverschleiß. Dazu kommt noch die Geldrollenbildung der roten Blutkörperchen. Das sind im eigentlichen Sinne nur noch schwimmende, inaktive Klumpen, die aussehen, als hätte sie jemand gestapelt. Dadurch werden sie dann komplett inaktiv.

Aber alles halb so schlimm, für was gibt es denn die für alle Fälle bereitgestellten, allseits beliebten Medikamente. So beliebt, dass sie den Körper nicht mehr ohne weiteres verlassen wollen.

Man kann nach Jahrzehnten oft genug noch immer die Medikamente und Arzneien im Darm nachweisen, die man als Kind bekommen hat.

Stellen Sie sich vor, ein Kind bekommt eine Arznei wegen Mumps oder Hautausschlag und mit 50 Jahren ist das Medikament noch immer im Darm zu finden!

Und jetzt sollen neue »Gesundmacher« dazu kommen? Das geht meistens besser auf natürlichem Wege, ohne Nebenwirkungen. Alles, was wir je gegessen haben, hat seine Spur in Form von Schlacken im Körper hinterlassen.

Schlacken wachsen sehr langsam, aber dafür sehr sicher.

Alles, was Sie in Ihrem Körper als Schlacken und Gifte gelagert haben, lässt sich aber auch wieder loswerden. Wenn man weiß wie.

Sage mir, wie jung Dein Darm ist, und ich sage Dir, wie alt Du bist

Neben der Übersäuerung des Körpers ist die fehlerhafte Funktion des Darmes ein entscheidender Faktor. Der Zustand und die Qualität der Haut, Haare und aller übrigen Zellen lässt Rückschlüsse auf die allgemeine Darmsituation zu und umgekehrt.

Ihre aktuelle Darmsituation können Sie somit auch an Ihrer eigenen Haut ablesen.

Jede Störung im Darm drückt sich irgendwo am Körper aus. Seien es Pickel, Ausschlag, Allergien, Schmerzen, Asthma, sogar depressive Stimmung und vieles andere.

Allein schon über 80 Prozent des Immunsystems werden vom Darm bestimmt.

Ist der »wilde« Darm »zivilisiert« worden und durch Säuresalzschlacken verkrustet, können Nährstoffe nichtmehr richtig assimiliert und transmutiert werden. Es kommt zu Mangelerscheinungen, egal wie viel der Mensch gerade isst.

Wenn der Darm nicht mehr richtig Nährstoffe aus der Nahrung ziehen kann, fehlen irgendwann die Mineralien zur Neutralisation der Säuren. Der Teufelskreis schließt sich so. Es ist also sehr entscheidend, ob der Darm sauber ist oder nicht. Junger Darm, junger Mensch. Oder »Mensch, Du bist so jung wie Dein Darm«.

Wer zu schnell, zu viel, zu schwer und zu spät isst, muss sich über Darmgärung nicht wundern. Jede Gärung erzeugt Gase wie Methan, Kohlendioxid, Skatol, Indol, usw. Während es im Dünndarm gärt, fault es kräftig im Dickdarm. Es gibt Gärgase und es gibt Fäulnisgase. Diese Gase sind hauptsächlich Schwefelwasserstoff, Phosphorwasserstoff, Kohlenwasserstoff, Chlorwasserstoff, Ammoniak. Diese Dinge übersäuern wiederum zusätzlich sehr stark den Darm. Blähungen sind sehr übel für den Körper und nicht zu unterschätzen.

Jeder kleine Wind wird zu einer kleinen aber stetigen Säurebelastung mit der daraus resultierenden Schlackenbildung direkt im Darm.

Erklären kann man das dadurch: Wenn man beispielsweise Chlorgas in Wasser leitet, entsteht daraus augenblicklich Salzsäure. Genau das Gleiche geschieht auch, wenn man die zurückgehaltenen Gase des Darms per Druck durch die Darmwände in die Körperflüssigkeit leitet.

In einem kranken und zivilisierten Darm kann die Aufnahme der Mikronährstoffe dadurch mit der Zeit sogar komplett unterbunden werden.

Dinge, an die
man denken sollte

Woher kommen schlechte Augen?

Es ist bekannt, dass Hunde zum Beispiel Süßigkeiten zwar mögen, diese aber mit der Zeit Auswirkung auf die Augen des Tieres haben.

Die schlecht sehende, schlecht hörende Oma gibt ihrem kleinen Liebling gern öfter mal was von dem Kaffeeklatschtörtchen ab. So, und jetzt haben beide dasselbe Problem.

Bei dem ständigen Konsum dieser degenerierten Wohlstandsnahrung über Jahre und Hundejahre hinweg kristallisieren sich tröpfchenweise, aber stetig, die Schlackensalze im Gewebe aus.

In unserem Falle hier an den Nervenzellen und Nervensträngen der Augen. Außerdem kommt es zur Eintrübung des Glaskörpers und der Linsen. Das ist unter dem Namen »Grauer Star« bekannt. Auch die so genannte Makula-Degeneration kann häufiger auftreten. Bei dem kleinen Hund unserer Großmutter drückt sich das durch die gleichen Anzeichen wie beim Menschen aus. Das ist aber sicher kein Zufall, es zeigt doch nur, dass es dem armen Hund bei dieser Behandlung genauso wie dem Menschen geht. Ein »zivilisierter« Hund kann genauso an Haarausfall, schlechten Zähnen, Arthritis, grauen Haaren usw. leiden wie der zivilisierte Mensch. Wenn der Hund die Haare verliert, gerät man in Panik, bei Opa ist das aber ganz normal. Frei lebende Wölfe haben diese Probleme nicht, und das sind bekanntlich die Vorfahren von Omas Liebling. Die Nerven der Augen sind aber nicht die einzigen Nervenzellen, die befallen werden können. Die Nervenenden jeglicher Art können im Körper mit der Zeit durch Phosphate, Harnsäure und anderen Schmutz auskristallisieren und werden somit in ihrer Funktion beeinträchtigt.

Egal, ob Augen, Ohren, Geruchs- und Geschmackssinn, alles wird dumpfer und dumpfer in einer Welt voll dumpfer und fader Genüsse.

Die gute Nachricht ist, dass sich diese Nerven mit unserem Programm langsam wieder reparieren lassen. Wenngleich auch Nerven die Zellen sind, die sich am langsamsten regenerieren können. Aber sie können!

Unser Beispiel ist natürlich nur eines für die Vielzahl an anderen Alterserscheinungen und Alterserkrankungen. Aber alle beruhen auf dem gleichen verhängnisvollen Prinzip. Dieses Buch würde aber nicht solch einen verheißungsvollen Titel tragen, wenn wir das Prinzip nicht zu unseren Gunsten umkehren könnten!

Schweißtreibende Überanstrengung

Eine Frau, die große Sorge um ihr zurückgehendes Zahnfleisch hatte, fragte mich um Rat.

Wir analysierten und sprachen über ihr Essverhalten und ihr Gesundheitsprogramm. Sie ernährte sich relativ vorbildlich und es gab nicht viel, was man als Auslöser einordnen konnte. Bis sie beiläufig bemerkte, dass sie sehr viel und extrem Sport treibe. Das wäre ja eigentlich auch nicht schlecht.

Aber sie neigte dabei zu übermäßigem Schwitzen. Sie meinte, sie wäre nach drei Minuten auf dem Crosstrainer schon total nass geschwitzt. Sie hatte mit ihren knapp 50 Jahren eine recht schlanke Figur und ernährte sich eher spärlich. Sie aß also verhältnismäßig wenig. Was ja nicht verkehrt sein muss.

Das Problem war nur, dass sie sich so stark im Sport forderte, aus der Angst heraus unförmig zu werden, dass sie einen Großteil ihrer Mineralien ausschwitzte, die mit verantwortlich sind für ein kräftiges und gesundes Zahnfleisch. Ihre tägliche Trainingsration trainierte sie dazu noch im schlechten, anaeroben Zustand, also mit Sauerstoffunterversorgung und einem Puls über 130/min.

Dabei wird in den Muskeln soviel Milchsäure freigesetzt, so dass körpereigene Mineralien herangezogen werden müssen, um diese Milchsäureflut neutralisieren zu können. Das waren wohl genau die Mineralien, vermutlich auch Silizium, die ihr Zahnfleisch dringend gebraucht hätte.

Was aber dagegen auffiel, waren starke Fingernägel und kräftiges Haar. Sie hatte offensichtlich also kein Mineraldefizit in diesen Geweben, obwohl das bei übermäßigem Sport der Fall sein kann. Außerdem war sie eine starke Raucherin, was zusätzlich die Mineralien im Mundraum verbraucht.

Sportler leiden auch auffallend oft unter einer Unterversorgung und Auszehrung durch zu starkes Schwitzen.

Diese Frau versäumte es eben nur, mehr von den Nährstoffen zu sich zu nehmen, die sie durch ihren etwas zu forcierten Sport ausschwitzte und somit verbrauchte.

Besser ist es aber, maßvoll aerob Sport zu machen, dass man nicht gleich seine ganzen Depots ausschwitzt.

Bildhaft gesehen ist das Sporttreiben im anaeroben Zustand dasselbe, wie wenn ein Feuer, nämlich das Feuer in den Zellen (Mitochondrien), zu wenig Sauerstoff bekommt. Es fängt fürchterlich an zu rußen und zu stinken. Das führt dann unweigerlich zu einem höchst unerwünschten (-) Milchsäureüberschuss, was auch die Ursache für Muskelkater ist.

In der Natur kommt ein solcher Zustand nur vor, wenn es um Leben und Tod geht. Manch ein Mensch aber meint, das öfters machen zu müssen, als es natürlich gesund wäre. Er will sich was Gutes tun, kennt dabei aber oft nicht die Gesetze der Natur und schädigt sich deshalb mit seinen oft extrem widernatürlichen Angewohnheiten. Obwohl man es ja gut meint.

Wasser ist nicht gleich Wasser

Die wenigsten Menschen scheinen in der zivilisierten Welt noch zu wissen, dass Wasser nicht nur zum Waschen da ist.

Heute ist es üblich, seinen Durst mit Kaffee, Limos, Milch, Bier und Cola zu löschen.

Dabei gibt es nichts Besseres als frisches, sauberes Wasser, um den natürlichen Durst zu stillen. Warum, meinen Sie, wird immer und überall betont, dass der heutige Mensch unbedingt mindestens zwei bis drei Liter täglich trinken soll? Weil bei dem heutigen Ernährungsstil der Mensch die Gifte schnellstmöglich verdünnen muss, um nicht zu kollabieren. Deswegen leiden aus diesem Grund auch viele nach einem reichhaltigen Mahl schnell an lästigem Aufgedunsensein.

Wichtig ist auch: Nur richtig sauberes und reines Wasser geht durch die Zellmembran hindurch und kann deshalb den Körper real erfrischen. Alles andere ist belastend.

Echtes Trinkwasser ist so gut wie mineralfrei, das heißt, frei von toten, nicht bioverfügbaren Makrocluster-Mineralien.

Diese toten Mineralien verhalten sich im Körper eher wie Sand in einer Teetasse. Sie sedimentieren. Danach betonieren sie mit der Zeit alles ein, was mit ihnen in Berührung kommt. Deshalb werden die Menschen im Alter immer unbeweglicher, sie werden langsam von innen heraus »versteinert«.

Heute gilt anscheinend ein Mineralwasser nur etwas, wenn es soviel Mineralien wie nur möglich enthält.

Die meisten Mineralwasser sind im wahrsten Sinne Steine zum trinken!

In diesem Falle höhlt nicht der stetige Tropfen den Stein, sondern der stetige Schluck baut den Stein! Im Verlauf eines »normalen Lebens« nimmt der Wasseranteil im Körper gerade dadurch kontinuierlich ab und wird teilweise durch verschlacktes Körperwasser ersetzt. Auch der Wasserverlust hat einen sehr starken Einfluss auf das frühzeitige Altern. Der altersbedingte Wasserverlust geht mit der Versedimentierung des Zellwassers und des Gewebes durch diese anorganischen Mineralien einher.

Es ist ein Unterschied zwischen bioverfügbaren organischen Mineralien und toten anorganischen Mineralien. Anorganisches Kalziumcarbonat z. B. kleidet die Arterien aus und verursacht mit anderen zivilisatorischen Faktoren in diesen lebenswichtigen Gefäßen zähe Plaquebildung. Wir sind ja schließlich auch so jung wie es unsere Arterien sind.

Für unsere Zellmembran und Zellwasser bedeutet jede Verunreinigung mit anorganischen, also nicht kolloidalen Mineralien, dasselbe, als würde man versuchen, einen Tennisball durch ein enges Fliegengitter zu drücken. Es ist einfach zu grob. Der Körper ist für einen solchen Zustand nicht gemacht worden. Das heißt, er hat gar keine Möglichkeit der Entsorgung, weil dieser Zustand in der Natur so gar nicht vorkommt und total unbekannt ist. Ihm bleibt nichts anderes übrig, als dass er sich mit der Zeit »einbetonieren« lässt.

Gewöhnliches Wasser muss im menschlichen Körper in lebendiges Wasser mit kristallinen Strukturen und einer niedrigeren Oberflächenspannung umgewandelt werden. Ein Mensch könnte literweise Wasser trinken und trotzdem austrocknen, wenn dieses Wasser nicht umgewandelt werden würde. Der Körper kann das nur unter Zuhilfenahme von anderen Ressourcen ertragen.

Der Nährstofftransport in die Zellen hinein und die Entgiftung des Körpers sind davon abhängig, dass das Wasser in den Zellen und um die Zellen herum (intra- und extrazelluläres Wasser) eine geringere Oberflächen-spannung besitzt als die der Nähr- oder Giftstoffe. Nur dann können die Stoffe »benetzt« werden, d.h. so an Wassermoleküle gebunden werden, dass der Transport in die Zelle (Nährstoffe) und aus der Zelle heraus (Gift-stoffe) funktionieren kann.

Wasser, das für den Körper wirklich von Nutzen ist, ist frei von anorganischen Mineralien und Metallen, frei von Kohlensäure und frei von irgendwelchen Limoge-schmacksverderbungen. Gutes Wasser hat eine hohe negative Ionenladung.

»Damit Giftstoffe die Zellen verlassen und Nährstoffe hineingelangen können, muss die Zelle in direktem Kontakt mit Wasser sein; wir alle wissen, dass Wasser und Öl (die Fette der Zellwand) sich nicht verbinden; die Oberflächenmembran der Zellen besteht aus einer

öligen Substanz. Deshalb umgibt gewöhnliches Wasser mit 73 dyn/cm zwar die Zellen, ist aber nicht in direktem Kontakt mit der Oberfläche der Zellen. Deshalb können Nährstoffe nicht eindringen und Giftstoffe nicht entfernt werden. Aber eine Ordnung der Moleküle reduziert die Entropie des Wassers. Dies bedeutet, dass die freie Energie nach Gibbs zunimmt. Eine Zunahme freier Energie im Wasser bedeutet, dass das Wasser jetzt chemische Reaktionen leichter und mit weniger Energieaufwand als zuvor unterstützen kann.«

P. Flanagan

Vor ein paar Jahren war ich in der Negevwüste im Urlaub. Wir waren dort den ganzen langen Tag unterwegs und ich hatte »nur« stilles reines Wasser dabei, das dazu noch etwa die Temperatur der Wüstenumgebung hatte. Es war recht heiß bei etwa 38–40 Grad im Schatten (es fehlte also nur noch der Teebeutel.) Selten fand ich Wasser so wohlschmeckend und erfrischend wie damals. Heute trinke ich nur noch stilles, mineralarmes Wasser.

Auch die Kohlensäure ist nur ein Trick, um dumm gemachte Konsumenten abhängig von einem schlecht schmeckenden Wasser zu machen. Man trinkt davon nämlich weit mehr (Profit), aber das ist nur vordergründig betrachtet gut. In Wahrheit haben wir aber viel mehr Probleme damit als man denken könnte. Kohlensäure überdeckt den üblen Geschmack von denaturierten Fabrikwässern. Man merkt das sofort, wenn man einmal ein Blubberwasser stehen lässt oder umrührt, so dass die Kohlensäure entweicht, und schon haben Sie den relativ »originalen« Geschmack dieses Wassers. Sauer und eklig!

Kohlensäure säuert natürlich ganz enorm den Körper, vor allem die Nieren und die Blase. Sind die Nieren übersäuert, dann verliert man langsam die Fähigkeit, Säuren richtig auszuscheiden. Diese können mit der Zeit deshalb immer weniger ausscheiden und das Gewebe wird noch mehr als eine Lagerstätte für Schlacken benötigt. Ein kleiner Schluck, eine große Wirkung.

Die meisten erschlossenen Wasservorkommen enthalten genau die anorganischen Mineralien und Chemikalien, die vorzeitiges Altern verursachen oder sie werden künstlich zugesetzt.

Wir finden diese inwendigen »Steinbrüche« dann wieder in den Arterien, Venen, Gelenken, Augen, Ohren, Nase, Kehle, Gallenblase, Nieren, Zahnstein usw. Die Arterienwände sind dann voll mit Plaque, die Gelenke sind unbeweglich und knirschen, man bekommt eine alte Stimme, welche die hohen Töne nicht mehr trifft und dafür etwas zittrig klingt. Ganz zu schweigen von dem, was diese Ablagerungen im Gehirn bewirken können.

Um die Dringlichkeit von einer guten Wasserversorgung zu unterstreichen, möchte ich einen kleinen Versuch schildern, den ich unlängst mit unserem Trinkwasser machte.

Dazu nahm ich vier kleine Teelichter und entfernte die Kerzen aus ihrer Aluminiumhülle. Diese dienten mir als kleine Wasserbehälter, in denen man sehr gut sehen

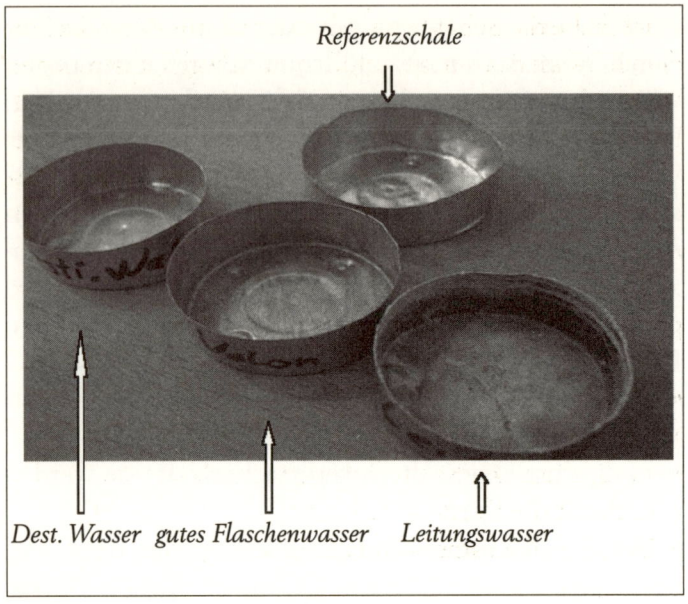

Referenzschale

Dest. Wasser   gutes Flaschenwasser   Leitungswasser

Abb. 7

kann, wie sich verschiedene Wassersorten verhalten, wenn man sie verdunsten lässt.

Mich interessierte in diesem Zusammenhang, was auf dem Boden der kleinen Gefäße nach der Verdunstung des Wassers an Rückständen übrig bleibt.

Als Erstes benutzte ich destilliertes Wasser, dann Leitungswasser, als Letztes ein günstiges, aber recht gutes mineralarmes Flaschenwasser. Die leere Schale diente als Referenz, damit man vergleichen kann, wie eine unbenutzte Schale aussieht.

Ich habe die Schalen jeweils dreimal mit den verschiedenen Wassersorten aufgefüllt und jeweils austrocknen lassen. Es wurde nur das jeweilige Wasser hinzugefügt. Die Schalen wurden natürlich vor dem Versuch gereinigt.

Ich war nach diesem kleinen Versuch ehrlich erschrocken (wegen der dicken Kruste beim Leitungswasser). Aber es erklärt vieles, finde ich.

Welche Aufgaben hat nun das Wasser in unserem Körper zu erfüllen?

- es steuert mit den Energiehaushalt des Körpers
- es reguliert den Elektrolythaushalt
- es reguliert den Säure-Basen-Haushalt
- es regelt die Körpertemperatur
- es regelt den osmotischen Druck.

Unser Körper besteht bei unserer Geburt zu fast 90 Prozent aus Wasser. Im Greisenalter sind es meistens nur noch weniger als 60 Prozent. Alter ist auch Vertrocknung aufgrund von Schlacken. Die Verteilung dieses »Körperwassers« auf die verschiedenen Körperteile ist auch unterschiedlich:

- zu über 80 Prozent aus Wasser besteht unser Gehirn;
- zu fast 80 Prozent aus Wasser besteht unser Blut;
- zu ca. 70 Prozent aus Wasser bestehen unsere Muskeln;
- zu fast 25 Prozent aus Wasser bestehen noch unsere Knochen;

- ca. 60 Prozent befindet sich Wasser im intrazellulären Raum, also in den Zellen;
- ca. 30 Prozent befindet sich Wasser im extrazellulären Raum, also außerhalb der Zellen;
- ca. 10 Prozent befindet sich Wasser in den Blutgefäßen.

Das ist das Wasser, das in unseren Körper kommt, wie steht es mit dem Wasser, das den Körper wieder verlässt?

In vielen alten Kulturen, auch in unserer, gab es früher Leute, die man als Urinschauer bezeichnete. Sie konnten an der Art der Ausfällung im Urin erkennen, wie es um den Patienten steht und wie sein Mineralstoffwechsel und Wasserhaushalt funktioniert. Diese Art der Diagnose ist leider so gut wie ausgestorben, lässt aber konkrete Rückschlüsse über Schlackenbelastung und Mineralstoffversorgung der Körpersäfte zu. Unsere Frage ist nun, wie verhält sich der »normale« Mineralstoffwechsel über die Jahre hinweg? Der Wechsel der Mineralstoffe aus den Depots zu sauren Schlacken ist gleichzeitig Säureneutralisierung, Mineralsstoffverzehr, Verschlackung und Alterung. Wie wichtig auch die richtige Durchblutung ist, sehen wir jetzt im nächsten Kapitel.

Durchblutung

Der Mensch altert auch aufgrund zunehmender mangelnder Durchblutung. Mit zunehmender Verschlackung kommt es immer mehr zu einer Unterversorgung der Zellen mit Sauerstoff und Nährstoffen. Es beginnt harmlos mit kalten Händen und Füßen oder allgemeinem Frösteln und hängt mit der Säurestarre der roten Blutkörperchen zusammen.

Eine gute Durchblutung ist von großer Bedeutung. Somit ist eine weitaus größere Regenerationsfähigkeit aufgrund besserer Versorgung gegeben. Basisch wirkende Nahrungsmittel halten unser Blut flüssig und geschmeidig, so dass sie die letzten Winkel im Körper erreichen und versorgen können. Schlechte Durchblutung ist die Folge der schon erwähnten Säurestarre.

Kleine Helfer

Ein Enzym (von griechisch, en »in« und zyme »Sauerteig«) ist ein Protein, welches eine chemische Reaktion katalysiert (d. h. erst ermöglicht). Enzyme spielen eine tragende Rolle im Stoffwechsel aller lebenden Organismen. Sämtliche biochemischen Reaktionen, von der Verdauung (Beispiel: Pepsin) bis hin zum Kopieren der Erbinformation (DNA-Polymerase), werden von Enzymen katalysiert und gesteuert.

Enzyme setzen die so genannte Aktivierungsenergie

für chemische Reaktionen herab. Das ist diejenige Energie, die mindestens notwendig ist, um eine Reaktion und eine Stoffumsetzung überhaupt erst in Gang bringen zu können.

Wenn im Körper ein chronischer Enzymmangel vorherrscht, und das ist so gut wie bei jedem »zivilisierten« Menschen der Fall, dann können aus diesem einen Grund keine Nährstoffe wie Vitamine, Mineralien und Spurenelemente assimiliert und eingebaut werden. Es ist der alltägliche Mangel an Enzymen, ohne die es keine Vitalreaktionen im Körper gibt. Hier beißt sich die Katze selbst in den Schwanz, denn gleichzeitig sind

»die Mineralien die Enzyme für die Enzyme«.

Dr. Swope

Da in den Zellen niedrigere Temperaturen herrschen, als die Stoffwechselreaktionen ohne diese »Katalysator-Enzyme« benötigen würden, wäre ein geregelter Stoffwechsel in lebenden Organismen ohne Enzyme gar nicht möglich. Außerdem reagiert durch die herabgesetzte Aktivierungsenergie eine größere Anzahl von Teilchen miteinander, so dass die Reaktionsgeschwindigkeiten und damit die Stoffwechselprozesse beschleunigt werden.

Diejenigen Stoffe, die von den Enzymen umgesetzt werden, heißen Substrate. Enzyme sind hochspezifisch und funktionieren nach dem so genannten »Schlüssel-Schloss-Prinzip«. Das bedeutet, dass ein bestimmtes Enzym nur mit einer eng begrenzten Anzahl von »pas-

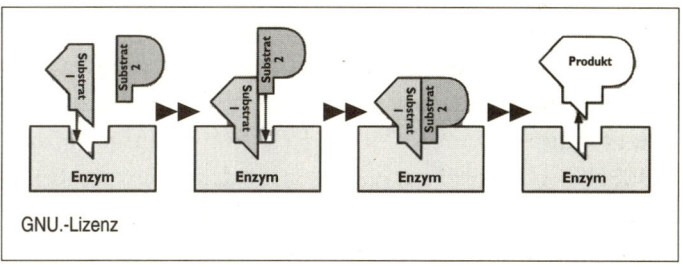

GNU.-Lizenz

Abb. 8

senden« Stoffen, meist sogar nur mit einem Stoff, reagiert
(Substratspezifität) und nur ganz bestimmte Reaktionen
katalysieren kann (Wirkungsspezifität). Damit ein leben-
der Organismus reibungslos funktioniert, braucht er etwa
10 000 verschiedene Enzyme. Wissenschaftlich bekannt
und erforscht sind bisher allerdings nur rund 3 000.

Man hat festgestellt, dass Enzyme die erstaunliche
Fähigkeit haben, Stoffe und Elemente tatsächlich zu
transmutieren. Das bedeutet, sie können beispielsweise
Silizium in Kalzium umwandeln und Natrium in Kalium
(und jeweils andersherum).

Anders ausgedrückt: Enzyme sind die wahren Alche-
misten, sie können aus Blei Gold machen! Sie sind die
Ordnungsmacher im Leib.

Enzyme sind unsere Katalysatoren auf unserem Le-
bensweg. Ohne diese Helfer geschieht keine chemische
Reaktion im Körpersystem.

Nehmen Sie doch einmal ein Stück Würfelzucker und
versuchen Sie es anzuzünden. Es wird nicht gelingen.

Versuchen Sie es noch einmal. Dieses Mal tun Sie aber etwas Asche auf den Zuckerwürfel. Sofort kommt eine Reaktion zustande und der Würfel brennt. Genau das machen die Enzyme vor jeder Reaktion in unserem Körper. Sie wirken als Katalysatoren, welche die Reaktionsfreudigkeit erhöhen, indem sie die Aktivierungsenergie heruntersetzen.

Werden diese Enzymreaktionen durch die verschiedenen »zivilisierten Künste« gestört, können Körperreaktionen nicht mehr ablaufen. Vitamine werden nicht verwertet, Mineralien nicht in das Gewebe integriert, das System bricht irgendwann zusammen. Der Mensch altert.

Um funktionieren zu können, brauchen die Enzyme einen exakt konstanten ph-Wert von 7,34 bis 7,40. Wird er höher oder niedriger, fallen sofort bestimmte Prozesse aus, welche die Enzymreaktionen steuern. Dann steht der Stoffwechsel still. So einfach ist das.

In aller Regel werden die Enzyme gleich beim Kochen erledigt. Das ist auch der Grund, warum der menschliche Körper gekochte Nahrung als Fremdkörper ansieht. Beim Verzehr gekochter Nahrung kommt es zum rapiden Anstieg der weißen Blutkörperchen (Leukozyten), um unseren Organismus von den »Eindringlingen« zu befreien.

Der Prozess der übermäßigen Vermehrung der weißen Blutkörperchen wird auch Verdauungsleukozytose genannt. Es handelt sich also um eine entzündliche Reaktion, die zwar vorübergeht, aber durch die häufige und

reichhaltige Zufuhr von Kochkost einen ernst zu neh-
menden Vorgang darstellt, der auf Dauer sicher verhindert, dass sich die weißen Blutkörperchen auf ihre
eigentliche Aufgabe konzentrieren können, nämlich den
Abbau abgestorbener Zellen, der Beseitigung von Krebszellen usw.

Der Körper sieht gekochte Nahrung als Fremdkörper
an und wehrt sich eben zu Recht mit dem vermehrten
Einsatz von weißen Blutkörperchen zu seiner Verteidigung.

Rohe, unverarbeitete Nahrung enthält jedoch alle nötigen Verdauungsenzyme, die verarbeiteter Nahrung/
Kochkost leider komplett fehlen. Wenn nun der Körper
die benötigten Enzyme nicht über die Nahrung erhält,
muss er sie selbst, wenn er dazu noch fähig ist, herstellen,
und dazu verbraucht er Energie und Rohstoffe. Doch
hiervon haben wir leider aufgrund des modernen Le-
bensstils oft nur eine begrenzte Menge.

So werden diese Nährstoffe, die zur Bildung unseres
Antiaging-Enzyms Telomerase gebraucht werden, unnötigerweise dem Verdauungsapparat zugeführt, um diese
gekochte Plastiknahrung entsorgen zu können.

Manche Gelehrten meinen, die Hauptursache fast
aller Krankheiten und des vorzeitigen Alterungsprozesses sei der Mangel an diesen körpereigenen Enzymen.
Dem pflichte ich bei.

Ein Beispiel für einen Mangel an nur einem einzigen
Enzym: Bestimmte Säuren im Blut können nicht einfach über die Nieren hindurch ausgeschieden werden.

Sie müssen für den »Abtransport« mit einem speziellen Enzym in Verbindung kommen, das es bindet. Dieses Enzym wird normalerweise in den Nieren bereitgestellt, doch bei Zinkmangel (fast bei jedem) und beim Gebrauch bestimmter Medikamente funktioniert dieser Mechanismus nicht mehr. Diese Säuren müssen jetzt also schleunigst aus dem Weg geschafft und in ein bestimmtes Depot überführt werden. Unterwegs werden sie durch ein wertvolles Mineral neutralisiert und somit zu einer klassischen Schlacke. Sie werden genau dort ihre Neutralisation finden, wo das am nächsten liegende und dichteste Vorkommen von diesem einen Mineral ist.

Bei Selenmangel, der auch bei fast jedem vorkommt, kann wiederum ein bestimmtes Enzym nicht aufgebaut werden, das für die Muskelbildung zuständig ist. Dies kann unter anderem akuten Muskelschwund zur Folge haben.

Betrachten Sie mal die Haut unter Ihren Augen im Spiegel etwas näher. Zeigen sich da Färbungen im Rot-Grün- oder Braunbereich? Derartige Färbungen deuten auf einen Mangel an Selen hin. Wahrscheinlich ausgelöst durch eine Schwermetallvergiftung und besonders durch eine Quecksilbervergiftung.

Die industrielle Verarbeitung gibt den kleinen Helfern dann den Rest: gekocht, pulverisiert, zerquetscht, separiert, pasteurisiert, homogenisiert, gepresst, gehärtet, gebacken, extrudiert, raffiniert, bestrahlt, versetzt mit Geschmacksverstärkern, Konservierungsmitteln, Schmelzsalzen, Stabilisatoren, Antiklumpmitteln, Süßstoffen, Aromastoffen, Bindemitteln, Emulgatoren, Entschäumungsmitteln, Farbstoffen, Feuchthaltemitteln, Füllstoffen, Geliermitteln, Genusssäuren, Teigführungsmitteln, Oberflächenbehandlungsmitteln, Trennmitteln und Verdickungsmitteln, Farbstoffen, Aromen, Konservierungsstoffen, …

Ich glaube ernsthaft, dass mindestens 90 Prozent der Waren im Kaufhaus so denaturiert sind, dass sie eigentlich als ungenießbar angesehen werden sollten.

Nimmt der Mensch überwiegend tote (durch Hitzeeinwirkung oder auf andere Weise denaturierte) Nahrung auf, so verlässt ihn das Leben langsam aber sicher und der Weg zum frühen Tod aus Mangel an Leben ist mit vielfältigen chronischen Krankheiten und Leiden gepflastert.

Ganz bestimmte Lebensmittel wie rohe Früchte, Nüsse, Ölsamen und rohes, angekeimtes Getreide haben bei richtiger Anwendung jedoch die Fähigkeit, die Tätigkeit der Stoffwechselkatalysatoren und wahrscheinlich auch aller anderen Körperenzyme bis auf das Zehnfache vom »Normalen« zu steigern. Dadurch bewirken sie eine ideale Aktivierung aller Hormondrüsen, aller Organe, des gesamten Bindegewebes, des Muskel-, Nerven- und Immunsystems! Innerhalb von verhältnismäßig kurzer Zeit kann man so den Körper gründlich von Giften und Stoffwechselendprodukten befreien und den Zellstoffwechsel auf ein völlig neues Niveau heben!

Grundsätzlich lässt sich sagen, dass Enzyme:
- Abbau ateriosklerotische Ablagerungen, also die Cholesterinplaque abbauen;
- das Immunsystem und die Gesundheit verbessern;
- für innere sowie äußere »Schönheit« sorgen;
- den Körper lebendig, jugendlich und fit halten;
- Kraft und Ausdauer erhöhen;
- den Alterungsprozess extrem verlangsamen;
- mitverantwortlich für seelisches Wohlbefinden sind und die geistige Klarheit steigern;
- die Bindung und den Abtransport aller Gifte und freien Radikalen bewerkstelligen;
- die Fließeigenschaften des Blutes verbessern;
- den Säuren-Basenhaushalt regulieren;
- das hormonelle System steuern.

Unsere wertvollen kleinen Helfer sind vergleichbar mit winzigen Bauarbeitern. Ohne Unterlass bauen sie Stoffe um und fügen ständig neue Teile ein. Sie schaffen eine harmonische Ordnung der Jugendlichkeit. Fallen die Arbeiter aus und es kommen keine neuen nach, wird das Gebäude mit der Zeit verwahrlost und brüchig. Es fällt langsam auseinander. Genau das passiert, wenn ein Mensch keine Enzyme mehr aufbauen kann und/oder keine mit der Nahrung zu sich nimmt. Er zerfällt buchstäblich.

Allerdings haben angeblich auch einige Studien bewiesen, dass Enzyme sich in stark übersäuertem Milieu in starke Gifte umwandeln können. Die Enzymreaktion kann wegen der Übersäuerung nicht ablaufen, was zur Folge hat, dass die Enzyme, die ja aus Aminosäuren bestehen, als Fremdkörper eingestuft werden. Das führt zu einer Art interner Autoimmunreaktion (Leukozytose), sprich zu Allergien, Asthma, Rheuma, Krebs, Haarausfall, Leberflecken, Warzen … Längst ist nicht alles erforscht, welche Reaktionen im Einzelnen ablaufen, aber es ist bekannt, dass dies ein grober Alterungsfaktor ist.

Deutlich ist nun, Entsäuerung, Entschlackung, Entgiftung und ganz wichtig, die Versorgung mit Nährstoffen und Enzymen, müssen immer gleichzeitig geschehen. Der Körper muss als Ganzes wieder renaturiert (restauriert) werden.

Wer nur entschlackt, ohne dabei hoch dosierte Nährstoffe zu sich zu nehmen, wird sich höchstwahrscheinlich körperlich unwohl fühlen. Es kommt im schlimmsten Fall zu einer Schlackenverschiebung im Körper und somit zu neuen, anderen Symptomen.

In jedem Fall ist jetzt klar: Ohne die nötigen Enzyme verhält sich Nahrung wie Plastik in unserem Organismus.

»Eine Maschine nützt sich ab, nicht jedoch der Mensch. Jede Zelle erneuert sich ständig.«

Dr. Fleming

Auch Telomerase ist ein Enzym. Haben wir genug natürliche, vom Körper selbst bereitgestellte Telomerase, bedeutet das theoretisch, dass wir nicht mehr altern. Aber damit wir genug Telomerase herstellen können, muss das Räubern der Mineralien, also der Baustoffe dieses Enzyms, unterbunden und somit im Vorfeld der Übersäuerung entgegengewirkt werden.

Nickel, Blei, Cadmium, Arsen und allen voran Quecksilber wirken in unserem Körpersystem als üble Enzymgifte. Und mit diesen Dingen kommt der heutige Mensch leider sehr häufig in Berührung.

Enzyme können nur dann richtig funktionieren, wenn sie Körpertemperatur haben. Außerdem muss das Säure-Basen-Verhältnis stimmen und sie dürfen auch nicht der menschlichen Denaturierung zum Opfer gefallen sein.

Doch wo sind solche Voraussetzungen gegeben?

Da wundert es doch niemanden mehr, dass Altern als so normal angesehen und deshalb überhaupt nicht hinterfragt wird.

Apropos normal. Aufgrund meiner denaturierten Elternküche dachte ich früher auch, es wäre ganz normal, dass man stundenlang auf der Toilette ist und fast täglich mit furchtbaren Krämpfen und Koliken zu tun hat. Gerade weil ich eben meinte, dass das so normal ist, habe ich auch niemandem davon erzählt. Ich war ja schließlich der Meinung, dass dies allgemein so sei. Genauso denken die allermeisten über den Alterungsprozess.

Doch es ist nicht so normal, wie man denken könnte.

Zusammengefasst bedeutet das:

Altern ist chemischer Verschleiß auch aufgrund von

Enzymmangel und Enzymverschleiß aufgrund der alltäglich forcierten Zivilisatose.

Verschlackung, Versäuerung, Verätzung, Vergiftung, Verpilzung, Verkeimung, gleich Verarmung an Natürlichkeit und dem Mangel an Lebensordnung.

»Man kann sich Enzyme als Proteinträger, geladen mit Lebenskraft, vorstellen, aber wie eine Batterie in einer Taschenlampe kann diese Energie erschöpft werden und wir müssen lernen, sie zu konservieren und wieder aufzuladen. Gekochte Nahrungsmittel erschöpfen unsere Drüsen, die Enzyme produzieren, während sie durch pflanzliche Rohkost stimuliert werden.«

Barbara Simonsohn

Der oberflächliche Ansatz

Nutzlose Hormontherapien

Glauben Sie, dass die übergreifende Hormoneuphorie letztlich wirklich die Lösung gegen das frühzeitige Altern ist? Warum nicht, ist schnell geklärt.

Wir wissen, dass eine schwangere Frau etwa ab dem siebten Monat (nur bei gesunden Frauen) schönes Haar, schöne Haut und eine wundervolle Ausstrahlung bekommt.

Der Grund hierfür ist, dass hier die Wirkung eines Hormons namens HGH (Human Growth Hormon-Somatotropin) einsetzt. Dieses Hormon kommt nicht nur dem werdenden Kind zugute, sondern eben auch der werdenden Mutter.

Aber die andere Seite der Medaille ist die mögliche Aufzehrung ihrer Depots.

Dafür gab es auch früher einen geflügelten Satz, der lautete: »Jedes Kind kostet die Mutter einen Zahn« … oder Schwangerschaftsstreifen.

Dieses Hormon namens HGH mobilisiert alle Reserven der Mutter für das neue junge Leben. Das heißt aber auch, dass diese Reserven schneller verbraucht sind. Das ist gar nicht gut. Hat die Frau sich jedoch während und vor der Schwangerschaft lange gesund genug ernährt, wird sie keine ernsthaften Probleme haben.

Sind die Depotreserven stark aufgebraucht, kommt es zum berüchtigten »Schwangerschaftsblues« und die Frau weint aus geringstem Anlass oder ist gereizt.

Zurück zur Hormonbehandlung.

Durch diese schwangerschaftsbedingte natürliche Hormonspiegelanhebung werden die besten, manchmal auch die letzten Mineral- und Nährstoffreserven mobilisiert. Genau dasselbe passiert bei einer Gabe künstlichen HGHs. Dabei entsteht aber analog dazu durch eine künstliche Hormongabe bei Nichtschwangeren ein höheres Risiko, an dafür typischen Krankheiten zu erkranken. Eine Hormonsubstitution ist nur anzuraten wenn Hormone aus irgendwelchen Gründen fehlen. Wir sehen also, dass dies nicht die Lösung sein kann. Die Wurzel des Problems liegt ganz woanders.

Das Gute ist, wenn der Körper und die dazugehörigen Drüsen entschlackt und somit verjüngt sind, funktionieren die Hormondrüsen wieder ganz normal im jugendlichen Stil und Maße. Gleichzeitig steht aber auch wieder genug natürliches Ausgangsmaterial für eine umfassende jugendliche Hormonausschüttung zur Verfügung. Auch das gehört zu den positiven Nebeneffekten unserer biologischen und natürlichen Verjüngungskur.

Recycling?

Ein weiterer fataler Irrtum ist die Annahme, dass eine
Frischzellenkur oder ein Facelifting eine sinnvolle Möglichkeit bietet.

Doch dies ist nur ein Auffrischen der Fassade ohne
innere und bleibende Effekte zu erzielen. Ihr Körper ist
schließlich reversibel und braucht keinen künstlichen
Eingriff, außer aufgrund von schweren Organschäden,
vielleicht. Lassen Sie sich dabei nicht hinters Licht führen, denn wenn Sie die wahren und wirksamen Methoden kennen, um sich zu regenerieren, werden Sie das
alles mehr als lächerlich empfinden.

Kurzes Fazit:

Altern ist also eine Mangelernährung der Zellen aufgrund von Schlacken. Ätzende Schlacken wirken negativ
auf die Hormondrüsen. Wir lernten auch etwas über
Telomere, wir sahen welch entscheidende Rolle die
Enzyme spielen und was die verheimlichte Ursache von
Krebs ist. Wichtig war auch zu wissen, dass körperliche
Unsterblichkeit zumindest theoretisch sehr wohl möglich sein könnte, wie das Experiment von Dr. Carrel bewiesen hat. Zellen sind immer unsterblich, außer man
vergiftet und verschlackt sie.

Man könnte auch sagen, der Mensch stirbt nicht, er
bringt sich durch Gifte und Schlacken selbst um!

Der »natürliche« körperliche Tod ist ein Tribut an die Überheblichkeit und Unwissenheit des Menschen gegenüber seiner eigenen Natur.

Altern ist eine Art Krankheit. Nur vollkommene Gesundheit hält natürlich jung. Wahre Jugend ist völlige Schlackenfreiheit! Und alles andere muss nicht sein. All das ist schlicht nie so gewollt gewesen. Und wir drehen, wenn Sie wollen, die Uhr einfach zurück. Unheilbare Krankheiten können geheilt werden (örtliche Alterung), Haare wachsen wieder kräftiger, Krampfadern verschwinden und vielleicht wächst auch irgendwann, wenn nötig, eine dritte Garnitur Zähne nach.

Alles ist möglich, wenn Sie selbst das Wunder sind!

Es gäbe noch so unglaublich viel über diese Dinge zu schreiben. Aber das, was hier bisher gesagt wurde, hatte nur den einen einzigen Zweck, Sie aufzurütteln.

Ich will Sie bereitmachen für einen Fortschritt im Denken und Leben.

TEIL II

Der mentale Aspekt

Durchatmen

Nach dem ersten Teil können wir jetzt erst einmal tief durchatmen. Ab jetzt werden Sie nämlich in den Genuss der ordnenden und aufbauenden Informationen kommen, die mehr die lichte Praxis der Verjüngung zum Zentrum haben. Denn wie das Altern in seinem technischen Prozess abläuft, haben wir ja bereits genügend im ersten Teil betrachtet.

Nun habe ich eine etwas ungewöhnliche Bitte an Sie: Vergessen Sie jetzt wieder alles, was Sie gelesen haben! Behalten Sie nur das im Hinterkopf, was Sie nicht belastet. Die Lösung interessiert uns doch mehr als das Problem. Essen Sie also weiter Ihre Nahrungsmittel mit Dank und ohne Zweifel. Aber lassen Sie doch mit der Zeit jenes weg, das Sie und Ihren Körper nicht optimal aufbaut. Freuen Sie sich immer auf die nächste Mahlzeit. Von Mahlzeit zu Mahlzeit werden Sie sich sicher gesünder und besser ernähren. Nichts kann Ihnen schaden.

Ich möchte noch einmal betonen, dass alles, was wir bisher zu diesem Zeitpunkt in diesem Buch erfahren haben, nur einem Zweck dient: Ich will Sie zu Ihrem Besten aufrütteln. Ihnen helfen den Schlaf aus den Augen zu reiben. Damit Sie wach und entspannt Ihre »neuen« Möglichkeiten entdecken.

Erinnern Sie sich an die Abmachung am Anfang dieses Buches? Ich möchte Sie bitten auch weiterhin offen und unvoreingenommen den nächsten Teil zu lesen. Wir werden dieses Thema nun auch noch von einer anderen Seite betrachten, die vielleicht manchen Zeitgenossen schwer im Magen liegen könnte. Ich wünsche eine gute Verdauung!

Die bisherigen Informationen waren eher technisch-wissenschaftlicher Natur. Sie sollen jetzt etwas motiviert werden.

Wir werden uns mit einer neuen Denkweise beschäftigen. Die Denkweise in den Gesetzen der Natur. Schlackenfreiheit bedeutet und begünstigt auch ein neues Denken. Wir werden uns in Resonanz zu dem wirklich Lebendigen stellen.

Das Folgende dient zur Vorbereitung auf den praxisorientierten Teil III. Ohne die folgenden Zeilen in diesem Teil des Buches zu beherzigen, ist eine Verjüngung nicht möglich. Das neue Denken und der energetische Teil bilden eine untrennbare Einheit mit dem durchschlagenden Ziel der bleibenden Jugend.

Motivation

Oft kommen Leute von interessanten Vorträgen und Seminaren zurück oder haben ein gutes Buch gelesen und sind davon noch ganz gefesselt. Doch manchmal verflüchtigt sich die Motivation langsam wieder. Denn der Alltag will sein langweiliges, eingefahrenes Monopol behaupten. Dieser Teil des Buches soll deshalb dazu dienen, die Motivation für Ihre Verjüngungsreise aufrecht zu erhalten.

Ich habe festgestellt, dass man Informationen viel besser praktisch in sein Leben integrieren kann, wenn gleichzeitig auch das Denken diesem neuen Wissen angepasst wird und damit konform geht. Wir lassen Altes los, Dinge und Gedankenmuster, die sich überlebt haben, und integrieren dafür Neues.

Gedanken, der »Vater« aller Dinge

Alles fängt in Gedanken an und alles ist aus einem Gedanken geschaffen worden. Nichts, was je in Materie gekleidet wurde, ist ohne einen kausalen Gedanken entstanden. Genauso kann man auch durch zielgerichtetes Denken neue Gedankengänge, Materie und Handlungsmuster erschaffen. Das ist der Bereich, wo das Leben sich selbst motivieren kann und es absolut spannend und prickelnd wird.

Ein kranker verschlackter Körper bringt auch eher schwere schlechte Gedanken hervor. Wird der Körper von all dem gereinigt, bringt er aber immer mehr gute und erbauende Gedanken hervor. Der Mensch steht plötzlich nicht mehr so neben sich, sondern kann nun wirksam in sein Gemüt, den Charakter und seine Lebensumstände eingreifen, wo vorher Resignation herrschte. Die Ernährungsgewohnheiten haben direkten Einfluss auf die Klarheit unseres Denkens. Schon Thomas Alva Edison sagte, dass er deshalb weder Alkohol noch Fleisch zu sich nehme, weil er so besser von seinem Verstand Gebrauch machen könne.

Nachdem der Körper von Giftmüll gereinigt wurde, werden Gedanken höherer Ordnung uns auf neue Ebenen leiten. Das Bewusstsein und der Horizont können sich bedeutend erweitern. Man gewöhnt sich an eine neue, intensivere Art des Denkens.

Neues Denken und neue Gedankengänge müssen aber sorgfältig geübt werden, bis sie in Fleisch und Blut übergegangen sind.

Wir hören also eine Information, wir entschließen uns, diese Information umzusetzen und wir üben sie dann in unserem Alltag. Dabei wird gleichzeitig das alte Muster überspielt, damit das neue Programm reibungslos laufen kann. Das Üben von neuem Denken geschieht genau dort, wo wir sind, in unserem Umfeld und Alltag. Wir lernen, uns selbst aus den nicht erwünschten Umständen herauszuschälen, um dann ganz in einer selbst geschaffenen neuen Dimension zu leben. (Im Übrigen leben wir alle in der Welt, die wir uns selbst, meist unbewusst, geschaffen haben.)

Die tatsächlichen und einzigen Hindernisse und Barrikaden, die es dabei gibt, liegen nur in der Denkgewohnheit des jeweils Denkenden. Mit der Säuberung und Erweiterung des Denkens und des Bewusstseinshorizonts sind keine Dinge mehr unmöglich. Alles wird erreichbar. Alles ist in Fülle für den da, der es sich vorzustellen wagt.

Wir brauchen jetzt nur noch das nötige Werkzeug in Form von natürlichen, unsichtbaren und immer wirksamen Gesetzmäßigkeiten. Sind aber diese unerschütterlichen Gesetze auf unserer Seite, oder richtiger ausgedrückt: sind wir auf der Seite dieser fundamentalen und geheimen Gesetze, haben wir echten Rückenwind, Dinge umzusetzen, die unglaublich klingen mögen für den, der diese Gesetze nicht kennt. Es gibt keine Wunder an sich, nur Wunder erschaffendes Denken!

Mentale Gewohnheiten

Wir sind im Begriff, in eine andere, fast exotische Welt des Denkens einzutauchen. Einer Denkart, die uns direkt nach Hause in unser wahres Selbst bringen kann. Ein Umdenken, um die Dinge von jetzt an von unserem Ziel aus zu sehen. Eine Realität zu erschaffen, die für die meisten leider nicht mal mehr in ihrer Vorstellung lebt. Den Traum von bleibender Jugend sichtbar zu realisieren.

Es braucht dazu nur ein großes Stück »mentaler Seife«, um den Denkschmutz der uns umgebenden deformierten Zivilisation abzuwaschen. Eine gründliche »Gehirnwäsche« also im positiven Sinne. Eine Gehirnwäsche, die nicht nur den Körper, sondern auch die Seele entgiftet!

Eigentlich ist ein Waschen des Denkapparats etwas sehr Wünschenswertes und Beglückendes. Danach fällt es viel, viel leichter, klarer und selbstständiger zu denken, als nur von irgendetwas missbräuchlich ständig (von Gewohnheiten und anderen Systemen) gedacht und gelebt zu werden.

Wir haben jahrelang in der Schule so vieles gelernt. Aber niemand hat uns das gelehrt, was im Leben als Grundresonanz zählt, das, aus dem alles andere an Wissen und Weisheit geboren wird. Es sind die Gesetzmäßigkeiten für ein erfülltes Leben und folglich auch der begehrenswerten Jugendlichkeit.

Wer sie kennt, wird zum Eingeweihten des Lebens und somit auch zum Eingeweihten der Jugend. Denn Jugend ist Leben!

Wir sehen also, dass das Nichtwissen von Dingen ausreicht, um jenes ersehnte Lebensglück von sich selbst fern zu halten. Das größte aller Probleme, das ich demnach für die Menschheit sehe, ist die bewusste Unwissenheit (Ignoranz) und besonders das unbewusste Nichtwissen der Zusammenhänge des Lebens.

Wie viele Zeitgenossen leben so dahin und werden doch von anderen Instanzen gedacht, gelebt und bewegt? Deshalb lernen wir jetzt kurz in Form eines kleinen Crashkurses etwas über ein Leben in schier unbegrenzten Möglichkeiten. Wir klinken uns somit aus, aus einer Welt voller Leid, Schwere und Chaos in ein Dasein in Frieden.

Mit diesem wachen Wissen in unserem Geist sind wir gänzlich immun gegen uns angebotene Desinformationen und leere Gewohnheiten. Zuvor aber noch etwas zum mentalen Aspekt des Alterungsprozesses und der Verjüngung.

Der mentale Aspekt des Alterns und Verjüngens

Die Verjüngung beginnt im Kopf.

Die Wissenschaftler mögen sich darüber streiten, ob der Mensch vom Affen abstammt oder ob der Bericht mit Adam und Eva nunmehr der Wahrheit entspricht. Mir persönlich ist das nicht mehr ganz so wichtig.

Es scheint fast so, dass wir Menschen viel eher vom Schmetterling abstammen, was den Geist des Menschen anbelangt.

Es ist der Geist, der die Materie erschafft. Sicher ist, dass der Mensch bis zu seinem tiefsten Erkennen seines wahren Seins dem Stadium einer Raupe gleicht.

Eines Tages erkennt aber die Raupe ihr reales Sein und ihr wahres Ich und darf endlich der Schmetterling sein, der sie eigentlich schon immer und potenziell war. Weg vom kleinen Papiertiger-Ego hin zum wahren großen und einzigen Bewusstsein.

Der Mensch als Ganzes besteht aus verschiedenen Ebenen (aus Körper, Seele und Geist sowie der mentalen, emotionalen, kausalen und spirituellen Ebene), und ist doch mehr oder weniger bemüht, in realer Harmonie eins zu werden.

Alles Bemühen und Streben einer jeden Person fußt darin, doch meist unbewusst, wieder eins zu sein mit seiner wahren Natur und seinem wahren, echten und lichten Ur-Sein. Ein Leben in strahlender Liebe, Freude und in von sphärischem Frieden durchdrungener Harmonie zu leben.

Was ist seine wahre Natur? Dummerweise nicht das, was die meisten von sich denken. Der Mensch gleicht einer Welle oder einem Tropfen im Meer und weiß doch nichts von dem Meer selbst. Ewigkeiten hindurch sieht er sich selbst vom Meer getrennt und ist doch, verborgen, eins mit ihm. Solange er der Täuschung der Trennung unterliegt, besteht sein Leben in einer Form meist unbewusster, aber sich ständig auswirkender Angst. Und dies entspricht auch dem eigentlichen Charakter des Egos und natürlich auch des Alterns.

Das Ego selbst ist nichts weiter als unverdünnte Angst und letztlich eine Täuschung. Solange, bis die Liebe den Menschen wieder zurücktreibt zu seinem wahren Ursprung und Seinszustand, zum Bewusstsein in dem einen absoluten Sein, zu dem, was »Alles« ist.

Die meisten haben ganz vergessen, dass sie eigentlich individualisierter Geist sind. Sie suchen sich selbst, indem sie Gott suchen.

Warum erzähle ich Ihnen das alles? Es ist eine der Grundlagen für dieses Buch. Es befreit den Geist, alle Dinge von der Warte dieses Seins aus zu sehen und somit vom Ziel und Ideal. Dabei geht es nicht um Perfektionismus. Es ist nur so, dass das Leben nicht schicksalhaftes Leid sein muss. Genauso wenig muss es diese Form von entartetem, leidvollem Altern sein, und es ist klar, dass nur Licht das Zentrum und das Ideal sein kann.

Es wird niemals eine Lampe geben, die Dunkelheit erzeugen kann, wenn man sie anschaltet. Aber es braucht nur ein einziges Streichholz, um alle Finsternis aus einem Raum zu vertreiben. Somit gibt es nur Licht. Finsternis ist nur(!) und nicht mehr als die Abwesenheit von Licht.

Von dieser Warte aus gesehen, können wir alles, was folgt besser verstehen und aufnehmen. Denn der Alterungsprozess ist auch nur eine weitere Abwesenheit von Licht und somit eigentlich nicht viel mehr als eine gewohnte Einbildung, eine Art Illusion, die sich dann eben körperlich manifestiert. Dann aber ist sie nicht mehr nur Illusion, sondern traurige, sichtbare Realität.

Wir werden jetzt einfach nur den mentalen Aspekt des Alterns durch den mentalen Aspekt der Jugend ersetzen.

Um die Kraft der Gedanken zu verdeutlichen: Wenn z. B. jemand hypnotisiert wird und man ihm dann in dieser tiefen und der Suggestionen empfänglichen Phase erzählt, dass er gleich ein glühendheißes Stück Metall auf den Arm gelegt bekommt, wird in kürzester Zeit eine dicke Brandblase zu sehen sein, obwohl nur eine kalte Münze seinen Arm berührt hatte. Wie kann das sein?

Der Körper kann zwischen einer vorgestellten Einbildung und einem echten Geschehen nicht unterscheiden. Alles, was unsere Vorstellung für wahr hält, wird sichtbar, Angenehmes wie Unangenehmes.

Wir sehen also, wenn wir unsere Vorstellung und unser Denken ändern, ändern wir auch unsere erlebte Realität.

Anders ausgedrückt, wir geben eine Bestellung auf und das Leben liefert es. Egal ob Positives oder Negatives, ob bewusst oder unbewusst.

Wenn einem das einmal bewusst ist, dann sieht man plötzlich deutlicher, wie die allermeisten Menschen die ganze Zeit über leider nur Niedergang und Altern in ihr Leben hinein programmieren: »Man wird halt älter«, »ach ja, als man noch jung war« usw.

Das sind selbst zugefügte Brandblasen und Programmierungen, ohne eigentliche und wirklich gesetzmäßige äußere Ursache.

Da hört man von jemand, der mit 85 gestorben ist und sagt dann automatisch »das ist ja auch schon ein ganz gutes Alter gewesen«, und schon ist in unserem Denkapparat die Zahl 85 als Abflugtermin abgespeichert. Was wäre, wenn die Zahl 100 ein gutes Alter wäre. Oder vielleicht 200 oder gar 300. Das würde die Zahl 85 sehr relativieren, um nicht zu sagen, lächerlich machen, finden Sie nicht?

Wäre ein langes Leben hier vielleicht auf Dauer viel zu langweilig, so dass man sich gar nicht erst mit dem Wunsch nach einem hohen Lebensalter befassen will? Kann schon sein, wenn man ein Leben im faden Chaos vorziehen würde. Aber jemandem, der über den normalen Verstand lange verfügt und dabei fit bleibt, dem wird es auch sicher nicht langweilig auf Erden werden. Zumal so jemand augenscheinlich weiß, wie man eine (junge) Realität erschafft, und viel Spaß dabei haben kann!

Altern ist wirklich eine schlechte Angewohnheit!

Gewohnheiten werden einzig und allein aus eingefahrenen Denkmustern gewoben. Genauso lassen sich andere Gewohnheiten durch kontinuierliches neues Denken schaffen.

Diese unnützen Gewohnheiten kommen in erster Linie aus einer massiven Desinformation in unserem Umfeld, das an einer beschränkten Sichtweise der Realität festhält und daran leidet.

Ist es denn nicht so, dass fast alles, was wir wissen, von den Medien gesteuert ist? Woher wissen wir, was wir zu wissen glauben? Doch hauptsächlich aus den Medien. Klar gesprochen: Nur das, was die Medien wiedergeben, ist die erlebte und erlebbare Realität und nicht mehr. Um es zu verdeutlichen, es ist wie mit dem Witz über die zwei Schnecken:

Papa Schnecke sagt feierlich zu seinem Sohn: »Du bist nun alt genug, mein Sohn, um die ganze Wahrheit zu erfahren. Die Welt geht gar nicht nur bis zu dem Zaun da vorn, nein mein Sohn, sondern die Welt geht bis zu dem Waldrand.«

Unsterbliche Tiere und Pflanzen

Es gibt in der Natur einige Lebewesen, bei denen mit großem Erstaunen körperliche Unsterblichkeit festgestellt wurde. Zum Beispiel die Seegurke.

Die Seegurken oder auch Seewalzen genannt *(Holothuroidea,* von griechisch »*holothurion*« Meereslebewe-

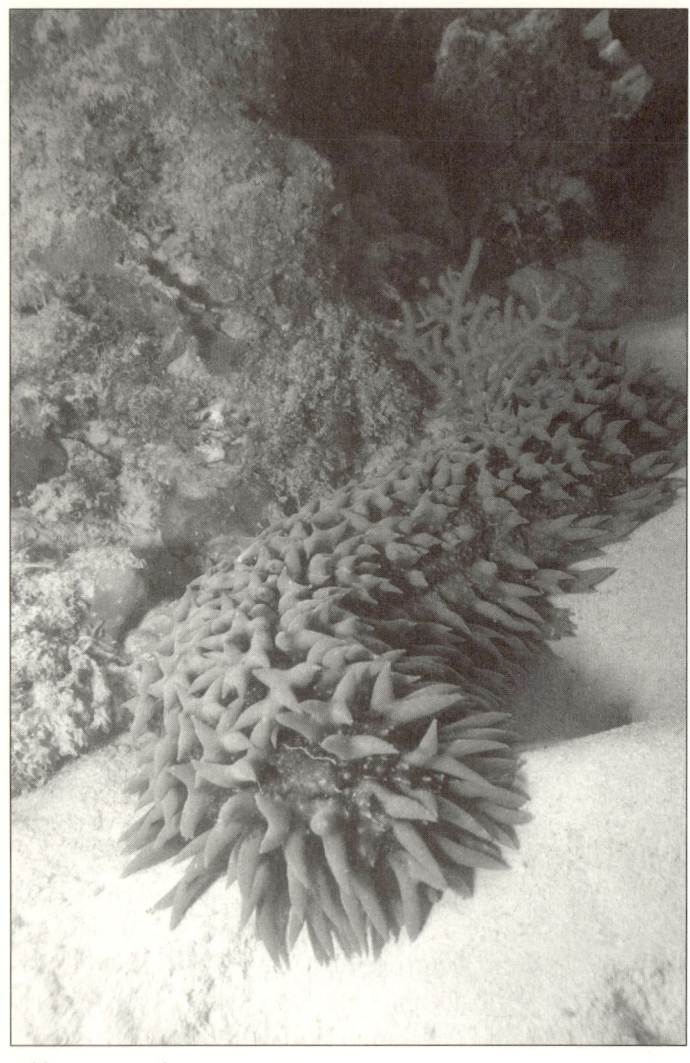

Abb. 9: Seewalze. Gnu-LIZENZ

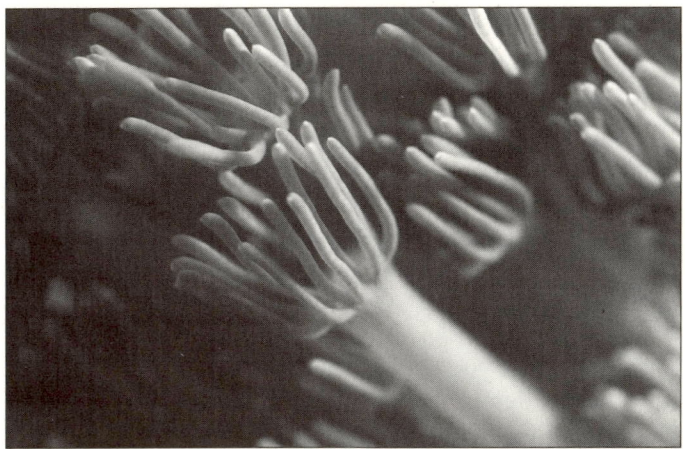

Abb. 10: Hydra. Gnu-LIZENZ.

sen) sind eine Klasse im Stamm der Stachelhäuter. Die
Holothuroidea ist ein sich ständig und ewig jung erhal-
tendes Lebewesen. Was man nicht für möglich gehalten
hätte, haben nun Wissenschaftler entdeckt: Ein ewig
lebendes Wesen, unscheinbar auf dem Meeresgrund le-
bend. So etwas kennt man eigentlich sonst nur potenziell
von Bakterien und Einzellern. Genauso die unsterbliche
Hydra, ein Lebewesen, das auch unsterblich ist, und
direkt vor der Haustür lebt. Die Hydra, ein nur wenige
Millimeter großer Süßwasserpolyp. Das unscheinbare
Hohltier lebt in heimischen Teichen, Seen und Flüssen,
wo es in Massen auf Blättern und Stängeln von Unterwas-
serpflanzen sitzt. Dort fischt es mit seinen Tentakeln nach
Nahrung. Der Süßwasserpolyp hat das Unglaubliche ge-

schafft: nie zu altern! Im Labor beobachtet man seit Anfang der 1950er Jahre(!) Exemplare, die immer noch so jung wie am ersten Tag sind. Die Hydra wird nie alt.

Dabei ist die Hydra klein, nackt und hat viele Feinde. Außerdem hat der Polyp mit denselben Problemen zu kämpfen wie die Menschen: Schadstoffe in der Umwelt greifen seine Zellen an, Giftstoffe sammeln sich in seinem Körper, Strahlung verändert sein Erbgut. Dennoch hat dieser Fingerzeig der Natur für uns den Beweis extremer Langlebigkeit erbracht.

Auch bei den Einzellern spricht man von potenzieller Unsterblichkeit, da sie sich unter idealen Bedingungen, durch verschleißfreie Zellteilung beliebig immer weiter vermehren, ohne dass dabei ein Altern zu beobachten wäre oder das Phänomen »Tod« aufträte. Diese Unsterblichkeit ist naturgemäß in der Realität dadurch begrenzt, dass die Einzeller durch äußere Einflüsse, Toxizität, Verschlackung und Verätzung sehr wohl zu Tode kommen können.

Es gibt eine von den Biologen schon lange erkannte Gesetzmäßigkeit in der Natur, was die errechenbare Lebensspanne anbelangt. Die Zeit von der Geburt eines Tieres bis zu seiner Reife beträgt je nach Art 1/7 bis 1/17 einer allgemeinen Lebensdauer. Wenn wir nun annehmen, dass der Mensch mit etwa 21 Jahren erwachsen wird, lässt sich leicht berechnen, dass sein ihm zugeteiltes Lebensalter demnach mindestens 147 bis 357 Jahre betragen müsste!

Andere Wissenschaftler haben eine andere Theorie

entwickelt, die besagt, dass ein Mensch angeblich nur 50 000 000 Kalorien verbrennen kann. Danach wären die Zellen ausgebrannt.

Abgesehen davon, dass ich die Kalorientheorie total überbewertet finde (den Brennwert eines Nahrungsmittels empfinde ich als weniger wichtig), könnte man allein dadurch, dass man demnach nur 1 000 Kalorien täglich zu sich nimmt, statt der empfohlenen 2 700 Kalorien, 137 Jahre alt werden. Mit der allgemein empfohlenen Dosis ist das körperliche Leben aber 2,7-mal kürzer.

In Wahrheit sind die meisten menschlichen Körper genetisch so ausgelegt, um mit weniger als 1 000 Kalorien täglich gut zurechtzukommen und damit auch am ehesten jung zu bleiben. Die Theorie von ausgebrannten Zellen ist aber sowieso absurd, denn die Zelle brennt nicht aus, sie wird auf Dauer einfach nur vergiftet.

In einem haben die Wissenschaftler aber offensichtlich Recht: Je weniger Brennmaterial aufgenommen wird, desto weniger verschleißen die Zellen.

Langlebige Menschen und andere »Wunder«

»Wer sich von Luft ernährt, leuchtet wie ein Gott und lebt lange.«

Konfuzius

Gibt es so eine extreme Langlebigkeit auch beim Menschen? Ist es womöglich auch eine Glaubens- und Infor-

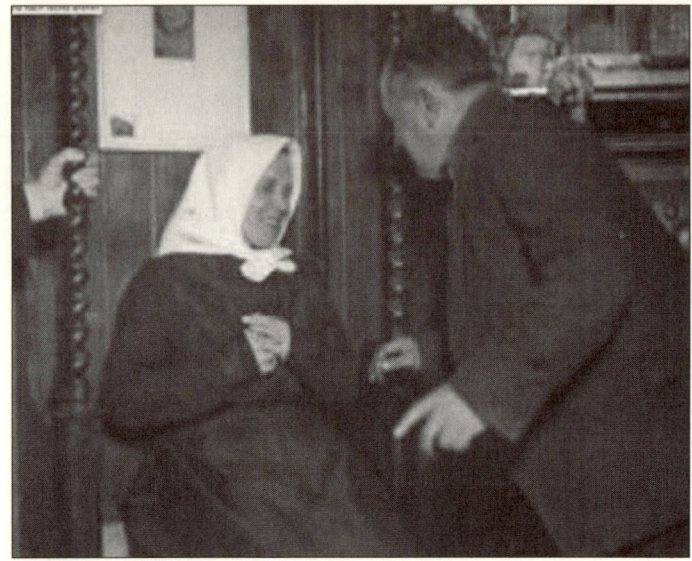

Abb. 11: Therese Neumann
Mit freundlicher Genehmigung des MTN-Stifts

mationsangelegenheit, ob nun so etwas wie Alterslosigkeit möglich ist? Gibt es solche dokumentierten oder auch aktuellen Fälle in der Menschheitsgeschichte, oder sogar heute noch mitten unter uns?

Haben Sie schon mal von Menschen gehört, die Gegenstände materialisieren können aus dem so genannten »Nichts«? Oder Menschen, die, wer weiß warum, schweben können oder jahrzehntelang nichts essen, und das ist auch noch genau dokumentiert. Sind das alles nur Märchen?

Therese Neumann aus Konnersreuth in Bayern (1898 –1962) beispielsweise lebte bewiesenermaßen mindestens 36 Jahre lang ohne jegliche Nahrung. Was sogar von der katholischen Kirche genauestens überprüft und bestätigt wurde.

Genauso bestätigt ist auch das Leben des bekannten Schweizers Nikolaus von der Flüe (1417 bis1487), der maßgeblich an der Entstehung der heutigen Schweiz beteiligt war. Er lebte 20 Jahre lang nur von »Gottes Licht«.

Das ist sehr »einsteinisch« und abgesichert durch die aktuelle Quantenphysik! Leben wir in Wirklichkeit in einem Meer von Energie?

Auch der Deutsche Dr. rer. nat. Michael Werner aus Arlesheim, seines Zeichens Biologe, lebt klinisch bewiesen seit Januar 2001 von einem Schluck Wasser am Tag (Buch: Michael Werner: »Leben durch Lichtnahrung«).

Der indische, 76-jährige Fakir Prahlad Jani soll seit 65 Jahren ohne Essen leben, was genauestens untersucht wurde (»Hindustan Times« u. dpa-Meldung vom 26. 11. 2003 aus der Zeitschrift »Stern«). In den USA bekannt ist auch Willey Brooks, der seit Jahrzehnten nicht mehr isst.

Yogis, denen dritte Zähne nachwuchsen, und Erleuchtete wie Sai Baba aus Puttaparti erschaffen durch eine Handbewegung einen Gegenstand oder ein Schmuckstück und machen es dann einem erstaunten Besucher zum Geschenk. Na, schütteln Sie schon richtig kräftig den Kopf? Gut!

Leonard Orr (Buch: »Ende der Sehnsucht«) wollte es

genau wissen und machte deshalb eine Reise nach Indien, um Menschen zu finden, die mindestens und belegbar über 300 Jahre alt sein sollen. Er fand angeblich nicht weniger als sieben solche Menschen.

In Indien ist das ein bekannter und akzeptierter Gedanke, nichts was ungläubiges Kopfschütteln hervorruft. Leonard fand unter anderem Dodo Baba. Er ist etwas über 300 Jahre alt und in seiner Gegend bekannt. Er wohnt in Vrindaban.

Noch interessanter, so erzählt Leonard weiter, ist aber Bhartaraji. Er ist einer der Ältesten von denen man weiß. Bhartaraji soll einst Herrscher über Großindien gewesen sein. Das war 56 v. Chr. Falls Sie ihn mal besuchen wollen, hier seine Adresse: Er lebt in seinem Ashram im Dorf Bhartara, Distrikt Alwar in Rajasthan, Indien. Sein Neffe Gobichand lebt auch noch und beide sind allgemein bekannt und öfter zusammen zu sehen. Unglaubliches ist nur deshalb unglaublich, weil man Unglaubliches so wenig gewohnt ist.

Auch Annalee Skarin aus den USA hat angeblich den Tod überlistet. Hat nicht auch unser Herr Jesus Christus den Tod überwunden?

Hier ein Bild einer »jungen« 112-Jährigen namens Schankari Mai Dschiu, eine Yogini aus Indien. Dieses Foto wurde 1938 bei einer Kumbha Mela aufgenommen. Man beachte ihre beachtliche Haarmähne, für eine so alte Dame doch beneidenswert. Entnommen aus dem sehr zu empfehlenden Buch »Die Autobiographie eines Yogis« von Sri Yogananda.

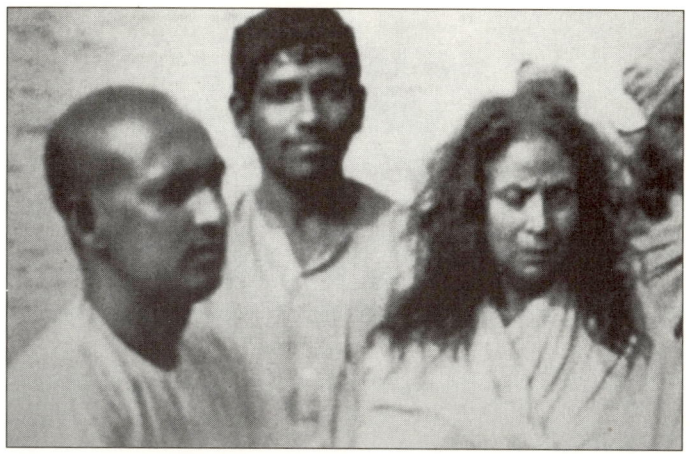

Abb. 12: Bild einer »jungen« 112-Jährigen namens Schankari Mai Dschiu, eine Yogini aus Indien

Oder dem ewig jungen Babaji aus Haidakhan im Himalaya. In all den Jahren hat sich sein Äußeres während einer sehr langen Zeitspanne nicht verändert! (Abb. 13, S. 178)

Was ist denn so ungewöhnlich daran, so »alt« zu werden und dabei so jung zu bleiben? Der große Unterschied zwischen diesen Menschen und den »Normalsterblichen« ist nichts anderes, als dass sie die Gesetze des Lebens kennen und vor allem auch ausleben und anwenden.

Vielleicht wollen Sie nicht ganz so »alt« werden, oder sind Sie womöglich »verrückt« genug, so wie ich und wollen alles entdecken und erleben, was im etablierten

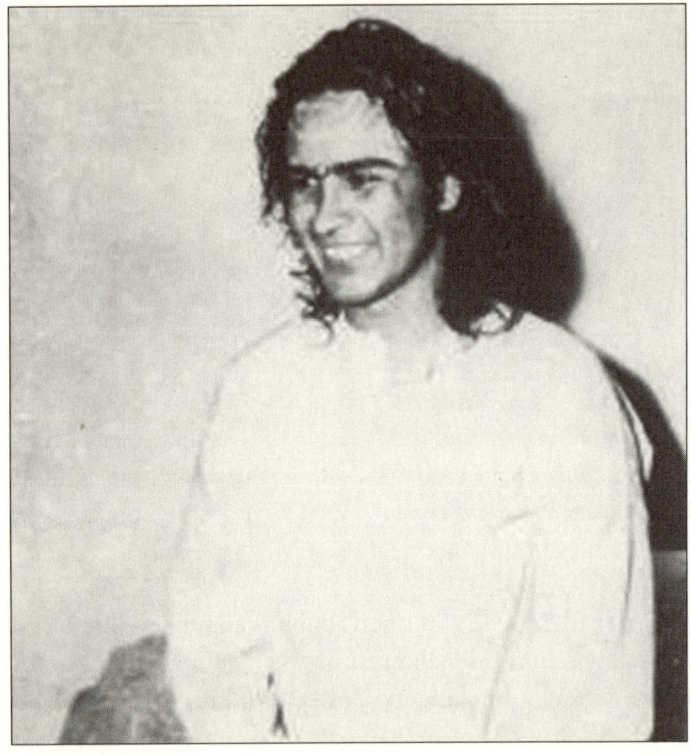

Abb. 13: Der ewig junge Babaji aus Haidakhan im Himalaya

Leben eigentlich als unmöglich gilt. »Unmöglich« gibt es nicht! Es gibt nur kleines Denken und kleines Bewusstsein.

So. Ich denke, Ihr Gehirn ist jetzt anständig umgegraben und bereit, den Samen der Gesetze der bleibenden Jugend aufzunehmen.

Die Naturgesetze der ewigen Jugend

Wir betrachten nun einen Auszug aus den ewigen Gesetzen der Schöpfung und des Seins, die auch das Geheimnis der »ewigen« Jugend in sich bergen.

Es sind dieselben verjüngenden Gesetze, die von den oben genannten Personen genutzt werden. Das metaphysische Gesetz des Ausgleichs kennen wir jetzt ja schon.

• *Resonanz*

Wir kennen die Analogie von diesem Gesetz natürlich auch aus der Musik. Wenn man beispielsweise eine gestimmte Gitarre vor einen Lautsprecher stellt und über den Lautsprecher einen bestimmten Ton abspielt, dann resoniert die Gitarre in genau diesem einen Ton. Genauer ausgedrückt, wenn Sie ein A mit 440 Hz(Kammerton) abspielen, dann fängt ausschließlich die A-Saite der Gitarre von ganz alleine an mitzuschwingen. Die anderen Saiten aber nicht. Man nennt das auch »Feedback«.

Ist das A verstimmt, auf sagen wir 432 Hz, wird die Saite nicht so stark resonieren wie wenn sie exakt gestimmt wäre. Gleiches zieht Gleiches an (auch ein geistliches Gesetz). Gleiches bringt Gleiches zum Schwingen.

Ein Radio funktioniert ebenfalls auf diese Art. Der Radiosender strahlt ein Programm in einer bestimmten Frequenz aus. Will man nun dieses eine Programm empfangen, muss man einfach nur die richtige Frequenz an dem Radioempfänger einstellen.

Die Gedanken eines Menschen sind diesem Prinzip sehr ähnlich. Alles, was jemand denkt, hat seine Auswirkung. Alles, was ein Mensch sagt, kommt wie ein Bumerang früher oder später zu ihm zurück.

Denkt und redet er vor allem Unbestimmtes oder Negatives, dann kommt das, was er ständig ausspricht, zu ihm zurück. Genauso bei dem unbewussten »Zickzack«-Alltagsgerede, was als Folge den so genannten »Zufall« hat. Es gibt aber keinen Zufall. Alles, was ein Mensch sagt, geschieht irgendwann. Es kommt einfach zu ihm zurück. Nur sieht er meistens keinen Zusammenhang zwischen dem Gedachten und dem Gesagten und dem, was dann als Folge daraus auf ihn zukommt.

Heute ist es Mode zu sagen: »Ich weiß nicht«, und tatsächlich, oft genug gesagt weiß der Mensch wirklich nichts mehr. Oder: »Bei mir geht immer alles schief«, oder »Ich versage immer«. Genau das wird auch passieren, weil man ja damit eine bestimmte Gedankenenergie losgeschickt hat. Manche wünschten, »zaubern« zu können, dabei wird das ironischerweise von jedem ständig praktiziert, ohne es zu wissen!

Energie, Gedankenenergie kann man weder vernichten noch auslöschen, man kann sie nur umwandeln. Sie »wendet sich um« und bringt genau das mit, was man unbewusst und unwissend ausgesprochen hat.

Spricht man nur Dinge aus, die positiv sind, Dinge, die erhebend sind, dann wird genau das zu einem zurückkehren.

Jesus sagt in Matthäus 12,37: »*Ich sage euch aber, dass*

die Menschen von jedem unnützen (negativen) Wort, das sie reden, Rechenschaft (Resonanz) ablegen müssen am Tag des Gerichts, denn aus deinen Worten wirst du gerechtfertigt werden und aus deinen Worten wirst du verdammt werden.«

Was hier wie eine finstere Drohung klingt, ist nichts anderes, als dass Jesus den Menschen das Gesetz der Resonanz, speziell in dem was der Mensch so vor sich hinplappert, nahebringen will. Alles, was jemand redet, kommt am »Tag des Gerichts« auf ihn zurück. Das Gericht ist aber nicht irgendwann, sondern an jedem Tag, an dem wir das ernten, was wir gestern gesät haben. Gutes wie weniger Erfreuliches.

Reden wir heute Erhebendes, werden wir bald Erhebendes erleben. Reden und denken wir mit einer jugendlichen Einstellung, dann ziehen wir Jugend an. Man kann sich tatsächlich jugendlich »resonieren«.

Je stärker und reiner die Denkresonanz, desto schneller und stärker das Resultat. Beobachten Sie mal eine gewisse Zeitlang, ein paar Tage vielleicht, nüchtern Ihre Gedanken, und Sie werden sehr bald erkennen, dass Sie schon immer selber Ihr eigenes Leben erschaffen haben, sei es in der Familie, im Beruf, im Hinblick auf die Gesundheit, die persönlichen Beschränkungen und vieles andere mehr.

Nicht die Umstände bringen Gedanken hervor, nein, die Gedanken bringen die Umstände hervor!

Das bringt uns zu einem ähnlichem Gesetz.

* *Das Gesetz der Kausalität*
Was der Mensch sät, das wird er auch ernten dürfen. Wie man in den Wald ruft, so hallt es auch zurück. Karma. Ursache und Wirkung. Kausalität. Kismet.

Es gibt viele Möglichkeiten, dieses Gesetz in Worte zu fassen. Jeder kann sich das heraussuchen, was ihm am besten gefällt.

Auf jede Aktion erfolgt eine Gegenreaktion. Das kennen wir aus der Physik.

Die Menschen erkennen leider selten genug, dass sie nicht Opfer der Umstände sind, sondern deren alleinige Ursache und Schöpfer. Eine Opfermentalität zu pflegen, ist sehr unweise, weil es genau die Dinge ins Leben zieht, wo man sich als armes Opfer wähnt.

Wenn ich einen Samen in den Boden säe, dann wird genau dieser Same aufgehen, den ich gesät habe und kein anderer. Säe ich ein Weizenkorn, muss ich mich nicht aufregen und wundern, dass da keine Sonnenblume heranwächst. Aber genau das ist das Denken der meisten Mitmenschen, und sie haben dann leider allen Grund, sich als Opfer zu fühlen, denn sie sind selbst ihr eigenes Opfer geworden. Es gibt da keine Schuld, es gibt nur Unwissenheit und aufgrund dessen falsches Denken und falsche Denkgewohnheiten.

Richtiges Denken erbaut und lässt uns genau das erreichen, was wir uns im tiefsten Inneren erwünscht haben.

Jemand, der eine neue Ursache setzt, wird auch neue Ergebnisse erzielen. Wer sich traut, jugendlich zu denken und sich selbst jugendlich zu programmieren, wird ganz sicher strahlende Jugend in seinem Leben ernten. Das ist kein Wunschdenken, sondern eine fixe Tatsache, die man jederzeit nachprüfen kann und genau das sollte man auch dringend tun!

Darum ist es so unendlich wichtig und von nicht genug zu betonender Bedeutung, dass wir uns durch unser Denken eine feste Resonanz erschaffen, die uns tagtäglich eine Grundlage gibt, uns des langen und vor allem glücklichen Lebens zu erfreuen.

• *Das Sogprinzip*
Erstmals wurde mir das Sogprinzip wirklich deutlich, als ich das Buch »Hände weg von diesem Buch« (ab Seite 391) von Jan van Helsing las. Seitdem begleitet mich dieser wundervolle und befreiende Gedanke wie ein persönlicher Schatz.

Es gibt also das Sogprinzip und es gibt demnach auch ein Druckprinzip.

Die meisten Leute leben in dem gegen die Schöpfung arbeitenden Druckprinzip, ohne es zu wissen. Es ist die Ursache für alles unnötige Schwitzen auf diesem Planeten (*»Im Schweiße deines Angesichts sollst du ...«*), weil der Druck eben nicht mit dem »Rückenwind« der Schöpfungsordnung mitgeht, sondern immer gegen die eigene Wand rennt. Druck erzeugt Druck und wieder Gegendruck.

Alle unsere Maschinen, mit Ausnahme vielleicht des Kühlschranks und des modernen Zyklone-Staubsaugers, arbeiten nach dem uneffektiven Druckprinzip. Das bedeutet schlechter Wirkungsgrad, Entropie, Zerstörung und Schweiß.

Das Sogprinzip aber arbeitet schöpfungsgemäß, aufbauend und deshalb sauber und ohne große Anstrengung.

Hummeln können eigentlich wissenschaftlich betrachtet gar nicht fliegen. Ihre Flügel sind im Verhältnis zum Körper nicht groß genug. Aerodynamisch gesehen sind sie vollkommen flugunfähig.

Aber weil sie das Sog-Prinzip anwenden, können Hummeln es doch. Was den »sog-losen« Wissenschaftlern wieder mal die Gelegenheit gibt, sich die wenigen Haare zu raufen. Die Hummel saugt sich nämlich nach oben. Würde sie Druck statt Sog anwenden, könnte sie nicht fliegen.

Würde auch ein Flugzeug mit seinen vielen Tonnen versuchen, an den Tragflächen nach dem Druckprinzip zu fliegen, würde es keinen Meter abheben. Das funktioniert nur, weil oberhalb der Tragflächen ein gewaltiger Unterdruck, also Sog, erzeugt wird.

Genauso das menschliche Herz. Es ist in Wirklichkeit keine Pumpe (Druck) wie manche glauben mögen, nein, es arbeitet ausschließlich mit Sog. Das Herz drückt also nicht das Blut in die Arterien, sondern es zieht das Blut aus den Venen in seine Kammern. Anders könnte das

Herz (schon rein rechnerisch) niemals 11 bis 18 Tonnen Blut täglich durch den Körper kursieren lassen.

Auch Bäume und Pflanzen ziehen das Wasser aus der Erde alleine per »Sogaufzug«.

Das beste Wasser, das wir kennen, ist Quellwasser, vorausgesetzt es wurde nicht hochgepumpt. Nur Quellwasser, das von alleine per Sogprinzip ans Tageslicht sprudelt, ist echtes Quellwasser. Alles in der unberührten Natur funktioniert erfolgreich nach dem Sogprinzip. Das Sogprinzip ist das ergänzende weibliche, empfangende Prinzip.

Im Übrigen, wenn irgendwas in Ihrem Leben anstrengend ist oder wenig Frucht hat, dann sollten Sie sich mal das Sogprinzip näher anschauen.

Sie dürfen und können weniger tun, um dadurch viel mehr zu erreichen.

Praktisch für unser neues Denken bedeutet das: Alles, worauf Sie Ihre Aufmerksamkeit und Konzentration richten und dann loslassen, wächst und resoniert. Sog ist nur möglich, wenn vorher ein Vakuum erzeugt wurde. Das ist entscheidend.

Das Hervorbringen eines Vakuums ist unabdingbar und auch gar nicht schwer:

Stellen Sie sich so plastisch wie nur möglich und mit so viel Freude, wie Sie aufbringen können, einen jugendlichen Körper vor. Machen Sie das jeden Tag, am besten morgens nach dem Aufwachen und abends unmittelbar vor dem Einschlafen, ein paar Minuten lang. Lassen Sie den Gedanken dann sofort los, gleich danach denken Sie einfach nicht mehr daran. Ist das getan, dann haben Sie ein wirklich kraftvolles Vakuum erzeugt, mit entsprechender Resonanz. Das funktioniert immer!

Machen Sie das aber nur mit Freude und nie aus Zwang und es wird geschehen. Freude ist dabei der »Vakuumindikator«.

Wenn Sie wissen wollen, wie sich dieser Sog anfühlt: Ganz einfach. Es fühlt sich wie pure Freude an!

Je mehr echte, reine Freude, umso größer der entstandene Sog.

Und dann lassen Sie einfach los und Ihr Same ist perfekt ausgesät und bringt per Resonanz und Kausalität das Gewünschte in Ihre sichtbare Wirklichkeit.

»Merke: Je mehr ich vor etwas davonrenne (loslasse), desto eher holt es mich ein, und je mehr ich etwas haben will, desto mehr entfernt es sich von mir.«

Jan van Helsing

Der Ball eines kleinen Kindes ist in einen Teich gefallen und schwimmt dort unerreichbar für das Kleine. Sofort schlägt es heftig mit den Händen auf das Wasser, um den Ball wieder zu bekommen. Dabei treibt es durch die Wellen den Ball natürlich immer weiter von sich weg. Nur wenn das Kind das Wasser vor dem Ball, ruhig und mit Sog zu sich »herschaufelt«, wird es den Ball bald wieder haben.

Ein sehr gutes Beispiel sind auch die populären Abnehmversuche.

Eine rundliche Dame steht täglich vor einem Spiegel und betrachtet ihren Körper, den sie viel zu dick findet, und sagt dabei: »Oh, ich sollte jetzt unbedingt abnehmen!«

Was wird wohl geschehen? Wird sie abnehmen? Mit Sicherheit nicht.

Es ist doch so, erst sieht sie ihr momentan reales Bild im Spiegel an, was das Gleiche ist, wie wenn man sich in Gedanken etwas plastisch vorstellt. Dann kommt das unwohle Gefühl, zu dick zu sein. Was sich erst als Gedanke und dann in Worten ausdrückt, was einer gesetzten Ursache und einem Samen gleicht. Diese Dame hat Recht, sie muss unbedingt jetzt abnehmen, morgen und übermorgen und überübermorgen, bis zum Sankt Nimmerleinstag. Verstehen Sie.

Weil sie als Ursache nichts anderes setzte, als dass sie abnehmen muss, wird ihr Unterbewusstsein dann auch ganz exakt dafür sorgen, dass sie genau das solange muss, wie sie das immer sagt. Das liebe Unterbewusstsein schreibt einfach nur alles mit und führt es dann ganz genauso aus. Wie in Hypnose, denn es ist überhaupt nichts anderes als eine Form von Selbsthypnose.

Über 90 Prozent unseres Seins und Denkens werden vom Unterbewusstsein gesteuert. Wer deshalb fähig ist, sein Unterbewusstsein bewusst durch sein (neues, wahres Selbst-) Bewusstsein zu steuern, wird erleben, was Leben wirklich bedeutet.

Besser die Dame hätte gesagt: »Wie schön, dass ich

bald schlank bin.« Noch viel effektiver ist es aber, wenn sie es so sagen würde: »Wie schön, dass ich so schlank bin, schlank, schlank, schlank …«

Alles, was Sie sich vorzustellen vermögen, wird sich in Ihrem Leben realisieren.

Die stärkste Resonanz und die stärkste Sogwirkung hat letztlich das SEIN.

Das ist der wichtigste mentale Schritt zu echter Alterslosigkeit, der kraftvolle Sog durch das Denken:

Seien Sie also jung, indem Sie sich einfach jung denken!

Versuchen Sie erst gar nicht, etwas zu werden, seien Sie. Wir alle sind doch nur auf dem Weg zurück nach Hause.

Denkgewohnheiten und Programmierung

»Der Körper ist der sichtbare Ausdruck des Bewusstseins.«

Kurt Tepperwein

Alles, was ich weiß, habe ich durch Sogwirkung zu mir »hergesogen«. Viele Informationen, gerade für dieses Buch kamen von ganz allein zu mir. Warum?

Weil ich das so in mein Bewusstseinsfeld einprogrammiert habe. Es sind nicht nur einzelne »Programmierakte«, es ist vielmehr ein ständig wachsender Lebensstil der Dauerprogrammierung geworden.

Ich programmierte beispielsweise als Halbglatzenträger, dass ich volles, dickes, jugendliches Haupthaar auf meinem ganzen Kopf habe. Die ganze Geschichte ist noch nicht zu Ende, aber es tut sich wirklich erstaunlich viel. Wunder! Das ist die Macht der Gedanken.

Ebenfalls programmierte ich die ewige Jugend, dabei flogen mir damals plötzlich alle benötigten Informationen von alleine zu und die freudigen Motivationen flatterten wie bestellt zu meinem Fenster herein. Ganz ohne irgendwelche Anstrengungen. Per Sog.

Was ist nun Programmieren? Wenn man auf einem Computer ein neues Programm aufspielen will, muss man manchmal ein altes, überholtes Programm löschen, damit das neue auch schön reibungslos läuft. Genauso verhält es sich mit unserem Denkapparat und unserem Unterbewusstsein. Programmierung ist das Aufspielen eines neuen Programms, mit neuen und besseren Funktionen. Das alte ist nun überflüssig und kann gelöscht werden.

Gedanken sind Programme! Denken Sie sich jugendlich!

Wie installiert man also das neue Programm der Jugendlichkeit?
- Beobachten Sie Ihre Gedanken. Sind Gedanken dabei, die nicht von absoluter Jugendlichkeit überzeugt sind, so ist eine Neuprogrammierung nötig.
- Ersetzen Sie alle diese Gedanken durch einen positiv formulierten Gedanken.

- Sprechen Sie diesen Gedanken sooft wie möglich aus, am besten sehr oft hintereinander, bis sich ein Gefühl von Freude breit macht.
- Lassen Sie los und denken Sie an was ganz anderes.

Freuen Sie sich ab und zu darüber, dass Sie das Gewünschte eigentlich schon haben, weil Sie wissen dürfen, dass, sobald der Same im Boden steckt, er wachsen wird. Von ganz alleine.

Auf diese Art und Weise lässt sich Ihr jugendliches Ziel spielerisch erreichen!

Das funktioniert nicht nur bei Jugendlichkeit, sondern auch in allen anderen Bereichen, die Änderung und Ordnung benötigen. Warum das im Detail so ist, werden wir noch genauer erörtern.

Chaos/Entropie

Bevor man richtig wissen kann, wie man nun eine höhere Ordnung programmiert, ist es wichtig, diese Ordnung zu verstehen. Um den nötigen Kontrast zu bieten, ist es auch gut zu wissen, was das Gegenteil davon ist. Das wären Unordnung, Informationsmangel, Lichtlosigkeit, Unruhe …

In der Physik wird das so erklärt: Der zweite Hauptsatz der Thermodynamik bedeutet kurz gesagt, dass jedes organisierte System im Laufe der Zeit einen Zustand des vermehrten Verfalls, der Auflösung und des Chaos annimmt. Diese wachsende Unordnung nennt man Entropie. Das heißt, sobald die strukturierenden Kräfte wie Information, Intelligenz und Energie aufhören, verbraucht werden oder erlöschen, kommt es zu einem Abbau der Ordnung und somit zu Chaos und Unordnung.

Die der Natur entgegengesetzte Energiebewegungsart arbeitet nach dem Druckprinzip, mit Widerstand, druck- und wärmeerzeugend, explosiv, Struktur vergrößernd, abstoßend und zentrifugal. Sie wirkt gravitierend, damit rückstoßend und zersetzend.

Das bedeutet, dass ein geschlossenes physikalisches System nicht ohne äußeres Zutun aus einem Zustand geringerer Ordnung in einen Zustand höherer Ordnung übergehen kann. Jeder physikalische Vorgang geht automatisch in einen niedrigeren Ordnungszustand über, wobei flüchtige Wärme der Zustand mit der niedrigsten Ordnung, d. h. der größten Entropie ist.

Wenn wir zum Beispiel Wasser erhitzen, was der Ordnung in Form von einer bestimmten Energiezufuhr entspricht, um uns einen Tee aufzugießen und die Tasse mit Tee stehen lassen, dann wird sich die darin enthaltene Wärmeenergie langsam im Raum verflüchtigen. Die gespeicherte Energie wandert vom Medium Wasser per Wärmestrahlung zum Medium Luft und verteilt sich chaotisch im Raum.

Auch ein Apfel, der zu lange aufbewahrt wurde, wird mit der Zeit schrumpelig und zerfällt.

Dies tritt überall dort auf, wo die ordnende Information aus irgendwelchen Gründen vergeht. In beiden Fäl-

len ging die ordnende Kraft »verloren«. Im ersten Fall in
Form von strukturierender Wärmeenergie, im zweiten
Fall in Form einer geheimnisvollen Informationsenergie.

Es ist offensichtlich, dass auch das System in seiner
ganzen Funktion erhalten bleiben könnte, wenn die ordnende Information erhalten bliebe.

Genauso wie in unserem Experiment mit der unsterb-
lichen Zelle und dem Hühnerherzen von Dr. Correl.

Was ist das für eine Kraft und was hält ein System in-
takt und in unserem Falle jung? Es ist eine Kraft, die im
ganzen Kosmos vorkommt, um überall allumfassende
Ordnung zu schaffen. Im hellenistisch-materialistisch
westlichen Weltbild unserer Gesellschaft tut man sich
noch etwas schwer mit dem Gedanken, dass es diese
Ordnungskraft gibt. Denn sie kann es mit ihren Mitteln
nicht erklären noch messen, noch verstehen. Und doch
ist sie in ihrer Wirkung stets überall präsent. Ohne sie
ist die Welt letztlich nicht richtig erklärbar. In den verschiedenen Kulturen ist diese Kraft unter verschiedenen Namen bekannt: Chi, Ki, Reiki, Prana, Vril, Orgon,
Äther …

Es ist in diesem Zusammenhang immer die Kraft Gottes gemeint, die alles lebendig und geordnet hält. Man
könnte es einfach auch mit Lebenskraft übersetzen. Es
ist die Informationskraft, welche die Atome zusammenhält und die alles Lebendige wachsen lässt, auch unseren
eigenen menschlichen Körper. Es gibt sogar für sensitiv
veranlagte Menschen sichtbare Energiewirbel im Körper,
Chakras genannt *(Sanskrit für Rad)*.

Alles entsteht aus dieser Kraft, alles besteht in dieser Kraft. Selbst unsere Materie ist nichts anderes als ein Ausdruck dieser Kraft.

So erkannte es auch einer der wichtigsten Wissenschaftler der Welt, der in einem Atemzug mit Einstein und Tesla genannt werden darf:

»Als Physiker, also als Mann, der sein ganzes Leben der nüchternen Wissenschaft, nämlich der Erforschung der Materie diente, bin ich sicher frei davon, für einen Schwarmgeist gehalten zu werden. Und so sage ich Ihnen nach meiner Erforschung des Atoms dieses: Es gibt keine Materie an sich! Alle Materie entsteht und besteht nur durch eine Kraft, welche die Atomteilchen in Schwingung bringt und sie zum winzigsten Sonnensystem des Atoms zusammenhält. Da es aber im Weltall weder eine intelligente noch eine ewige Kraft gibt, so müssen wir hinter dieser Kraft einen bewussten, intelligenten Geist annehmen.

Dieser Geist ist der Urgrund der Materie! Nicht die sichtbare, aber vergängliche Materie ist das Reale, Wahre, Wirkliche, sondern der unsichtbare, unsterbliche Geist ist das Wahre!

Da es aber Geist an sich allein ebenfalls nicht geben kann, sondern jeder Geist einem Wesen angehört, müssen wir zwingend Geistwesen annehmen. Da aber Geistwesen nicht aus sich selber sein können, sondern geschaffen worden sein müssen, so scheue ich mich nicht, diesen geheimnisvollen Schöpfer so zu benennen, wie ihn alle Kulturvölker der Erde früherer Jahrtausende genannt haben: Gott.

So sehen Sie, meine verehrten Freunde, wie in unseren Tagen, in denen man nicht mehr an den Geist als den Urgrund aller Schöpfung glaubt und darum in bitterer Gottferne steht, gerade das Winzigste und Unsichtbare es ist, das die Wahrheit wieder aus dem Grabe materialistischen Stoffwahns herausführt und die Türe öffnet in die verlorene und vergessene Welt des Geistes.«

Max Planck

Auch heute weiß unsere Wissenschaft noch immer nicht so recht, ob die Atome der Materie und Lichtphotonen nun Teilchen oder Wellen sind. Einmal sind es eindeutig Teilchen und Partikel und dann sind es wieder eindeutig Wellen. Je nach dem jeweiligen Betrachter. Ja, Sie lesen richtig, es kommt auf den Betrachter an, ob Materie nun eine Welle oder ein Teilchen ist. Das ist auch das Thema der Unschärferelationstheorie in der Quantenphysik.

Somit ist die uns umgebende Materie relativ und dennoch kann man sich bös das Schienbein am (immateriellen) Tisch anschlagen. Trotz dessen gibt es Materie an und für sich nicht. Jedenfalls nicht nur so, wie man es allgemein zu erkennen gemeint hat.

Materie ist nicht so beschaffen, dass sie nicht umprogrammierbar wäre.

Unsere Körper sind schließlich auch aus Materie und können durch Gedankeninformation geändert werden.

Eine hohe Disziplin, aber auch mit hohem Spaßfaktor. Versuchen Sie es, denken Sie sich jung!

Der Körper ist dermaßen reversibel, dass es sogar ernst zu nehmende Therapeuten gibt, die sich auf das Nachwachsen abgetrennter Gliedmaßen spezialisiert haben. Das funktioniert angeblich am besten bei Kindern, die sich noch in einer intakten Vorstellungswelt aufzuhalten wagen.

Für uns bedeutet das nicht weniger, als dass wir lernen können diese Information, gekleidet in Materie, durch Information, gekleidet durch unsere Gedanken und Worte, zu verändern. Das tun wir alle im eigentlichen Sinne immer und zukünftig vielleicht bewusster, wenn wir die Programmierungsübungen im letzten Teil anwenden.

Es ist die Lebenskraft, welche die ausschlaggebende Verjüngungskraft ist.

Diese Kraft ist der Grund, warum manche Menschen durch Handauflegen heilen können. Denn die Lebenskraft ist natürlich übertragbar.

Dazu ein sehr interessantes Beispiel von einem Mann namens Masaro Emoto. Ein bemerkenswerter Wissenschaftler, der sich ganz der Erforschung des Elementes Wasser verschrieben hat. Es erscheint für reine Materialisten unglaublich, trotzdem ist es ein wissenschaftlich abgesichertes Faktum. Er stellte nämlich fest, dass Wasser ein wunderbarer Informationsspeicher ist. Außerdem reagiert Wasser in der Tat auf gesprochene Worte. Wasser verändert seine innere molekulare Struktur, wenn man

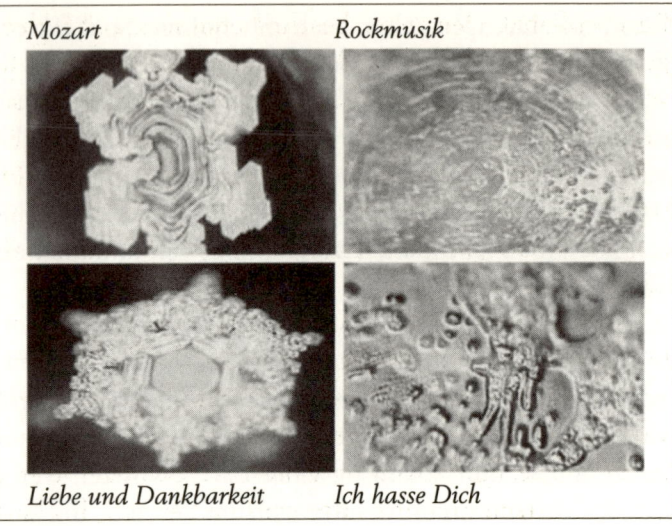

Mozart   *Rockmusik*

Liebe und Dankbarkeit   *Ich hasse Dich*

Abb. 14: Emoto »Die Botschaft des Wassers«

Informationen, z. B. mittels Sprache oder Musik auf das Medium Wasser überträgt.

In seinen Versuchen stellte Emoto fest, dass sich dessen Wassercluster und Wassermoleküle in bestimmter Weise anordneten, je nachdem was zu dem Wasser gesprochen wurde und sogar auch, welche Worte auf die Flasche des jeweiligen Wassers geschrieben wurden, Cluster.

Positive Dinge wie »Liebe und Dankbarkeit« hatten eine total andere Struktur als »Ich hasse Dich«.

Angeregt durch die Forschungen Emotos haben japanische Schüler drei Behälter mit Wasser gefüllt und mit

Reis bepflanzt. Den ersten beschrifteten sie z. B. mit dem positiven Begriff »Liebe«, den zweiten mit dem negativen Begriff »Dummkopf«, den dritten beschrifteten sie gar nicht. Das Ergebnis war erstaunlich: Im ersten Behälter wuchs sehr schmackhafter Reis. Im zweiten Behälter wuchs sehr fader Reis. Im dritten Behälter aber verrottete der Reis sogar. Nach Emoto ist nichts schlimmer als Gleichgültigkeit.

Es scheint wissenschaftlichen Außenseitern vorbehalten zu sein, solche Entdeckungen zu machen. Bereits 1988 fand der französische Wissenschaftler Jacques Benviste heraus, dass Wasser so etwas wie ein Gedächtnis haben müsse. Ein Antikörper wurde in eine Wasserlösung getan, die dann immer weiter verdünnt wurde, bis kein Molekül des Antikörpers mehr vorhanden sein konnte. Und doch wirkte die Wasserlösung auf infizierte Blutzellen wie ein Antikörper! Also rein informell.

Wassermoleküle haben die Eigenschaft, sich in immer neuen Kombinationen zu Molekülketten (engl. *Cluster*) zusammenzuschließen. Diese *Cluster* können offenbar in unterschiedlicher Weise durch ihre Umgebung geprägt werden, ähnlich wie man Musik verewigt, indem man einer Schallplatte oder CD Informationen in die Rillen prägt. Im gefrorenen Zustand gleicht daher kein Wasserkristall und auch kein Schneekristall dem anderen, so wie kein Mensch dem anderen gleicht. Jeder Wassertropfen hat seine ganz eigene Geschichte hinter sich, je nachdem, welche Gewässer, welche Erdschichten, welche Wolkenregionen er durchlaufen hat.

Der Regentropfen, der auf ein Blatt fällt, nimmt etwas von diesem Blatt in sich auf, dann vom Gras, vom Erdboden. (Buch: »Die Botschaft des Wassers«)

Emoto machte sehr viele Versuche. In zwölf Jahren Forschungsarbeit untersuchte er neben der Wirkung von Musik auf Wasser auch diejenige von Gedanken und Worten. Es mag unwahrscheinlich klingen, aber eine Flasche mit der Aufschrift »Danke« ergab, auch im Wiederholungsfall, ein ganz anderes Kristallisationsbild als eine mit der Aufschrift »Du Narr«. »Machen wir es gemeinsam!« ergab ein schöneres Bild als der Befehl: »Tu es!«

Sie können also »Verjüngungsinformation« tanken. Sie selbst bestehen ja zu mehr als 70 Prozent aus Wasser. Davon ist jeder einzelne Tropfen ein winziges Sonnensystem mit gespeicherter Information. Von Ihnen abgespeicherter Information! Darum sollte man darauf achten, welche Information zu und über den Körper gesagt wird. Es könnte nämlich genau diese Auswirkungen haben, die man so unbedacht von sich lässt.

Wichtig ist auch, darauf zu achten, wie man richtig formuliert. Das Unterbewusstsein versteht überhaupt keinen Spaß, es nimmt alles sehr wörtlich und kennt kein Wort namens »Nein«. Nein, nicht, nie, nimmer … Diese Worte kommen im Wortschatz des Unterbewusstseins überhaupt nicht vor. Das ist entscheidend. Das Unterbewusstsein schreibt alles nur ganz genau mit, wie eine perfekte Sekretärin, nur mit dem großen Unterschied, dass es keine Negation kennt.

Im Klartext heißt das, wenn Sie zum Beispiel Kopfschmerzen haben und sich hinreißen lassen zu sagen:
»Ich habe jetzt **keine** Kopfschmerzen mehr«. Es kommt
aber im Unterbewusstsein an: »Ich habe jetzt ›piep‹ mehr
Kopfschmerzen. Daraufhin sagt ihr Unterbewusstsein
natürlich: »Alles klar, der Körper meines Chefs hat jetzt
noch mehr Kopfschmerzen. Wird ausgeführt!«

Die falsche Formulierung kann somit nie das gewünschte Resultat hervorbringen, außer dass auf diese
Art alles nur schlimmer wird.

Am Schluss ist man so enttäuscht, dass man sich einfach nur noch von den Wellen des Schicksals treiben
lässt. Das ist schon traurig, aber leider der erschütternde
Normalzustand.

In der Art der Formulierung besteht der große Unterschied zum allgemeinen Verständnis von »positivem
Denken«. Demzufolge lautet dann die richtig formu-
lierte Programmierung: »Mein Kopf ist wunderbar frei
und fühlt sich leicht an!« Dann lässt man alles Kontrol-
lieren los und freut sich über das Ergebnis. Fertig, und
nicht mehr!

Nach dem gleichen Prinzip ist es möglich, Jugend zu
programmieren. Genauso ist es unumgänglich, dass wie
»ganz von selbst« Dinge und Informationen (Ordnung)
in das Leben »gesogen« werden, die Ihnen real bleibende
Jugendlichkeit ermöglichen.

Sie müssen, ja Sie dürfen eigentlich gar nicht mehr
tun als das! Nur so können Sie den genannten ewigen
Gesetzen die Chance geben, genau so zu antworten.

Es ist ein Spiel. Das ganze Leben wird immer mehr zu einem großen, wundervollen Spiel. Es ist unsere Aufgabe, ein Meister in diesem Spiel zu werden.

Blockaden

Die Jugend stellt sich wieder ganz von selber ein, sobald man die Blockaden weggeräumt hat.

Jeden Moment in unserem körperlichen Leben fließen Informationen und Energien durch unseren Körper. Ohne diesen Strom an Energie wäre Leben in keinem einzigen Augenblick möglich. Diese Energie ist es letztlich, die uns tatsächlich versorgt. Es ist nicht das Brot, das uns ernährt, sondern *»jedes Wort, das aus dem Mund Gottes kommt«* (Matthäus 4,4). Es ist die besagte Lebenskraft, das Licht hinter dem Licht, welches uns ernährt. Denn wenn Gott nun Licht ist, dann muss alles, was aus seinem Mund kommt, demzufolge Licht sein. Unsere eigentliche Nahrungsquelle ist zentral dieses Licht. Es sind sicher nicht die Kalorien, nicht die Kohlenhydrate und Proteine, es ist Information. Wir sind Informations- und Lichtesser!

Alles, was in der Nahrung ist, jeder Apfel, jede Karotte, gibt nur eine anregende Information an unseren Körper weiter. Nicht mehr. Was in den Körper an Materie hineingeht, kommt in seiner Zusammensetzung plus Zellverschleiß genauso wieder heraus.

Ein Beispiel, um meine gewagte Aussage zu untermauern: Vitamine sehen unter dem Mikroskop wie riesige, geordnete Kristalle aus. Eine Landschaft aus funkelnden Edelsteinen. Nun weiß man schon seit langem, dass Kristalle und Kristallstrukturen perfekte Informationsträger sind (ähnlich der kristallinen Siliziumhalbleiter in unseren Computern).

Vitamine sind also kleine Kristalle, und diese Kristalle sind erstklassige Informationsträger. Somit kann man logischerweise daraus folgern, dass Vitamine eigentlich »nur« wichtige Informationen weitergeben, die der Körper für ein optimales Funktionieren benötigt. Wir sehen also, Nahrung ist Information.

Ein Apfel hat eine bestimmte Information und eine Orange hat eine gewisse Information, genauso wie Schnitzel mit Pommes.

Was glauben Sie, welcher dieser Informationsträger baut den Körper auf und welche Information blockiert den Lebensprozess?

So gibt es auch keine Heilmittel oder Verjüngungsmittel an sich. Es gibt nur Mittel, die gute Information enthalten und/oder lebenserhaltende Information nicht blockieren, und die den Lebensfluss nicht zum Stocken bringen.

Nahrung ist eine Form von Information, gekleidet in Materie.

Ein Erklärungsmodell dafür haben wir durch die messbaren Biophotonen nach Prof. Popp. Es gibt Nahrung, die aufbauend ist, weil sie ordnende Informationen für unseren Körper transportiert. Ordnungsträger sind Vita-

mine, Mineralien, Cluster und Enzyme. Auf der anderen
Seite gibt es Nahrung, die wenig, gar keine oder negative
Informationen in sich birgt. Das sind »leere Kalorien«,
eben denaturierte Kost.

Jene sind die unerwünschten Blockaden, die das perfekte Zusammenspiel aller Körperfunktionen empfindlich stören können. Diese unsichtbaren Blockaden sind
weiter dafür verantwortlich, dass sich der verfrühte
Alterungsprozess bald massiv einstellt. Diese Informationsblockaden »materialisieren« früher oder später, dafür aber ganz sicher, Schlacken und Ablagerungen.
Stimmt aber die Information für den Körper und baut
diesen auf, dann kann man getrost von jung erhaltender
Nahrung sprechen.

Jetzt verstehen wir auch besser, wie angeblich Menschen auf körperlicher Ebene einfach nur von Information leben können (Lichtnahrung? Wir tun das eigentlich
alle, unbewusst, ein Stück weit). Wir verstehen jetzt
auch, wie so ein »noch« blockadefreier neuer Körper
eines Babys so schnell wachsen kann. Es ernährt sich einfach aufgrund des niederen Verschlackungsgrades viel
mehr von Licht.

Genauso ist jetzt mit diesem Erklärungsmodell die
Homöopathie für viele durchsichtiger. In der Homöopathie wird dem Patienten tatsächlich »nur« Information
verschrieben und nicht mehr. Der Homöopath nimmt ja
nur einen Wirkstoff und verdünnt und potenziert ihn
dann so lange, bis kein einziges Wirkstoffmolekül mehr
in dem Präparat nachweisbar ist. Dann wird weiter ver-

dünnt. Dabei nimmt die Wirksamkeit des Medikaments auch weiterhin noch zu. Das ist rein materialistisch begründet nicht möglich. Dennoch funktioniert es hervorragend! So etwas amüsiert mich!

Es ist die Information, die heilt, ernährt, energetisiert und aufbaut. Nur die Blockaden aus zivilisiertem, naturfremden Leben können die Information, das Licht aufhalten.

Weitere Blockaden wie falsches Atmen sind ein nicht zu unterschätzender Faktor. Es scheint unglaublich, aber selbst so fundamental grundlegende Dinge wie das Atmen werden von der Mehrheit unserer Zeitgenossen konsequent falsch gemacht.

Falsch ist, dass der Mensch zu flach atmet. Er atmet meistens mit der Brust, was vollkommen verkehrt ist. Des Weiteren atmet er aufgrund seiner schädlichen Lebensweise viel zu schnell und zu häufig.

Babys, Meditierende, Sportler, Sänger und Tiere machen es noch richtig. Sie atmen ausschließlich tief mit dem Bauch und brauchen schon aus diesem Grund weit weniger Atemzüge.

Es ist für das ganze Energiesystem des Körpers von größter Bedeutung, dass man richtig atmen lernt! Machen Sie den Test. Beobachten Sie sich mal, am besten mit einer Hand auf dem Bauch und vielleicht auf dem Rücken liegend. Sie werden wahrscheinlich bemerken, dass sich Ihr Bauch nicht sonderlich bewegt, dafür aber die Brust. Die einfache Lösung ist, sich eine neue Atemtechnik anzutrainieren. Mit unserem Programm an neuen Lebensgewohnheiten wird sich dies aber fast von ganz alleine einstellen.

Als ich einmal neun Wochen lang komplett nur mit stillem Wasser gefastet hatte, fiel mir auf, dass sich mein Atem extrem verlangsamt hatte. Ich atmete einen Atemzug und andere Menschen wie meine Frau atmeten drei- bis viermal in der gleichen Zeit. Dazu ging es mir gleichzeitig in dieser Fastenzeit besser als je zuvor. Fasten reinigt so wundervoll den Körper, und ein gereinigter Körper muss einfach weniger atmen.

Wenn der Atemreflex häufiger ausgelöst wird, versucht der Körper übermäßig über die Lunge Kohlendioxid, also Kohlensäure, loszuwerden.

Ein weiteres Zeichen für Blockaden ist ein hohes Schlafbedürfnis. Der Körper braucht mehr Zeit zum Regenerieren und verlangt nach mehr Ruhe und Schlaf. Sekundenschlaf ist ein sicheres Warnzeichen, sich endlich auf die gesunde Seite des Lebens zu schlagen. Ein Mangel an Licht und Information in der denaturierten Nahrung kann eben verschiedene Arten von Blockaden zur Folge haben.

Licht

Licht verhält sich zu Materie wie Dampf zu Eis.

Wir haben also gesehen: Gute, natürliche Nahrungsmittel sind »nur« Stimulanzien für kosmische Information. Schlechte Nahrungsmittel blockieren aber dieselben.

Diese Lichtinformation ist sogar im entsprechenden Labor und auch für sehr sensitive Menschen sichtbar!

1923 entdeckte der russische Wissenschaftler Alexander Gurwitsch an lebenden Organismen wie Zwiebeltrieben und Hefen ultraschwache Lichtemissionen. Die Strahlung im Spektralbereich von 260nm nannte er »mitogenetische Strahlung«. Diese Entdeckung wurde später auch von anderen Wissenschaftlern bestätigt.

Gurwitsch beobachtete, dass die Anzahl der Zellteilung in einer Zwiebelwurzel anstieg, wenn er eine zweite Zwiebel in ihre Nähe brachte. Er beobachtete den gleichen Effekt, wenn sich eine dünne Quarzglasscheibe zwischen den beiden Zwiebeln befand. Genauso nahm er frisches Schweineblut und füllte es in zwei gläserne Gefäße. Er stellte sie ein paar Zentimeter nebeneinander auf und fügte einem der Gläser einen Krankheitserreger hinzu. Darauf produzierte das Blut Antikörper, um die Eindringlinge abzuwehren. Das Erstaunliche daran war aber, dass das zweite Glas ohne die Erreger ganz genauso reagierte und Antikörper produzierte! Es fand also ein Informationsaustausch statt.

Mit einer undurchsichtigen Trennwand aus Holz passierte aber überhaupt nichts. Zellen kommunizieren und unterhalten sich also mit Lichtgeschwindigkeit mittels Lichtemission. Professor Fritz-Albert Popp nannte diese Strahlung »Biophotonen«.

Die Aufnahme von Biophotonen erfolgt unter anderem über Sonnenstrahlung und wird auch über Augen und Hautpigmente als Sonnenlichtphotonen aufgenommen, und dieses wird in den Zellen zu Biophotonen umgewandelt. Eine weitere Aufnahme erfolgt beim Verzehr von pflanzlichen Produkten, die in der Wachstumsphase viel Licht absorbierten und in den Zellen als Photonen speicherten. Genauer: im Chlorophyll.

Das meiste Licht, im unsichtbaren Spektrum, fließt aber in den hinteren Teil des *Vishuddha*-Hals-Chakras ein, ohne dass wir es merken.

Immer mehr setzte sich in den letzten Jahren die Erkenntnis durch, dass Biophotonen die eigentlichen Informationsträger in unserem Körper darstellen, die fähig sind, mit Lichtgeschwindigkeit Informationen von Zelle zu Zelle weiterzugeben. Somit besitzen sie auch einen direkten Einfluss auf alle Regulationsprozesse unseres Körpers. Werden die Biophotonen in unserem Körper nicht mehr durch Blockaden an ihrer Arbeit gehindert, wird bald ein sichtbarer Verjüngungseffekt die Folge sein müssen.

Auch beim Menschen kann dieses Leuchten der Zellen gemessen und aus der Intensität der Biophotonenstrahlung Rückschlüsse auf sein Allgemeinbefinden gezogen werden. Wenn die Informationen in lebendigen Körpern durch Licht übertragen werden und messbar sind, können wir die ultraschwache Strahlung dieser Biophotonen auch mit unseren Sinnen unbewusst wahrnehmen? Sinne und Instinkte, die fähig sind, Biophotonenstrahlung aufzunehmen und auszuwerten? Wenn ja, lassen sich so auch Gedanken und Gefühle übertragen? Das wäre ein interessantes Forschungsgebiet.

Das Licht der Biophotonen steuert nicht nur interne körpereigene Funktionen. Wie jede Lichtstrahlung kann es auch von seiner Quelle abgestrahlt werden.

Inzwischen wird das Messverfahren schon industriell für die Lichtemissionen, also für die Qualitätssicherung von Lebensmitteln genutzt. Es wird unter anderem der Qualitätsunterschied von Freilandeiern und Batterie-eiern gemessen und tatsächlich ist das heute selbst für die normalen industriellen Materialisten ein ganz alltäglicher, nüchterner Messablauf. Denn trotz der gleichen stofflichen Zusammensetzung ist der Lichtanteil entscheidend für die wirkliche Qualität und sehr ausschlaggebend für den Geschmack.

Um dieses interessante Thema abzukürzen: Materie ist nichts anderes als kondensiertes Licht! Licht ist Information und Informationsträger. Ihr Körper ist kondensiertes, verdichtetes Licht. Und Ihre Gedanken und Worte sind Information. Mit Ihren Gedanken und Worten schaffen Sie sich Ihre Realität der Jugend.

97 Prozent unserer DNS besteht angeblich aus Strängen ohne jegliche Funktion, wenn man bestimmten Zweigen der Wissenschaft glauben will. Nichts aber in der geschaffenen Natur ist zufällig oder unnütz. Trotzdem scheut sich die Wissenschaftlichkeit nicht davor, die für sie nicht einzuordnenden Bestandteile unserer Zellen »Junk« *(engl. Müll)* zu nennen.

Ohne diese Stränge wäre gar kein Leben möglich,

denn diese 97 Prozent »Müll« sind in Wirklichkeit so genannte Hohlraumresonatoren. Diese Hohlraumresonatoren der DNS und RNS haben die Fähigkeit, Licht und Information zu senden und auch wieder zu empfangen. Sie haben alle Eigenschaften und Funktionen, die Antennen haben müssen. Sie empfangen verschiedene Frequenzen von Licht. Schwingungen der Transmutation. Ohne diese »Antennen« gäbe es uns körperlich nicht.

Obwohl der Mensch sich für so klug hält, ist er doch fast gänzlich blind. Denn wir sehen mit unseren Augen von dem gesamten bekannten Spektrum des Lichts nur höchstens drei bis fünf Prozent. Den Rest können wir mit den 97 Prozent Junk »sehen«. Diese 97 Prozent haben, direkt oder zumindest indirekt, die Fähigkeit, Materie zu transmutieren, das heißt Licht zu Materie zu kondensieren. Das ist schon länger von der Pflanzenwelt bekannt.

Unblockiertes Licht, ungehindert fließende Information ist alles, was wir brauchen, um die Jugend zu erhalten und das Altern, theoretisch und praktisch, komplett zu stoppen. Theoretisch nur deshalb, weil die meisten Menschen leider überfordert sind, wenn es darum geht, sich auch nur das tägliche Glas Milch abzugewöhnen (eine sehr späte Entwöhnung).

Sie können also mittels der Gedanken und Sprache (Information) und je nach Intensität der investierten Gefühlsenergie Ihrem Körper die Programmierung von

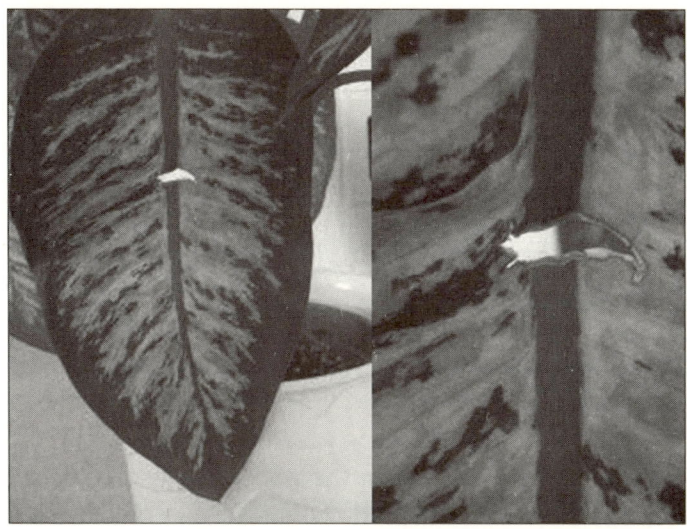

Abb. 15

bleibender Jugendlichkeit einspeichern. Denn was Sie denken, wird zu der Resonanz Ihrer DNS und somit Ihres ganzen stofflichen Seins. Was dann auch entsprechend als so genanntes »Restselbstbild« sichtbar wird.

Dieser Sachverhalt wurde mir vor kurzem wieder sehr bewusst: Während ich in meinem Wohnzimmer saß, entdeckte ich, dass eine unserer großen Topfpflanzen an einem jungen Blatt eine völlig durchgetrennte Hauptversorgungsader, also ein großes Loch hatte. Als das Blatt aber mit der Zeit immer größer wurde, dabei aber genauso gesund aussah wie die anderen Blätter, wunderte mich das schon etwas. Dieses Blatt (ca. 40 cm Länge) hängt jetzt schon seit Jahren so rum und immer noch ist es so schön wie alle anderen Blätter.

Wie ist es möglich, dass ein Blatt einer Zimmerpflanze jahrelang lebendig und frisch bleiben kann, obwohl die stoffliche Hauptversorgungsader unterbrochen ist?

Offensichtlich wird das Blatt nicht durch die »dicke Leitung« versorgt, sondern von einer anderen Quelle. Schließlich laufen ja die feinen Kanäle, die von dem Hauptkanal gespeist werden sollten, von der Mitte zum Rand weg und können so niemals den unteren Teil des Blattes mit Nährstoffen und Wasser versorgen.

All das gibt zu denken.

Ist es nicht so, dass alles, wie Max Planck schon sagte, aus Geiststoff besteht und durch Geist verändert und verjüngt (!) werden kann!

Lassen Sie sich ein auf dieses Abenteuer.

»Meinem Verständnis und meiner Überzeugung nach steigt mit der Zunahme des Lichtquotienten innerhalb des Körpers die natürliche Fähigkeit der Zellregeneration auf die reinste Stufe. Je freier unsere zelluläre Struktur von allen Formen von Toxizität und je mehr Licht und je höher die Schwingung oder Oszillationsrate unserer Energiefelder ist, desto geringer die Möglichkeit von Krankheit, Verfall und Degeneration. Licht zieht Licht an.«

Jasmuheen

Licht und Information

Altern ist eine Zunahme an Lebensenergieblockaden.

Es ist Licht, aus dem wir bestehen, und dieses Licht ist Information. Sie bestimmen, welche Information Ihren Körper formt und wie schnell er altern soll. Deshalb ist es auch so wichtig, lebendige Nahrungsmittel zu essen. Ein kleines Bild macht es deutlich:

Wenn jemand ein Weizenkorn (selbst die Weizenkörner, die man in den ägyptischen Pyramiden fand und mindestens 4000 Jahre alt sind, konnte man ohne Weiteres aussäen und es entstand neues Leben) in die Erde steckt, dann wächst da irgendwann ein Weizenhalm aus dem Boden. Wenn man aber ein Stück Fleisch in die Erde steckt, dann wird es nur vergammeln.

Ein wichtiger Satz in diesem metaphysischen Zusammenhang lautet:

Nur Lebendiges kann Leben zeugen und Totes wird immer Tod nach sich ziehen!

Nur Leben und Lebendiges kann Leben und die Jugend erhalten. Um die letzten Kapitel etwas zusammenzufassen:

Die Kernaussage ist die, dass ein sauberer und wieder renaturierter Körper die Fähigkeit hat, sich durch Information und Licht weiter jung zu erhalten, einfach dadurch, dass er mit der Zeit die durch den Schlackenschutt verschüttete Fähigkeit wieder erwirbt, alles an benötigten Nährstoffen selbst aus der überall vorhandenen Urenergie zu erzeugen (Transmutation). So wie es von den allermeisten Vitaminen bekannt ist, die sich automatisch in einem gesunden Leib im Darm bilden können. Dies geschieht durch eine konsequente Zuwendung zur artgerechten Ernährung.

Auch die allgemein anerkannte, weil wirksame Homöopathie beruht auf dem Prinzip Information und Licht. Einsichtig wird dies, wenn wir uns das Verfahren von der Herstellung verschiedener Potenzen kurz anschauen:

Als Erstes wird eine Urtinktur aus einem Ausgangsstoff hergestellt. Die Urtinktur wird danach verdünnt. Die erste Verdünnung ist 1 : 10. Einen Tropfen Urtinktur auf zehn Tropfen Wasser. Von dieser Verdünnung wird wieder ein einziger Tropfen abgenommen und mit zehn weiteren verdünnt. Man nennt dieses Verfahren Dynamisierung oder Potenzierung.

Schon bei der Potenz D 24 ist kein einziges Molekül in der Urtinktur mehr feststellbar. Bei D 26 ist es schon so, dass ein Tropfen der ursprünglichen Ausgangssubstanz, geträufelt auf die Wassermenge aller Weltmeere dieser Erde zusammen, die dabei entsprechende »Verdünnung wäre«.

Wenn Sie oder ich ein homöopathisches Mittel zu uns nehmen heißt das nichts anderes, als dass »nur« die Information, ohne einen Funken materieller Stofflichkeit, in uns wirkt. Information heilt also unseren Körper, nicht Materie!

Wieso-, Weshalb-, Warum-Frager

Sie sehen schon, ich will es genau wissen. Ich bin ein notorischer »Warum-Frager«. Und das mit Absicht. Warum fragen, zu hinterfragen, hat es nämlich in sich.

Um es zu verdeutlichen drängt sich mir geradezu ein Bild auf. Stellen Sie sich vor, wie ein Vater mit seinem Sohn am Frühstückstisch sitzt. Der kleine Sohn bewegt sich jetzt gerade in diesem nervigen Alter, wo ständig aus heiterem Himmel nur noch seltsame Fragen aus seinem Mund kommen. »Warum ist der Himmel blau, warum ist das Gras grün, warum können Vögel fliegen, warum ist ein Haus eckig, warum, warum, warum ...?«

Und bei dieser Frühstücksszene läuft im Fernsehen gerade eine Tierdokumentation und der Kleine fragt seinen Papa: »Du, warum müssen Gorillas, Elefanten und Nilpferde kein Wurstbrot essen, um so groß und stark zu werden?«

Die Antwort wäre sicher lustig. Vielleicht aber muss der Papa gerade in diesem Moment an etwas sehr Wichtiges denken und bleibt die Antwort schuldig.

Solange Kinder noch nicht mit leerem Schulwissen zugestopft worden sind, sind sie die wahren Wissenschaftler. Unvoreingenommen, neugierig, eben ewige Warum-Frager. Warum ich das erwähne? Wenn Sie jugendlich denken wollen, dann fragen Sie immer: »Warum?«. Es ist die beste und einfachste Möglichkeit, um sein Denken frisch und jung zu halten. So bleibt uns die Wahrheit niemals fern. Wer frei denkt, ist wirklich frei!

Ein Apfel in Arabien

Es ist schon fast wieder lustig, wenn man mal so beobachtet, wie der Konsument hinters Licht geführt werden soll. Das meine ich wortwörtlich.

Es werden ihm für seine (Zivilisatose-)Beschwerden dann unzählige exotische Nahrungsergänzungen und Mittelchen angeboten. Das alles ist leider oft genug nichts weiter als eine ausgeklügelte Verkaufsmasche.

Ginseng, Nooni, Grünlippmuschelextrakt, Gingko, Acerolakirschen, seltsame Algen in verschiedensten Formen und Farben, Säfte, Pulver, Tabletten …

Dass aber auch gute und noch bessere Anti-Agingmittel in nächster Umgebung wachsen, daran denkt im Kaufrausch wohl niemand.

Vor recht langer Zeit war unser ganz gewöhnlicher heimischer Apfel ein sehr begehrtes Heilmittel in dem weit entfernten Arabien. Lange Karawanen transportierten die begehrte und teure Frucht wochen- und monatelang durch die sengenden Wüsten Arabiens. Frisch gehalten wurden die Äpfel schwimmend in großen, mobilen Wasserbottichen, damit sie nichts an ihrer knackigen Frische verloren. Diese ausländischen Äpfel wurden dann im Heimatland fast mit Gold aufgewogen und wechselten so den Besitzer. Feierlich wurde der Apfel dann verzehrt und bald stellte sich die erstaunliche und heilende Wirkung ein.

Das erinnert mich sehr an das Verhalten der Menschen in unseren Reformhäusern. Verstehen Sie mich bitte nicht falsch, es gibt da wunderbare Dinge zu kaufen und ich kaufe dort selbst auch sehr gerne ein, aber in jedem Land der Erde wächst all jenes, was die jeweiligen Bewohner benötigen. Wenn Sie natürliches Vitamin C wollen, dann werden Sie unweigerlich mit der Acerolakirsche in Kontakt kommen. Eine wunderbare Frucht mit ultra hohem Vitamin C-Gehalt. Wussten Sie, dass unsere langweilige, einheimische Hagebutte bald so viel Vitamin C enthält? Und die wächst überall!

Genauso die Wunderwurzel Ginseng. Asiatischer Ginseng hat tatsächlich eine recht ähnliche Wirkung wie unser ganz normaler Meerrettich von Ihrem Markt nebenan! Sicherlich verkauft irgendein ausgefuchster Kaufmann in Asien unseren gewöhnlichen Rettich als ein super Heilmittel oder als Nahrungsergänzung.

Genauso ist es mit vielen anderen Dingen, die manchmal teuer angeboten werden. Wenn Sie es sich aber leisten können oder mögen, dann gibt es keinen Grund, diese Produkte nicht zu wählen.

Aber gerade auch bei uns lassen sich mit wenig Geld sehr gute »Anti-Agingmittel« erwerben.

Wir werden im Rezeptteil noch sehen welche.

Echtes, frisches Wasser

Richtig gutes Wasser ist gar nicht so leicht zu bekommen. Doch ist es mit ausschlaggebend für die Jungerhaltung des Körpers.

Es ist zwar – ehrlich gesagt – etwas unappetitlich, trotzdem muss ich es noch erwähnen. Homöopathen sprechen im Zusammenhang mit Leitungswasser von »verdünnten und potenzierten Fäkalien«.

Na dann Prost.

Das Wasser, das aus der Leitung kommt, verlässt das Klärwerk zwar chemisch rein, aber leider nicht informell rein. Wenn man die Wahl hat, sollte man sich eine bessere Quelle suchen. Lebendiges Wasser unterscheidet sich in allen Punkten von Leitungswasser und den allermeisten Flaschenwässern. Es gibt gute Tricks, um denaturiertes Wasser wieder lebendig zu bekommen. Auch wie man Wasser richtig filtern kann, ist im nächsten Teil genauer erklärt. Wichtig für ein gutes Wasser ist seine Oberflächenspannung und damit auch seine Schmutz- und Schlackenbindungskraft. Der Körper ist nur dann richtig erfrischt, wenn bestimmte Qualitätskriterien des Trinkwassers erfüllt sind.

Mucus

Solange der Mensch noch Toilettenpapier braucht, wird er auch altern. Provozierend, nicht? Aber haben Sie jemals gesehen, dass ein Hund, Affe, Kaninchen, dass Elefanten, Vögel … Toilettenpapier benötigten. Ich auch nicht! Warum? Weil sie sich, ganz einfach natürlich und artgerecht (frei von Schleim und Mucus bildender Kost) ernähren.

Es ist so offensichtlich, und dennoch fragt einfach niemand danach, weshalb der Mensch als ein derart »überragendes Wesen«, der ständig die Natur verbessern will, so eine primitive Reinigungsmethode braucht. Was die »niedere Spezies« offensichtlich nicht nötig hat.

Ich sage: Die natürlichen, uns gegebenen Instinkte sind besser als der degenerierte Besserwisser-Intellekt des Menschen! Nur der Mensch hat dieses Selbstzerstörungspotenzial, das Gott sei Dank kein weiteres Lebewesen auf diesem Planet hat.

Solange der Mensch noch aus der Nase (Nasenpopel, Schleim), dem Hals (Schleim), den Ohren (Wachs), der Haut (Talg und saure Einlagerungen), den Augen (Sandmännchen) Mucus ausscheidet, wird er altern. Alles das ist schon ein deutliches Zeichen eines toxischen Kreisels, einem örtlichen Zellverschleiß. Der Körper versucht sich dadurch Aufmerksamkeit zu verschaffen. Das ist die Sprache Ihres Körpers

Beobachten Sie doch einmal, wie Sie morgens nach einer langen Festreihe, beispielsweise an Weihnachten, deutlich mehr Sandablagerungen in den Augen feststellen können, mit mehr Zeugs im Ohr und auch mehr Arbeit auf der Toilette.

Ich kann bezeugen, diese Dinge werden vergehen, sobald man sich wieder in die Natur eingerenkt hat.

Morphogenetische Zusammenhänge

Wie versprochen, gehe ich hier noch einmal ganz kurz auf dieses offenbarungsträchtige Thema der Morphogenetik ein.

Warum leben Tiere, die naturgemäß in freier Wildbahn leben, nicht ewig? Schließlich leben die Tiere und Menschen außerhalb der Zivilisation angeblich meist auch nicht »ewig«. Diese Frage stellt sich natürlich irgendwann, wenn man sich mit der Frage der natürlichen Jugendlichkeit auseinandersetzt. Dazu muss ich aber etwas ausholen, denn die folgende Thematik dürfte den wenigsten geläufig sein.

Es handelt sich hierbei um ein Phänomen, das unter vielen verschiedenen Namen in ebenso vielen Kulturen bekannt ist. In der westlichen Welt hat der Wissenschaftler Rupert Sheldrake dafür den Ausdruck »morphogenetische Felder« geprägt. Die morphogenetischen Felder lassen wieder die lange verschollene Äthertheorie aufleben.

Morphogenetische Felder und der so genannte Ätherraum sind ein und dieselbe Ebene und besagen nichts anderes, als dass jedes Lebewesen und jede Form von Materie von einem formgebenden, mit allem verbundenen Informationsfeld umgeben ist. Dieses Feld enthält alle Informationen über das, was es umgibt. Es ist jeweils ein individuelles, informelles, Gestalt bildendes Bewusstseinsfeld. Alles hat einen Einfluss auf alles, jederzeit.

Viele Dinge wie Wunder und Heilungen und andere

Phänomene werden dadurch plötzlich einfacher erklärbar und leichter anwendbar, da ja jedes Informationsfeld jederzeit durch neue Information verändert werden kann. Wenn wir das Informationsfeld ändern können, können wir auch unsere Materie beeinflussen und den Leib verjüngen.

Nur ein kleines Beispiel aus dem Alltag: Ist Ihnen schon mal aufgefallen, wie ähnlich sich oft die Charaktere und oft auch das Erscheinungsbild bei Hunden und deren Hundehaltern gleichen? Das Tier nimmt mit der Zeit den Charakter und nicht selten den »Gesichtsausdruck« seines Herrchens an. Oder andersherum. Beide haben Tränensäcke oder Hängebacken, sind bullig, füllig oder zart und feenhaft usw. Das liegt daran, dass der Mensch von seiner Bestimmung her der Herrscher über Tiere und Pflanzen sein sollte und eigentlich auch ist. Ohne es zu wissen, tut er genau das. Die ganze Schöpfung, deren Vorbild er ist, ist ihm eigentlich völlig hörig. Der Mensch prägt die Schöpfung. Der Mensch herrscht über die Schöpfung. Die Schöpfung äfft den Menschen einfach ständig nach! Sein Schicksal ist das Schicksal seiner Schützlinge. So steht es schon in Genesis 1,26.

Es ist genau das Gleiche wie mit der Bienenkönigin. Wenn man einem Bienenstaat die Königin raubt und sie örtlich voneinander trennt, wird nicht viel geschehen. Die Verbindung steht noch, alles arbeitet emsig weiter. Wenn jedoch, egal in welch räumlicher Entfernung auch immer, die Königin getötet wird, stoppt in genau demselben Moment sofort jede Tätigkeit im Bienenstock und

Chaos regiert, wo zuvor Ordnung herrschte. Gibt es also eine morphogenetische Verbindung zwischen dem Bienenvolk und seiner Königin?

Wenn der Mensch als Königin (bildlich) sich langsam selber tötet, stirbt auch die Schöpfung mit ihm. Ist doch alles durch Information miteinander untrennbar verbunden. Der Mensch ist als ein Gärtner in Gottes Garten eingesetzt und herrscht über alles, wenn auch offensichtlich schlecht. Der Garten des Menschen aber ist sein eigener Körper. Die Frage ist nun: Was pflanze ich und wie herrsche ich so über das ganze System meines Leibes, damit die Ordnung und die Kraft der Jugend zunimmt, anstatt abnimmt. Das ist der Weg der Verjüngung.

Das morphogenetische Feld und das Unterbewusstsein/der Kausalkörper Ihres Daseins ist der Acker. Unsere Gedanken und Worte sind der Samen. Das Gefühl von Vorfreude ist das Wasser. Die Gnade ist die Sonne, die allzeit scheint! Herrschen Sie über Ihren Garten so, dass alles mehr und mehr wächst und sprießt, und erfreuen Sie sich an der Frucht der bleibenden Jugendlichkeit! Das ist ein schöner Lebensstil und eine lohnende Gewohnheit! Denn das Altern und der Tod sind einfach nur schlechte Gewohnheiten. Aufgrund verheerender Desinformation über die wahren Hintergründe. Das Problem mit dem Altern ist kurz: die Unwissenheit. Jetzt aber sind wir nicht mehr unwissend! Wir wissen jetzt doch einiges über das Leben. Was nach soviel Theorie aber noch fehlt, ist die Praxis.

Teil III

»Wenn Du bereit bist, Dein Leben zu ändern, kann dir geholfen werden.«

Hippokrates (460–377 v. Chr)

Die Methode

»Man kommt auch ohne Schmerzen ins Paradies, man muss es sich nur selbst erschaffen!«

Diese einfache und vollkommen an Ihre persönlichen Bedürfnisse anpassbare Methode nimmt Sie mit auf eine Reise, in der Sie selbst ganz individuell bestimmen können, was für Sie passend erscheint, um Ihren Körper jung zu erhalten oder auch wieder zurück zu verjüngen. Je nach persönlichem Ziel und der erfolgten Konsequenz Ihrerseits.

Jeder, der diese einfache Methode richtig und beharrlich in zumindest den wichtigsten Punkten befolgt, kann potenziell und gesund ein fast schon »biblisches Alter« erreichen. Ohne Alterserscheinungen, mit den eigenen Zähnen im Mund in voller Kraft, je nach eingesetzter Begeisterung.

Unser Körper ist schließlich ursprünglich, ganz am Anfang, für das sagenhafte Alter von 500–1000 Jahren geschaffen worden!

In vollkommener Gesundheit 120 Jahre oder mehr sind aber sicher leichter erreichbar und auch schon nicht schlecht.

Was ist nun bei dieser Methode die praktische Auswirkung und das Ziel? Es ist die wiederkehrende körperliche Jugendlichkeit.

Unser Ziel bei dieser natürlichen Methode ist schlicht,
möglichst frei von jugendblockierenden Schlacken zu
sein, in jeder Ecke unseres Körpers, und zwar vom Scheitel bis zur Sohle. Sind die blockierenden Schlacken erst
einmal entfernt, kommt es von ganz alleine innerhalb
eines überschaubaren Zeitraumes zu einer fast schon
revolutionären Verjüngung des Körpers.

Stellt man der Jugend weiterhin nichts Hinderliches in
den Weg, bleibt sie von ganz alleine erhalten! Das bedeutet gefüllte Mineralstoff-, Vitamin-, Enzym- und
Nährstoffdepots mit unverschlackten und unverätzten
Drüsen, Organen und Geweben. Diese Methode, konsequent befolgt, hat ein straffes, elastisches Bindegewebe,
volles glänzendes Haar, gesunde Zähne, glatte Haut, saubere Gefäße, stabile Knochen, eine gesunde Libido, allgemeine Lebenskraft, eine neue Lebensfreude und eine
auch äußerlich begehrenswerte Jugendlichkeit zur Folge.

Außerdem bedeutet mehr Lebensfreude ja auch, dass
Sie mehr zu lachen haben und somit werden auch Ihre
Gesichtszüge mehr Freude ausstrahlen, was natürlich
auch rein optisch eine Verjüngung darstellt!

*»Nur mit einer dauernden und wirkungsvollen Remi-
neralisierung lassen sich Jugend und Schönheit, Geis-
teskraft, Körperkraft und Seelenkraft lange bewahren.
Entschlackung bedeutet Entgiftung, Elastizitätsgewinn,*

Zirkulationsgewinn, Energiegewinn, Lebensverlänge-rung und Schönheitsgewinn.«

Peter Jentschura

Am Anfang dieser erfolgreichen und natürlichen Methode der Jugendbewahrung will ich nun verschiedene erprobte Errungenschaften aufzählen und auch erklären. Es folgt eine Vielzahl von Vorschlägen, Übungen, Rezepten und Tipps.

Viele deshalb, weil der zivilisierte Lebensstil einer umfassenden Korrektur bedarf und die Methode außerdem jeweils individuell angepasst werden muss.

Das Ende dieses Buches bilden dann die Schritte, die Sie individuell für Ihren Schlackentyp tun dürfen, um in den vollen Genuss der Wirkung dieser Methode zu kommen.

Probieren Sie alles aus, was ich Ihnen an Information mit auf den Weg geben kann. Entdecken Sie, welchen Jugend bringenden Segen und Gewinn Sie durch die von mir erarbeitete Methode haben können.

Seien Sie geduldig mit sich. Manche Dinge brauchen ihre Zeit. Dies ist keine »Hauruck-Methode«, sondern eine wissenschaftlich untermauerte Aktivierung aller notwendigen Parameter für bleibende Jugend, solange und so intensiv wie Sie nur wollen.

Die Unwissenheit von Jahrzehnten kann man nicht in zwei Wochen aufholen, es braucht alles seine Zeit. Je intensiver Sie aber meinen Ratschlägen folgen, desto früher sehen Sie auch die Früchte!

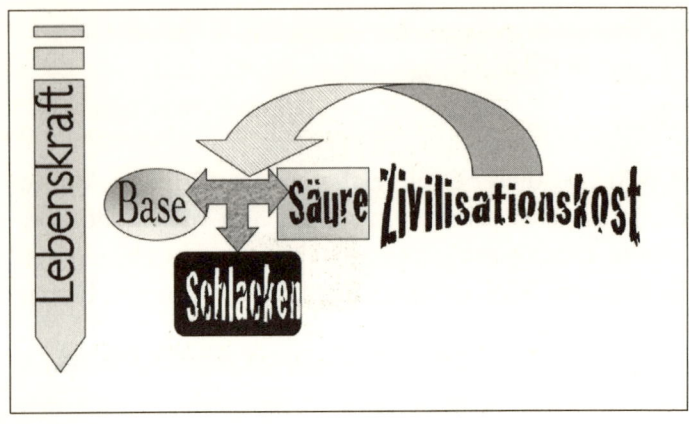

Abb. 16

Zivilisationskost lässt unnötigerweise Säuren bei der Verstoffwechselung entstehen, die weiterhin durch die Neutralisation mit den körpereigenen Basen zu einer Salzschlacke werden. Dabei nimmt die Lebenskraft stetig ab. Wir haben nun gesehen, wie dem Leib die Jugend durch die schleichende und leider alltäglich gewordene Zivilisatose Stück um Stück geraubt wurde:

So, wie im Körper die Mineraldepots durch zivilisatorische Übersäuerung, Vergiftung, Verätzung ausgeräubert wurden und in der Folge verstärkt saure Mineralsalze eingelagert wurden, ist es aber auch wieder möglich, diesen Vorgang rückgängig zu machen, indem wir die Schlackensedimente durch entsprechende basisch/organische Mineralien in Bioverfügbarkeit ersetzen und unsere Depots und somit unseren Körper bewusst verjüngen.

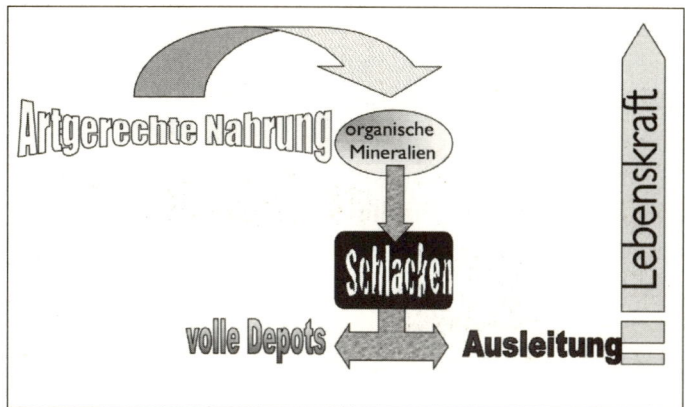

Abb. 17

Diese Remineralisierung unserer Depots bewirkt mehr Jugendlichkeit, die sich durch Reinheit, Elastizität und Ausstrahlung ausdrückt. Das kann auf Dauer nur durch eine geschmackvolle, artgerechte Ernährung erfolgen.

Artgerechte Ernährung

Artgerechte Ernährung ist die einzige Form der Ernährung, um nicht vorzeitig zu vergreisen.

Artgerechte Ernährung ist schon alleine für sich eine gewaltige Entschlackungskraft, die dem Körper die Möglichkeit gibt, sich selber langsam zu regenerieren. Nur kann es sehr lange dauern, bis man größere Erfolge sieht.

Darum ist es so wichtig, diesen Vorgang zu beschleunigen. Gesund zu beschleunigen. Überstürztes Vorgehen
ist hier nicht angebracht. Alles muss in natürlichen Bah-
nen verlaufen.

Bevor wir uns nun mit den nicht so alltäglichen
Möglichkeiten der Verjüngung beschäftigen, werfen wir
einen Blick auf die beste Art der täglichen Nahrungsaufnahme.

»Lasst eure Nahrung euer Heilmittel sein.«
Hippokrates (460–377 v. Chr)

Das Nahrungsmittel, das am besten schmeckt, ist das beste Nahrungsmittel

Was passiert, wenn jemand sich wieder dem artgerechten Dasein zuwendet? Es geschieht ein außerordent-
liches Wunder. In der Regel findet er schnell wieder Gefallen an Dingen und Nahrungsmitteln, die ihn vielleicht
nicht mehr so begeistern konnten.

Ist es nicht in Wirklichkeit so, dass uns immer dann
etwas am besten schmeckt, wenn wir richtig hungrig
sind? Sind unsere Geschmacksknospen nicht immer
dann am sensibelsten und auch etwas weniger heikel,
wenn man »ein Loch im Bauch hat«?

Ich denke, genauso verhält es sich. Als Kind mochte
man doch auch am liebsten das Eis mit der schrecklichen
schlumpfblauen Farbe, das in Wirklichkeit nur nach

einem staubigen Schlumpfschuh schmeckte. Als Erwachsener würde man so etwas auf keinen Fall essen wollen, stimmt´s? Hat sich nun die geschmackliche Qualität des schrillblauen Speiseeises verändert oder ist es unser Geschmack, der sich so anpassen kann?

Der Geschmack ist ein sehr wandelbares Gewohnheitsding! Mit unserem Willen haben wir eigentlich genug Macht darüber, zu bestimmen, was wir künftig zum Wohle des Leibes essen wollen und was nicht. Der Geschmack hat letztlich uns zu gehorchen, nicht anders herum!

Wir sollten ernsthaft darüber nachdenken, ob wir uns tatsächlich von der Zunge versklaven lassen wollen. Gesunde Dinge werden oft verkannt und sind doch sehr gut und oft die besser schmeckende »Alternative«.

Hat man sich erst daran gewöhnt, schmecken dann ganz plötzlich die Dinge nicht mehr so richtig, die man sonst so gern mochte. Der Geschmack ist wieder zurückgekehrt! Die Natur schmeckt wieder und etwas anderes wird nicht mehr so gerne akzeptiert.

Mir läuft das Wasser im Mund zusammen, wenn ich an einen frisch geernteten Apfel denke oder an (Bio-) Zucchini mit Avocadodip. Auch gelüstet es mich nach einer Zeit der »Abstinenz« nicht mehr nach dem denaturierten Zivilisationszeug. Es langweilt mich einfach, den faden Geschmack dieser toten »Nahrungsmittel« mittels Bergen von Salz und Gewürzen aufzubessern. Es erregt in mir manchmal einfach nur Übelkeit.

»Menschen, die Fleisch, stark gewürzte Saucen, reichhaltige Kuchen und Konserven gegessen haben, können an einer einfachen, gesunden, nahrhaften Ernährung nicht gleich Geschmack finden. Ihr Geschmack ist so verdorben, dass sie keinen Appetit auf Früchte und Gemüse, Säfte und Körner haben. Sie dürfen nicht erwarten, dass ihnen so ganz andere Speisen schmecken werden. Wenn sie ihnen anfangs sogar widerstehen, tun sie am besten daran zu fasten, bis sie sich überwinden können. Das Fasten wird sich wohltuender auswirken als Medizin, weil der überbeanspruchte Magen die benötigte Ruhe findet. Wirklicher Hunger lässt sich mit einfacher Nahrung stillen.

In dem Maße, wie der Körper gesünder und reiner wird, verträgt man das früher so wohlschmeckende Essen immer weniger. Hat man sich eine Zeitlang an Rohkost gewöhnt, so können gekochte Speisen und tierische Produkte Übelkeit und Durchfall hervorrufen. Der Körper lehnt, wie der eines gesunden Kindes, ungeeignete Nahrung unmittelbar ab. Gewohnheitsmäßige schlechte Ernährung schwächt den Körper, der sich zwar nicht mehr wehrt, aber viele Jahre später die Rechnung in Form einer chronischen Krankheit präsentiert.«

Viktoras Kulvinskas

Die richtige Nahrung können wir daran erkennen, dass wir keine »Geschmacksverbesserer« benötigen. Wer braucht schon Salz oder Curry in einem Obstsalat oder eine Champignonsauce zu Banane und Pfirsich. Ich habe festgestellt, dass man nur tote »Nahrung« würzen muss. Das liegt daran, dass man das Leben samt dessen Geschmack einfach vorher weggekocht hat.

Das Salz und die Gewürze täuschen dem Körper eine Hochwertigkeit der Nahrung vor, die nicht der Tatsache entspricht. So dreht sich die unheilvolle Schraube der dumpfen Gewohnheiten immer weiter und man braucht dabei immer mehr. Es entsteht eine starke Sucht nach denaturiertem »Müllessen«.

Auch ehemalige Süchtige stellen nach einer Kostumstellung analog dazu immer wieder verblüfft fest, dass es sich mit der gewohnten Kochkost ebenso verhält wie mit ihren damaligen Suchtmitteln: erst kann man sich ein Leben ohne sie nicht vorstellen und findet sie wohlschmeckend und unwiderstehlich. Nach der Entwöhnung aber fragt man sich, wie man es so lange damit aushalten konnte.

Die feinen Geschmäcker und Aromen der Natur erschließen sich erst vollständig wieder, nachdem unsere durch die Zivilisationskost abgestumpften Sinne resensibilisiert wurden. Danach allerdings bleiben keine Wünsche offen bzw. keine Bedürfnisse unbefriedigt.

Wenn wir uns nun die allermeiste Zeit richtig artgerecht ernähren, dann wird es auch nicht so schaden, wenn wir einmal etwas Gekochtes zu uns nehmen. Was aber ist am Kochen so schlecht?

- Stärke verkleistert (schleimbildend);
- ungesättigte Fettsäuren gehen in gesättigte über;

- Proteine werden denaturiert und verlieren ihre dreidimensionale Struktur;
- der natürliche Geschmack geht verloren;
- das natürliche Aroma geht verloren(damit einhergehend der Verlust der natürlichen Instinktregulation);
- Mineralstoffe werden ausgewaschen;
- Mineralstoffe aus organischen Verbindungen werden ausgefällt;
- hitzelabile Vitamine, insbesondere Vitamin C, werden zerstört
- die abgestimmte Vitaminbalance wird vernichtet;
- alle Enzyme, die der Körper zur Verarbeitung der Nahrung (z. B. für eine autolytische Verdauung) und auch für sich selbst benötigt, gehen verloren;
- durch Erhitzen gärt es im Darm, was wiederum zu Übersäuerung führt;
- neue schädliche Substanzen entstehen in der sog. Maillard-Reaktion;
- Organisch verwertbare Mineralien werden durch den Kochprozess wasserunlöslich und somit unverwertbar.

Doch viel schlimmer als gekochte Speisen sind definitiv gebratene.

Wehe man hat mal wieder zugeschlagen und die Zivilisation hat einen erwischt. Oft muss man dann sehr aufpassen, dass nicht alles wieder in das falsche Fahrwasser gerät.

Essen ist leider zu einer Sucht geworden, dabei sollte

es eine unschuldige Freude sein. Das Nahrungsmittel, das natürlich ist und uns deshalb auch am besten schmeckt, ist das Nahrungsmittel, das uns auch jung erhalten kann. Es sind die Nahrungsmittel mit der besten Verjüngungsinformation, die uns in Wirklichkeit auch am besten schmecken. Wir müssen uns geschmacklich nur wieder daran erinnern. Es sind diese Köstlichkeiten, die weder Salz noch irgendwelche Soßen brauchen, um den Geschmack aufzuwerten. Manche Dinge kann man einfach nicht verbessern.

Denken Sie an Bananen und Ananas, an Birnen und Feigen, an Karotten und Kohlrabi (mit Dip), an Cashewkerne und Mandeln, an Mangos und Erdbeeren! Nichts, aber auch gar nichts schmeckt besser und gibt mehr reine, ordnende Information und Energie!

Das sind die basischsten Lebensmittel, die es gibt.

Die Nahrungsmittel, die am besten schmecken, sind auch wirklich die besten Nahrungsmittel! Da ist die Jugend gleich vom Schöpfer mit eingebaut!

Doch die meisten werden wohl ein bisschen Eingewöhnungszeit brauchen. Darum werden wir schauen, was man sonst noch essen kann, um seinem Körper das zu geben, was er wirklich verlangt.

Basisch und sauer wirkende Lebensmittel

»Es gibt keine einseitige Ernährung, nur eine falsche Ernährung.«

Wir unterscheiden Nahrungsmittel nun in zwei Gruppen. Jene, welche basisch im Körper verstoffwechselt und die, welche sauer verstoffwechselt werden.

Dabei ist es nicht von Bedeutung, ob etwas sauer ist, weil es sauer im Mund schmeckt, so wie beispielsweise eine Zitrone. Eine saure Zitrone wird nämlich tatsächlich höchst basisch im Körper verarbeitet und entsäuert somit sogar beträchtlich unser System.

Zur Erklärung der Tabelle:

Es ist zu unterscheiden zwischen Säurespendern und Säureverstärkern. Weißer Zucker selbst ist neutral, jedoch ist es ein starker Säureverstärker, mit einem hohen Realwert von -38pral.

Nur asiatisch traditionell gekochter Reis hat einen fast neutralen Wert von -2pral und das liegt darin begründet, dass das Kochwasser nicht weggeschüttet wird, wie gewöhnlich nach westlicher Zubereitungsart mit viel zuviel Wasser. So bleiben die im Kochwasser enthaltenen ausgleichenden Basen für uns erhalten.

Hülsenfrüchte, Kartoffeln und Tofu sind eine kleine Ausnahme, da sie erstens nur gekocht genießbar sind und zum zweiten hochwertiges basisches(!) pflanzliches Eiweiß liefern, welches roh so nicht aufgeschlossen werden könnte.

Basenüberschuss +   Säureüberschuss –

Basenüberschuss +		Säureüberschuss –	
Gerstengrassaft	+42,0 –46,0	Kaffee	–48,0
Rettich, schwarz	+39,5	Limonade, Cola	–43,0
Soja Lecithin	+38,0	Hase	–40,0
Kräuter, Rucola, frisch	+30,0	Wurst	–40,0
Gurke, Fenchel, frisch	+30,0	Schwein	–38,0
Feigen, getrocknet	+27,0	weißer Zucker	–38,0
Sojagranulat	+25,0	Rind	–37,0
Zwetschgen, getrocknet	+25,0	Seefisch	–23,0
Löwenzahn	+22,5	Eier	–20,0
Salat	+14,0	Hartkäse	–19,5
Tomaten	+13,5	Hering	–18,5
Rosinen	+13,0	Quark	–17,0
Spinat	+13,0	Frischkäse	–17,0
Hagebutte	+13,0	Schwarzbrot	–17,0
Sellerie	+13,0	Roggenbrot	–16,5
Brechbohnen	+11,5	Schokolade	–14,0
Bananen	+11,0 –12,5	Süßspeisen	–13,0
Rote Rüben	+11,0	Erdnüsse	–12,5
Mandarinen	+11,0	Reis, weiß poliert	–12,5
Orangen	+10,5	Pute, Geflügel	–12,5
Stachelbeeren	+9,5	Süßwasserfisch	–10,5
Zitronen	+9,5	Marmelade	–10,5
Karotten	+9,5	Gries	–10,0
Trauben	+7,5	Haferflocken	–10,0
Rhabarber	+7,5	Weißbrot	–10,0
Weißkraut	+7,5	Paranüsse	–9,5
Melone	+7,5	Walnüsse	–9,0
Kartoffel	+7,5	Margarine	–8,0
Radieschen	+7,0	Vollkornbrot	–6,5
Aprikosen	+7,0	Mais	–6,0
Pfirsich	+6,5	Nudeln, weiße	–6,0
Himbeeren	+6,0	Esskastanien	–5,5

Johannesbeeren	+6,0	Weizenmehl	−5,0
Heidelbeeren	+5,5	Preiselbeeren	−4,5
Pflaumen	+5,0	Cornflakes	−4,0
Wirsing	+4,5	Zwieback	−3,5
Kohl	+4,5	Knäckebrot	−3,5
Tofu und pflanzliches	+4,5	Artischocken	−3,5
Eiweiß	+4,5	H-Milch, verarbeitete	−3,0
Datteln	+4,5	Rosenkohl	−3,0
Kirschen	+3,5–4,5	Sahne	−2,5
Ananas, reif	+2,0	Butter	−2,5
Äpfel, Birnen	+1,5	Erbsen	−2,0
Erdbeeren, reif	+1,5	Reis, natur	−2,0
Bohnen	+1,5	Unreifes Obst	−1,5
Spargel	+1,5	Mandeln	−1,0
unraf. Rohzucker, Melasse	+1,0	Alkohol je nach Sorte	ca. −20,0–
unverarbeitete Rohmilch	+0,5		40,0
Hirse		Angaben in PRAL	
Dinkel			

Die ungesündesten, weil säureüberschüssigsten »Lebensmittel« sind: Sardinen, Garnelen, Krabben, Fleisch allgemein (am schlimmsten säuern dabei Kaninchen, Lamm, Gans, Wurst und Leber), Zucker, Erdnüsse, weißer Reis, Haferflocken, Brot, Ei-Eiweiß und die meisten Käsesorten! An Getränken sind das die erwähnten Softdrinks, vor allem Cola, Kaffee und Alkohol.

Am basischsten in der Wirkung sind:
Gemüse allgemein (am besten sind Fenchel, Rucola und schwarzer Rettich), reifes(!) Obst und Früchte allgemein

(vor allem das feine Trockenobst und Papaya), Haselnüsse, frische Oliven, Salate, Algen und natürlich Gerstengrassaft. Wie dringend eine basenüberschüssige Lebensweise ist, sieht man mit dem Auge oft deutlich bei der punktuellen Alterung, wie sie beispielsweise bei weißen Flecken auf den Fingernägeln, bei grauem Haar usw. sichtbar wird. Das sind natürliche Mineraldepots mit örtlich »herausgeätzten« Löchern und diese lassen sich dauerhaft nur durch eine artgerechte Ernährung stopfen.

Wenn Sie also Ihre eigenen Zähne behalten wollen, trinken Sie keine behandelte Milch!
Wenn Sie weiche elastische Haut wollen, ernähren Sie sich von reifen Früchten und frischem Gemüse!
Wenn Sie Ihre Haare behalten wollen, essen Sie basenüberschüssig, weder zu fett und salzig, noch zu süß (meiden Sie Zucker!!).
Wenn Sie ein gesundes Herz bis ins biblische Alter behalten wollen, nehmen Sie nur viel mehr den Basenspiegel hebende Nahrung zu sich!
Wenn Sie Ihre volle Gehirnleistung bewahren wollen, benutzen Sie keine fluorhaltige Zahncreme, kein Aluminiumgeschirr, kein Amalgam!
Wenn Sie also sehr gesund sehr lange mit Freuden Ihr Leben in vollen Zügen genießen wollen, dann machen Sie sich die linke Seite der Liste zum besten Freund in Ihrer Küche. Essen Sie einfach mindestens 80 Prozent von den guten Nahrungsmitteln auf der linken Seite und maximal 20 Prozent von denen der rechten Seite.

Es gibt keinen schnelleren Weg, die Zellen zu verjüngen, als sich reichlich mit biogenen Mineralien zu versorgen und sich natürlich basisch zu ernähren!

Der Trick für umsteigende Einsteiger

Es gibt einen recht wirksamen Trick, um die im ersten Teil erwähnte Verdauungsleukozytose zu vermeiden. Zur Erinnerung, die Verdauungsleukozytose tritt immer dann auf, wenn wir gekochte Nahrung zu uns nehmen. Bei diesem Trick handelt es sich aber nur um eine Krücke, trotzdem sei es erwähnt.

Essen Sie einfach ab sofort vor jeder Mahlzeit etwas Rohes. Sei es ein Stück Karotte oder ein Apfel oder was auch immer. Dies ist noch ein Geheimnis aus der Küche der Kreter. Alle gesund lebenden Kulturen essen erst den Salat und dann die Kartoffeln! Auch die bereits erwähnten Kreter essen erst den Salat und dann alles andere Gesunde. Das ist die mediterrane Art zu genießen.

Natürlich ist es aber am besten, Sie essen zuvor etwas roh von dem Lebensmittel, welches Sie anschließend gekocht essen wollen. Lassen Sie Ihrem Magen dazwischen *etwas* Zeit, um das Rohe *etwas* zu verdauen.

Danach genießen Sie so, wie Sie es gewohnt sind. Ihr Körper wird sich durch diese kleine, harmlose Täuschung nicht veranlasst fühlen, gleich die ganze Armee zur Verteidigung losschicken zu müssen. Somit ist dies eine sinnvolle Schadensbegrenzung, die man immer und überall einfach vornehmen kann. Damit haben Sie schon etwas erreicht, um sich Ihre Jugend zu bewahren.

Trotzdem seien Sie ermutigt, es dann öfters bei dem rohen Nahrungsmittel zu belassen, damit Sie wieder einen gesunden Geschmack dafür entwickeln können.

»Wer der Sklave der Zunge ist, begeht langsamen, aber etablierten Selbstmord mit Messer und Gabel.«

Jugenderhaltende Nahrungsmittel

Mit gewissenhafter Ernährung und der richtigen Methode ist es möglich, den Alterungsprozess anzuhalten und die Uhr zurückzudrehen! Dieses System und diese Methode beruhen physisch auf den Prinzipien von:

- Schlackenlösung
- Schlackenbindung und
- Schlackenausleitung.

Und gleichzeitig energetisch auf den Prinzipien von

- Überspielen von Gewohnheiten und Programmen
- Mentaler Neuprogrammierung
- Energetisierung.

In dieser Reihenfolge werden wir den größtmöglichen Erfolg haben, aber erst alles zusammen hat die real verjüngende Wirkung.

Alle folgenden Vorschläge haben bei ihrer Anwendung die gewünschte Eigenschaft, den Körper zu entwässern und zu entsalzen (Natriumchlorid). Obwohl der Körper eigentlich nicht entwässert, sondern wieder auf Normalstand gebracht wird. Verschwunden sind geschwollene Finger und Beine, da die dafür verantwortlichen toxischen Schlacken durch das reorganisierte Wasser hinausgespült wurden.

Längst ist erwiesen, dass ein gesunder Körper mit 400 bis 1200 Kalorien am Tage, mit der richtigen Nahrung, bestens ernährt sein kann. Je nach genetischem Programm braucht man nur dann mehr, wenn alles aus der Ordnung ist und der Verschleiß höher liegt als die Regenerationskraft.

Unter Umständen kann einen der Gedanke verstimmen, geliebte Lebensmittel aufzugeben, aber es ist das Erste, was man tun muss, um das Ziel der Alterslosigkeit erreichen zu können. Ihr erster Triumph wird aber sein, dass sich die im folgenden vorgestellten »Alternativen« für Sie als sehr schmackhaft erweisen werden. Jedenfalls spätestens, nachdem Sie Ihre Zunge von den schädlichen Dingen des künstlichen Lebens entwöhnt haben.

Freuen Sie sich über die kleinen Heilkrisen, die ab und an auftreten können. Diese sind ein Zeichen dafür, dass Ihr Körper sich der alten Schlacken entledigt.

Lassen Sie Ihre Nahrung
Ihr Verjüngungsmittel sein

Hier einige Anregungen und Rezepte zur Methode.

• *Früchte und Fruchtsäfte:*
Welche Nahrungsmittel lassen eigentlich einen Gorilla so stark sein?

Sind es nicht die haufenweise verdrückten saftigen Früchte und frischen Blätter, die diese beeindruckenden Tiere ständig zu sich nehmen. Uns sollte das zum Vorbild dienen, denn unser ganzer Ess- und Verdauungsapparat, inklusive unseres benötigten Nährstoffprofils, stimmt ziemlich genau mit dem des Gorillas überein.

Der Mensch ist biologisch gesehen eindeutig ein Frutivore, ein Fruchtesser! Seine natürliche Nahrung sind Früchte, Beeren, Nüsse, Knollen und Wurzeln, Samen, Salate, Sprossen, Blätter und etwas Getreide, möglichst alles in Rohform.

Hat man sich wieder an diese Nahrungsquelle gewöhnt, wird man sich ehrlich fragen müssen, wie man je etwas anderes essen konnte. Denn nichts erfrischt mehr und belastet dabei weniger als eine frische Orange oder ein saftiger Apfel. Die Früchte sind es, die wirklich Kraft geben, weil sie sehr wenig Energie und Lebenskraft für die Verdauungsleistung abziehen.

Das Beste ist es, wenn man es sich angewöhnt, zumindest zum Frühstück nur noch Früchte zu essen. Das

Erste, was der Körper am Tag bekommt, sollte auch das Beste sein!

Da unser ganzer Stoffwechselvorgang offenbar erstaunlich ähnlich funktioniert wie bei einem Gorilla, wollen wir näher betrachten, wie die Übereinstimmungen im Detail aussehen:

Unser Speichel ist genauso basisch, unsere Zähne sind auch auffallend prädestiniert für das Essen von Früchten, Samen und rohem Grünzeug. Auch unser Darm ist genauso beschaffen wie bei unserem pelzigen Freund und wir haben ebenso keine Krallen, wie sie ein Raubtier hat, sondern Blattnägel und Daumen, wie sie Fruchtesser haben. Ich kann nichts dafür und es war auch nicht meine Idee, es ist das Programm der Natur, in dem unser Schöpfer es so gemacht hat und nicht anders.

Darum liegt höchste Gesundheit und höchste Jugend dem weisen Gehorsam dieser Schöpfungsordnung zugrunde. Dennoch bin ich mir im Klaren, dass die wenigsten diesem Beispiel folgen können oder wollen. Man benötigt viel Aufmerksamkeit, um sich das wieder ins Leben zurückzuholen, was die Zivilisation schon im Keim erstickt hat. Dennoch gibt es einen Weg für jeden, wenn man die einfachen Regeln kennt. Nur der Anfang erscheint etwas schwierig, doch plötzlich geht alles wie von selbst. Es ist eine Frage der Gewohnheit.

Aber allein die Auswahl an reifem(!) Obst ist manchmal nicht gerade einladend in unseren Industrienationen. Die Frage ist nur, passen wir uns auf Dauer dem Irrsinn an oder werden wir einen gangbaren Weg finden, um trotzdem zu unserem Lebensrecht auf artgerechte Nahrung zu kommen?

Es gibt tatsächlich einen Weg! Da wir die Inhaltstoffe von Früchten dringend benötigen, reicht es aber nicht, einfach nur eine Vitaminpille einzuwerfen. Es muss schon etwas natürlicher sein. Das Original ist immer besser als die Kopie. Aus Platzgründen werde ich es hier dennoch vermeiden, bestimmten Früchten und Gemüsesorten wegen ihrer Inhaltstoffe den Vorzug zu geben. Jede Frucht ist sehr gut. Essen Sie einfach immer die Sorten, die Sie am liebsten mögen! Es gibt wunderbare Produkte und auch technische Geräte auf dem Markt, die wirklich sehr gut sind und es gibt natürlich auch die Möglichkeit, manches selber zu machen.

Ich empfehle Ihnen, um eine schnellstmögliche Auffüllung Ihrer Depots zu gewährleisten, so viele reife Früchte wie nur möglich zu sich zu nehmen. Das alleine bewirkt schon eine überaus effektive Entsäuerung und Entschlackung. Allerdings können die wenigsten ständig und jeden Tag einen Eimer voll Obst essen. Darum ist es sehr gut, wenn man sich auf Dauer einen guten und brauchbaren Entsafter zulegt. Damit lassen sich in kürzerer Zeit die Depots viel schneller und besser auffüllen, als wenn man das Obst essen würde.

Es sollte schon ein guter bis sehr guter Entsafter sein. Es darf auf keinen Fall ein Gerät sein, das mit einer Zentrifuge und mit hohen Drehzahlen arbeitet. Ansonsten wird Ihr Saft mit Sauerstoff verwirbelt, was zu einer Oxidation der Inhaltstoffe führt, und das wäre pure Geldver-

schwendung und leider sehr kurzsichtig. Ich selbst benutze einen Bionika Oscar II©, den ich empfehlen kann.

Wer das aber erst mal ausprobieren will, ohne gleich
ein teures Luxusgerät anzuschaffen, kann statt eines Ent-
safters, aber bitte nur vorübergehend, auch den eventuell schon vorhandenen Mixer nutzen.

Da kommen die Früchte rein, werden gut durchge-
mixt und anschließend durch ein sauberes Tuch oder
eine Stoffeinkaufstasche gedrückt. Voilà.

Mit jedem Schluck, den Sie von Ihrem selbst gepressten Saft trinken, nehmen Sie wertvollste Nährstoffe und
auch jede Menge an strukturiertem, also geordnetem
Wasser auf. Dieses Wasser wird vom Körper sofort ohne
Aufbereitungsarbeit genutzt. Denn aufgrund der höheren
Ordnungskräfte ist es nicht notwendig, den informellen
und kräftezehrenden Vorgang der »Wasseraufbereitung«
durchzuführen.

Bevorzugen Sie auch öfter rote Früchte. Diese zeichnen sich durch einen hohen Gehalt an Eisen und verschiedenen Krebs hemmenden Stoffen aus.

Durch die Fülle an Enzymen und Vorenzymen lernt
unser Körpersystem wieder neu, die natürliche Telomerase, unser wichtigstes Jungbrunnenenzym (s. Teil I), zu
bilden.

Bitte mischen Sie keinen Zucker unter saure Früchte,
da ansonsten die wertvollen Früchte tatsächlich sauer im
Körper verarbeitet werden!

Versuchen Sie auch die Säfte aus Gemüse. Klassisch
wäre hier der Kartoffelsaft, der bei akuter Übersäuerung

gute Dienste leistet. Sie können aber aus jedem Gemüse einen wohlschmeckenden Saft bereiten. Dies ist eine gute Ergänzung zu den eher kaliumhaltigen Fruchtsäften. Gemüsesäfte schaffen somit wieder einen gesunden Ausgleich durch ihre natürliche Fülle an Natrium.

- *Wassermelonensaftkur:*
Besonders effektiv ist eine Kur mit Wassermelonensaft. Dieser Saft hat, wie alle selbst gemachten Fruchtsäfte, das Potenzial, sämtliche anorganisch sedimentierten Schlacken im Körper zu lösen. Durch den hohen Gehalt an strukturiertem Wasser (eine Wassermelone besteht fast nur aus Wasser) kommt es auf günstige Art und Weise zur Harmonisierung des extrazellulären und intrazellulären Zellwassers. Das bedeutet, dass selbst das Innere der Zellen etwas ausgespült wird. Trinken Sie davon soviel, wie Sie trinken können und mögen. Am besten ist es dabei, nichts zu essen, also zu fasten, wenn Sie die Lust dazu haben. Diese Kur macht man am besten zwei bis drei Wochen während der Melonensaison.

- *»Entkalkung« für ältere (und jüngere) Menschen:*
Ältere Menschen können auch ab und zu eine kleine »Entkalkungskur« machen. Wie wir ja schon gesehen haben, sind Ablagerungen aus dem Verzehr verschiedener »Nahrungsmittel« und denaturiertem Wasser Faktoren, welche die feinsten Kanäle unseres Systems auskleiden und verstopfen können. Insbesondere die des Gehirns.

Ähnlich wie bei einer Kaffeemaschine gibt es auch

hier ein Mittel zur Entkalkung, welches Sie einfach selber zubereiten können: Man nehme drei unbehandelte Zitronen und drei Knollen Knoblauch, die man im Mixer püriert. Das Püree in einen Topf umfüllen und mit einem Liter Wasser aufgießen. Nur einmal kurz aufkochen und dann abkühlen lassen. In eine Flasche abseihen. Von dieser Mixtur trinkt man täglich morgens und abends ein Schnapsglas, bis die Flasche geleert ist. Diese Kur sollte man zweimal im Jahr durchführen.

- *Nüsse und Samen:*
Ölfrüchte wie Nüsse und Samen sind eine echte Kostbarkeit. Sie bergen das gesamte Potenzial an Lebenskraft der daraus entstehenden Pflanze noch in sich.

Die enthaltenen wertvollen Öle und hochwertigen Eiweiße sind eine Labsal für den Körper.

Am wertvollsten von den Inhaltstoffen sind die Öle der Walnüsse und Hanfnüsse (Omega-3- und Omega-6-Fettsäuren). Sesamsamen und Sonnenblumensamen zeichnen sich durch einen hohen Gehalt an Kalzium, Magnesium und Vitamin E aus.

- *Trockenobst:*
Trockenfrüchte sind natürliche Nährstoffbomben!

Konzentrierte Lebenskraft und voller edler Mineralstoffe. Am allerbesten sind dabei getrocknete Feigen, die basischste Frucht überhaupt, gleich dicht gefolgt von getrockneten Aprikosen, Ananas, Bananen, Pflaumen, Birnen und Datteln.

Nichts in dieser Welt schmeckt besser als diese getrockneten Sonnenkonzentrate!

Oliven, getrocknet oder frisch, sind auch ein sehr hochwertiges, alkalisierendes Nahrungsmittel und ein weiterer Grund, warum Mittelmeervölker wie die Kreter länger leben.

Wenn Sie es wirklich ernst meinen, dann geht kein Weg an Rohkost vorbei. Das heißt, essen Sie möglichst alles roh und in Bioqualität, besser noch öfters mit Urkost ergänzt. Das entspricht dem Gedanken an Jugend erhaltender Ernährung am ehesten.

Urkost ist eine Kost auf Basis oder ergänzend mit Wildkräutern, wie Löwenzahn, Brennnessel, Spitzwegerich, Hagebutten usw.

Die Brennnessel enthält im Vergleich zum Kopfsalat glatt das 30-fache an Vitamin C, das 20-fache an Provitamin A, das 40-fache an Kalzium, das 25-fache an Magnesium und das 50-fache an Eisen.

Kopfsalat, biologisch gezogen, enthält z.B. pro 100 Gramm: 11mg Magnesium, 13 mg Vitamin C, 600 mg Eiweiß. In der Wegmalve dagegen sind 71 mg Magnesium, 178 mg Vitamin C und 7200 mg Eiweiß enthalten!

Urkost hat es ganz schön in sich. Natürlicher geht es nicht mehr und es kann uns wunderbar helfen, unsere Depots schnell aufzufüllen.

Diese Durchschlagskraft hat Urkost aber nur in Rohform. Denn wir wissen ja jetzt, dass Nahrung, die gekocht, gebraten oder gebacken wurde, degeneriert, denaturiert ist und somit sauer wirkt.

Essen Sie viel Salat, aber benutzen Sie dabei lieber Zitrone statt Essig für die Vinaigrette.

Der übliche Essig wirkt sehr zerstörend auf das Blut durch seine übersäuernde Wirkung. Die Alten sagten schon immer, dass 1 Tropfen Essig 7 Tropfen Blut fresse. Apfelessig jedoch ist sehr wertvoll und wird fast basisch verwertet.

Sparen Sie besser bei Rohkost und Urkost nicht mit köstlichen Dips. Denn zumindest anfangs werden Sie vermutlich dieses Geschmackserlebnis brauchen.

Schneiden Sie Ihr Lieblingsgemüse, vielleicht Zucchini oder Karotten, in Streifen und dippen Sie es lustvoll in Avocado- oder Mayonnaisedip (am besten selbst gemacht).

Avocadodip: Nehmen Sie eine reife Avocado und entfernen Sie Stein und Schale. Achtung, es gibt verschiedene Sorten und man sollte sich etwas Zeit nehmen, bis man wirklich seine Sorte gefunden hat. Das Fruchtfleisch geben Sie in eine Schüssel. Etwas Delikatess-Senf, ein Spritzer Zitrone, eine Prise Stein- oder Ursalz dazu. Und wer mag: Knoblauch. Alles zusammen pürieren, und fertig ist der königlich mundende Avocadodip.

Mayonnaisedip: 2–3 Eigelb (Bio-Eier!) in eine Schüssel geben und mit einem Schneebesen cremig schlagen. Nach und nach vorsichtig, immer nur ein paar Tropfen, kalt gepresstes Sonnenblumenöl zugeben, bis die ganze Masse steif wird. Nach Geschmack mit Stein- oder Ursalz abschmecken. Fertig!

• *Der Fleischersatz, der besser als Fleisch schmeckt:*
Für alle unter uns, die das Fleischessen nicht sein lassen
können.

Sobald man dieses Rezept kennt und es probiert hat,
wird man schnell keine Lust mehr auf Fleisch haben.
Dieses Produkt wird aus günstigsten Zutaten hergestellt.
Wir kommen dabei auf einen Kilopreis von dem, was ein
paar Äpfel oder Orangen kosten!

Es ist, wenn es richtig zubereitet wird, außen sehr
knusprig und innen außergewöhnlich saftig. Jede Hausfrau hat die Zutaten dazu immer im Haus und innerhalb
von einer halben Stunde haben Sie so etwa ein Kilo
»Fleisch« hergestellt. Wobei dieses Produkt einen hohen
Anteil an hochwertigem Pflanzeneiweiß bereitstellt.

Wenn wir Fleisch essende Gäste haben, kommt diese
knusprige Köstlichkeit öfter auf den Tisch, um dann anschließend ein »Oooh« und ein »Aah« zu ernten.

Ungläubige Blicke treffen uns, während die meisten
Hühnchen vermuten. Die wenigsten kennen es. Es heißt
Seitan. Seitan wurde ursprünglich von buddhistischen
Mönchen erfunden, die bei ihrem BBQ einfach nicht auf
etwas Fleischiges verzichten wollten. Seitan wird übrigens aus billigstem Weißmehl hergestellt und säuert er-
heblich weniger als Fleisch. Nur das Beste aus dem Mehl
wird verwendet: pflanzliches Eiweiß.

Wahrscheinlich eher zufällig erfand irgendein Mönch
dieses Rezept. Vermutlich war es der schusselige Klos-
terbruder, der gerade zuständig für das Brotbacken war.
Vielleicht ließ er den Teig versehentlich in den Schmutz

fallen, und da vielleicht das Mehl gerade ausgegangen
war, versuchte er das Abendbrot noch zu retten, indem
er den Teigklumpen abwusch. Dabei stellte er erstaunt
fest, dass sich beim Auswaschen der (ungesunden) Mehl-
stärke ein elastischer Kloß aus pflanzlich/basischem
Eiweiß bildete. Dieses gummiähnliche Zeug war tatsächlich der Anfang für den so lang ersehnten Traum von
den unbeschwerten, karmafreien buddhistischen Grillri-
tualen. So oder so ähnlich. Spaß beiseite.

Um kurz das Rezept weiterzugeben:

Seitan: Man nehme etwa 1 Kilo Weißmehl 405 (noch
besser und lockerer wird es mit einem ¾ Kilo Weizen-
weißmehl und ¼ Kilo Dinkelweißmehl, wie ich unlängst
feststellte). Alles kommt mit gerade soviel Wasser in eine
Schüssel, dass es beim Kneten nicht so stark staubt. Mit
der Maschine bearbeiten (Knethaken), bis ein zäher, ho-
mogener Teigklumpen an der Küchenmaschine hängt.
Dieser Klumpen kommt mit etwas Wasser bedeckt in
eine etwas höhere Schüssel. Wenn Sie Zeit haben, lassen
Sie den Teig 10 Minuten in dem Wasser ruhen. Danach
zupfen Sie ein knapp faustgroßes Stück davon ab und
waschen es vorsichtig unter einem dünnen, lauwarmen
Wasserstrahl aus. So lange bis das Wasser klar ist. So verfahren Sie dann mit dem ganzen Teig. Anschließend hat
sich das Volumen des Teiges etwas verringert, das ist aber
kein Problem, am Ende wird es wieder etwa ein Kilo
Substanz haben. Nun haben Sie eine extrem zähe Masse.
Jetzt können Sie es in eine beliebige Form schneiden,
wie Sie es bei einem Stück Fleisch machen würden. Als

Schnitzel oder Geschnetzeltes. Nach dem Zuschneiden kommt alles in einen Topf, voll mit leicht köchelndem Wasser. Das Wasser sollte mit den Gewürzen gewürzt sein, die nachher das Seitan geschmacklich haben sollte. Lassen Sie alles etwa 10 bis 15 Minuten in leicht kochendem Wasser, unter sporadischem Umrühren, aufgehen. Das Seitan nimmt dabei an Volumen zu und bekommt die Konsistenz von Fleisch. Nun marinieren Sie alles noch einmal in Ihrer Lieblings- Gewürzzubereitung und lassen es gut ein paar Stunden ziehen. Bitte nur eine beschichtete Pfanne mit Öl verwenden, so wird alles sehr knusprig und fein.

Zum Grillen ist es nicht ganz so gut geeignet, außer wenn Sie es während dem Grillen kräftig einölen, da Seitan weder von sich aus sehr fettig ist, noch Fett gut aufnehmen kann. Dennoch ist es sehr saftig.

Schon bald werden Sie den Geschmack von totem Fleisch sicherlich nicht mehr vermissen. Probieren Sie es!

Nach was schmeckt denn eigentlich Fleisch? Kochen oder braten Sie doch mal Fleisch ohne ein Gewürz, Salz oder eine Soße und dann möchte ich Ihr Gesicht sehen! Nie mehr werden Sie Fleisch essen wollen, das ist sicher. (Wussten Sie, dass Fleisch mit Natriumnitrat gefärbt wird, weil es sonst unappetitlich gelblich-grau wäre?)

Außer Seitan gibt es natürlich auch noch andere köstliche Dinge wie das dem Seitan ähnliche Sojafleisch und Thempe.

Über Thempe, das aus fermentierten Bohnen besteht

und basisch wirkt, müssen Sie sich selber informieren. Ich selbst habe es noch nicht zwischen die Zähne bekommen. Wir sind daheim eben schon mit Seitan gut genug bedient.

* *Öle und Fette:*
Öl ist lebenswichtig! Ist es doch der Träger von verschiedenen wertvollen Inhaltsstoffen. Allem voran der fettlöslichen Vitamine D und E. Vitamin E ist wohl die bekannteste Antioxidanzie.

Es gibt aber Enzyme, die bei weitem effektiver sind als Vitamin E. Wie das so genannte SOD-Superoxid-dismutase, das Verjüngungs-Enzym! Dazu mehr im übernächsten Kapitel.

Auf eine Zufuhr von ungesättigten und mehrfach ungesättigten Ölsäuren ist zu achten. Folgende pflanzliche Öle enthalten sie reichlich: Olivenöl, Leinöl, Hanföl (Omega-3- und Omega-6-Fettsäuren), Rapsöl, Sonnenblumenöl, Walnussöl, Kürbiskernöl, Maisöl usw.

Wichtig ist die Qualität der verwendeten Öle. Sparen Sie beim Einkauf dabei nicht, denn es sollten Ihrer Jugend zuliebe schon kalt gepresste Öle sein, die naturgemäß etwas mehr kosten.

* *Ghee:*
Eine andere selbst gemachte Köstlichkeit ist das indische Ghee. Es wird aus Butter hergestellt. Obwohl Butter nicht gerade unsere erste Wahl sein sollte, will ich es dennoch vorstellen.

Ghee ist einfach anders. Denn Ghee ist gereinigte und geklärte Butter und bildet im natürlichen Nahrungsgesetz eine Ausnahme. Es wird in Indien seit Jahrtausenden für Kosmetik, Vorbeugung und Heilung verwendet.

Alle schlackenbildenden Stoffe werden aus der Butter entfernt, übrig bleibt nur ein sehr wohlschmeckendes und gesundes Fett, welches fettlösliche Toxine im Körper binden und ausleiten kann.

Die heilende Wirkung kann man darin begründen, dass durch den Prozess der Butterklärung alle belastenden und Schlacken bildenden Stoffe entfernt wurden. Ghee ist nun aber, entsprechend dem Gesetz des Ausgleichs, bemüht, die »verlorenen« Stoffe, die es einst vor der Klärung hatte, nach dem Verzehr aus dem Körper herauszuziehen und wieder an sich zu binden. Was natürlich ein nicht zu verachtender Entschlackungsfaktor ist.

Ghee ist sehr einfach herzustellen: Nehmen Sie ein beliebig großes Stück (Süßrahm-) Butter und geben Sie es in einen passenden Topf ohne Deckel. Lassen Sie die Butter bei mittlerer Hitze schmelzen. Erhöhen Sie langsam die Temperatur, so dass das Wasser in der flüssigen Butter verdunstet. Das ist der Fall, wenn kein Zischeln mehr zu hören ist. Schöpfen Sie vorsichtig den oben schwimmenden Schlackenschaum ab. Füllen Sie das fertige Ghee in eine Schüssel zum Abkühlen.

Der klebrige Schaum, der oben auf dem »Buttersee« schwamm, war die unerwünschte, weißschäumende Schlacke. Probieren Sie einmal etwas davon. Sie werden einen schmierig-süßen und etwas salzigen Geschmack feststellen können. Das ist der Teil der Butter, der im Körper auch zur Schlacke werden würde, was ein sehr treffendes Bild für die Alterungsproblematik durch Schlacken ergibt. Dieser schleimige Brei aus schlecht verwertbaren Eiweißen, unverdaulicher Laktose, Umweltgiften und Salz wurde aus der Butter nun erfolgreich entfernt. Nach der Einnahme des Ghees hat es nun die erstaunliche Tendenz, unseren Körper genau von diesen Schlacken zu befreien!

Bitte bereiten Sie Ihr Ghee selber zu, da Gekauftes meist unerwünschte und unnötige Zusätze hat. Ghee hält sich im Kühlschrank mehrere Wochen.

• *Himalajasalz:*
Wenn Sie gerne salzig essen, wäre es gut, ausschließlich natürliche Salze zu verwenden. Das wären Himalajasalz, Ursalz, Steinsalz und wenn es nicht anders geht, Meersalz (meist belastet). Diese Salze entziehen dem Organismus nicht die lebensnotwendigen Mineralien, da sie schon selbst mit kolloidalen Mineralien gesättigt sind, wie wir schon in Teil I gesehen haben. Noch besser ist es, mit der Zeit mehr und mehr das Salz zu reduzieren. Im Handumdrehen werden Sie es nicht mehr vermissen. Vor allem dann, wenn Sie auf die geschmackliche Qualität Ihrer Nahrung achten. Viel Salz braucht man nur bei einem abgestumpften Geschmacksinn oder wenn das denaturierte Essen ansonsten nach Nichts schmecken würde.

- *Das authentische Essenerbrot:*

Von allen Brotsorten sollte man von Sauerteigbrot am meisten Abstand nehmen, da es zu stark säuert. Man kann tatsächlich Brot backen, ohne einen Ofen zu benutzen und ohne die wertvollen Inhaltstoffe abzutöten. Das Essenerbrot heißt so, weil uns Jesus im »Friedensevangelium der Essener« sein bevorzugtes Brot vorstellt. Es ist einfach herzustellen und ist nebenbei sehr gut bekömmlich und voller Lebenskraft.

Durch den Keimvorgang entwickeln sich kraftvolle Enzymketten und Unmengen an Vitamine der B-Reihe (B12!), besonders Biotin.

Verwendet werden kann fast jede Art von Getreidekorn, auch Mischungen. Ich empfehle Ihnen unter anderem die gehaltvolle Hirse. Ihre Mineralstoff- und Spurenelementzusammensetzung ist ideal für kräftiges Haar, feste Nägel und schöne Haut. Dieses Rezept ist authentisch von Jesus überliefert.

Die Herstellung dieses Brotes gelingt allerdings nur im Sommer, weil das Backen des Essenerbrotes die Wärme unserer Sonne benötigt:

Essenerbrot: Nehmen Sie Weizen-, Dinkel- oder ein anderes Getreidekorn und weichen Sie es in einer Schüssel mit wenig Wasser ein. Kurz nach dem Keimen (ca. zwei bis drei Tage) werden die Körner gut zerquetscht oder mit einem geeigneten Gerät geschrotet. Formen Sie jetzt aus der klebrigen Masse einige Fladen und legen Sie diese in die Sonne. Wenn es draußen warm genug ist, reicht es, das Brot mittags zu wenden, damit es abends »fertig gebacken« ist. Dieses Essenerbrot schmeckt ohne Zugabe von Salz oder Hefe hervorragend.

Hier kann man wieder einmal deutlich sehen, wie die ursprüngliche Nahrung keine »Geschmacksverbesserer« braucht. Ganz im Gegenteil, das Brot schmeckt so für sich alleine am besten. Das gekeimte Korn hat während des ganzen beschriebenen Vorgangs an Lebenskraft und Nährstoffen enorm zugenommen. Enzyme und Vitamine, vor allem der B-Reihe, sind explodiert. Lassen Sie sich diesen Genuss nicht entgehen. Mir jedenfalls schmeckt es hervorragend!

Wenn es denn aber an Sonnenschein mangelt, tut es auch ein köstlicher Frischkornbrei. Statt dass man den Fladen in die Sonne legt, kann man die Masse auch mit einem geriebenen Apfel vermischen und wie Müsli, aber bedeutend gesünder, verspeisen. Es hat ähnlich gute Eigenschaften wie das Essenerbrot, dafür geht es bedeutend schneller.

»Meiner Ansicht nach würde die vegetarische Lebensweise durch ihren rein körperlichen Einfluss auf das Wesen des Menschen einen sehr günstigen Einfluss auf das Los der Menschheit haben.«

Albert Einstein

• *Weitere Empfehlungen:*
Versuchen Sie es doch einmal mit einem Getreidekaffee, statt mit dem Säure bildenden gewöhnlichen Kaffee. Caro oder ähnliche Getreidekaffees sind viel gesünder

und versauern das Leben nicht unnötig, weil sie auf der Basis von mineralstoffreicher Gerste und basischer Zichorienwurzel (Löwenzahnwurzel) hergestellt werden.

Nehmen Sie lieber die köstliche Sojamilch (sollte gentechnikfrei sein) statt der Kuhmilch. Sie ist bekömmlicher und schmeckt meines Erachtens bedeutend besser. Alternativ können Sie es auch mal mit der himmlischen Mandelmilch versuchen oder mit Reismilch.

Achten Sie auch auf Ballaststoffe, sie helfen dabei den Darm sauber zu schrubben. Davon dürfte man aber mehr als genug haben, wenn man meinen einfachen Empfehlungen folgt.

Kümmern Sie sich nicht darum, ob andere es gut finden, was Sie tun und wie Sie sich ernähren, denn manche beißt dabei nur ihr eigenes Gewissen. Seien Sie ein Vorbild!

Ab und zu ist es dann auch nicht so schlimm, wenn Sie einmal Gekochtes und Junkfood zu sich nehmen, das wird nicht schaden, wenn Sie ansonsten »standhaft« sind.

Auch die kretische und allgemein mediterrane Küche ist hierin zu Hause und somit vorbildlich. Frisches Gemüse und Salate, reichlich Obst, gutes Öl, sehr wenig tierische »Produkte« wie Milch und Fleisch, dafür aber mehr Rohes und Naturbelassenes. Das ist deren Geheimnis für Vitalität im hohen Alter!

Natürliche depotfüllende Nahrungsmittelergänzung

Als sehr wertvoll anzusehen sind die Lebensmittel, die möglichst schnell und effektiv unsere Körperdepots mit wichtigen Nährstoffen auffüllen können.

Wenn man immer nur entschlackt, ohne wieder die richtigen Nährstoffe aufzufüllen, kommt es an irgendeinem Punkt – aufgrund der Leere in den Körperdepots – zu Unwohlsein. Aber mit dem Wissen um die richtigen Methoden lässt sich das leicht umgehen. Richtig angewandt wird man sich bald wie neugeboren und jung fühlen. Aber eine jahrzehntelange saure Fehlernährung lässt sich nicht auf die Schnelle wieder in das Gleichgewicht bringen, deshalb brauchen wir zusätzlich die folgenden Depotfüller.

Alle hier aufgezählten Vorschläge haben außerdem eine sehr entwässernde Wirkung, d. h. sie bringen das Gewebe wieder in den Normalzustand mit hohem Redoxpotenzial (Regenerierungsfähigkeit). Alles, was entwässert, hat eine wichtige durchspülende Wirkung.

- *Kräutertees:*
Es gibt dermaßen viele gute Kräutertees auf dem Markt, so dass ich nur meine effektivsten Favoriten aufzählen will. Die meisten dieser Tees entschlacken den Körper bei gleichzeitiger und nicht zu verachtender Remineralisierung, was ja unser erwünschtes Ziel ist. Genau be-

trachtet ist ein Kräutertee ja nichts anderes als eine trinkbare Tinktur (d. h. ein alkoholischer Auszug von Pflanzenwirkstoffen). Wenn auch hier auf Basis von Wasser. Darin sind sämtliche erwünschten Nährstoffe der jeweiligen Pflanze enthalten. Somit enthält ein Tee eine wundervolle Mischung aus verschiedenen kolloidalen Mineralien und unterstützt so auf erfrischende Weise unser Vorhaben, das Altern zu verzögern.

Zu empfehlen sind alle Kräutertees und Früchtetees, die Sie mögen und vertragen. Schwarztee ist nicht zu empfehlen, aufgrund des hohen Teein-/Koffeingehalts und des hohen Fluoridgehalts. Wir wissen ja schon, dass zuviel Fluor nicht besonders gut für uns ist. Legt es doch im Gehirn die Bereiche lahm, die für den Willen und für die Kreativität zuständig sind.

Besonders zu empfehlen sind der Rotbuschtee, Brennnesseltee, Zimttee aus Ceylon-Zimt, Matetee, Ingwertee und der Lapachotee.

Der Rotbusch *enthält* sehr viel Eisen, was vor allem für Frauen wichtig ist. Er *enthält* andere wichtige Mineralien und Spurenelemente in etwas geringerer Konzentration und überzeugt auch geschmacklich.

Brennnesseltee enthält sehr viel Silizium (viele Altersleiden sind schlicht Siliziummangel) für schöne Haut und ein straffes Bindegewebe. Er entwässert das System und ist reich an vielen Mineralien und Spurenelementen.

Zimttee senkt den Blutzuckerspiegel, Ingwertee entschlackt und schmeckt ganz köstlich und ist derzeit mein absoluter Favorit.

Ein sehr guter Entgiftungstee, mit Zutaten aus unserer nächsten Umgebung, die man auch leicht selber in der Natur sammeln kann, wird wie folgt zusammengestellt:

Man nehme zu gleichen Teilen Brennnesselkraut, möglichst jung im Frühjahr, Löwenzahnwurzeln und Löwenzahnkraut, Holunderblüten, Birkenblätter und Brombeerblätter. Zugedeckt acht Minuten ziehen lassen. Das gibt einen wundervollen Ausschwemmtee, der dazu noch ganz gut schmeckt.

Der König aller verjüngenden Tees ist aber meiner Meinung nach der Lapachotee. Meines Wissens kann kein anderer Tee so viel Mineralien und Spurenelemente vorweisen wie der südamerikanische Lapachotee. Durch seine Fülle an Inhaltsstoffen steigert er nachweislich die Aktivität des Immunsystems um bis zu 48 Prozent. Lapacho wächst auf dem fruchtbaren Boden im Amazonasgebiet und ist die erste Wahl bei Aids- und Krebspatienten, da es erwiesen ist, dass sich dadurch selbst Tumore zurückbilden können. Kein Wunder, bei dieser Fülle an basisch wirkenden Stoffen, die uns dieser Tee beschert. Dazu kommt noch, dass Lapachotee, der übrigens nach Erde und Vanille schmeckt, das wirksamste natürliche Mittel (fungizide Saponine und Xylodion) gegen Pilze und *Candida albicans* ist, das wir kennen. Egal, ob Darmpilz oder Fußpilz, innerlich oder äußerlich angewandt, beseitigt es Pilze aller Art in erstaunlich kurzer Zeit. Wie wir wissen, entstehen Pilze nur in einem sauren Milieu. Augenscheinlich entzieht Lapachotee dem Pilz durch sein basisches Potenzial die saure Umgebung.

Geheimtipp: Mit Lapachotee das Gesicht benetzen, das ergibt eine wundervolle, gleichmäßig rosige Haut und hilft bestens gegen Falten.

Kaufen Sie bitte Lapachotee nur offen und nicht im Teebeutel.

Alle Kräutertees haben eine basische Wirkung, manche sogar eine ganz beträchtliche, weshalb sie auch bei schweren Formen von Verschlackung in dem Maße getrunken werden sollten, wie man es gerade so noch verträgt kann. Es kann sein, dass durch zu forcierten Genuss der verschiedenen Tees ein Säuresturm ausgelöst wird, der sich körperlich heftig äußert. Wenn Ihnen übel und schwindelig wird oder sich plötzlich ein Ausschlag bemerkbar macht, Sie Kopfschmerzen bekommen, sollten Sie die Menge des Tees etwas reduzieren und dann langsam anfangen mehr zu trinken, so wie Sie sich dabei wohl fühlen.

Aber bleiben Sie dran, denn das zeigt nur, dass es wirkt!

• *Kombucha:*
Noch ein Geheimtipp ist Kombucha, den ich jedem wärmstens ans Herz lege, besonders denen, die unbedingt noch Fleisch essen wollen. Denn Kombucha hat die sagenhafte Fähigkeit, Harnsäureschlacken aus dem Gewebe auszuwaschen.

Kombucha ist ein altbekanntes Getränk, das Sie selbst günstig herstellen können. Kaufen Sie auf keinen Fall das Fabrik-Kombucha-Fertiggetränk aus dem Kaufhaus, denn das wurde, zwecks Haltbarkeit, pasteurisiert und eignet sich nur noch zum Wegschütten.

Im Sommer gibt es nichts Besseres als ein Glas frisch sprudelnden Kombucha, um seinen Durst zu löschen. Es erfrischt durch seine Spritzigkeit, die davon herrührt, dass bei dem Gärprozess natürliche Kohlensäure entsteht, die den Körper aber kaum belastet.

Russische Forschungen haben bestätigt, dass dieses Getränk sogar dabei hilft, radioaktive Isotope wie Strontium innerhalb kürzester Zeit auszuscheiden!

Kombucha ist ein Schatz an wertvollsten Enzymen, die vor allem den Eiweißstoffwechsel unterstützen. Wie schon erwähnt, werden selbst die sonst so hartnäckigen Harnsäurekristalle ausgeschwemmt, die ja besonders für Alterskrankheiten wie Gicht, Rheuma und vieles andere verantwortlich sind. Die relativ hohe Menge an der enthaltenen Glukuronsäure bindet Gifte und Stoffwechselabfälle wie ein Schwamm an sich und entlastet so die Nieren und die Leber bei gleichzeitig vermehrter Ausscheidung.

Mit Kombucha lässt sich sehr schön eine Entschlackungstrinkkur machen. Am besten ein paar Wochen ein- bis zweimal im Jahr. Besonders für die unter uns, die gerne der Eiweißmast frönen.

Besser aber man nimmt weniger tierisches Eiweiß zu sich und dann am besten nur hochwertiges pflanzliches Eiweiß natürlich. Pflanzliches Eiweiß wird, ganz im Gegensatz zu tierischem Eiweiß, sehr basisch verwertet.

Den Kombuchapilz können Sie ganz einfach in der

Apotheke oder im Internet kaufen. Der Pilz selbst ist eine gallertartige Masse, eine ausgeklügelte Symbiose aus Hefen und Bakterien.

• *Zubereitung:*
Bereiten Sie einen Tee aus Schwarztee (der alle seine negativen Eigenschaften durch die ablaufende Gärung verliert) und zu gleichen Teilen Grüntee.

Dazu mischen Sie je nach Geschmack Früchtetee.

Lassen Sie den Tee etwa 15 Minuten ziehen. Danach sollte er etwas abkühlen, der Kombuchapilz ist etwas hitzeempfindlich.

Je nach Empfinden kommen nun auf einen Liter Teewasser 50–100 Gramm (Rohr)Zucker, der durch den Gärungsprozess zu Fruktose und rechts drehender Milchsäure abgebaut wird und somit seine schädliche Wirkung einbüßt.

Füllen Sie den Tee in ein Gefäß mit großer Öffnung.

Legen Sie den Pilz auf das Teewasser und bedecken Sie das Gefäß mit einem luftdurchlässigen Stoff. Der Stoff soll die Fruchtfliegen abhalten.

Warten Sie je nach Temperatur des Aufstellungsortes zwischen 7–10 Tage, bis der Gärungsprozess abgeschlossen ist. Je wärmer der Ort, desto kürzer die Reifezeit.

Legen Sie den Pilz beiseite. Danach rühren Sie etwas um und füllen das Getränk in möglichst dunkle Flaschen ab. Der Kombucha sollte in der Flasche noch ein paar Tage reifen, damit noch etwas natürliche Kohlensäure entsteht. Fertig!

Ich will noch einmal betonen, dass auch der Kombucha mehr oder minder nur die Symptome der denaturierten Lebensweise dämpft. Trotz seiner sehr zweifelhaften Zutaten ist es ein gutes, wenn auch kurzfristig zu nutzendes Enschlackungsgetränk, das Sie deshalb nicht zu lange zu sich nehmen sollten.

Vermeiden Sie einfach nach und nach tierische »Produkte« und trinken Sie dafür Kombucha nur noch aus geschmacklichen und nicht nur aus medizinischen Gründen.

- *Regulat:*

Das Rechtsregulat ist eine relativ neue Entdeckung. Es verspricht, den Körper in nur drei Monaten komplett zu entsäuern, so der Hersteller. Ich habe es auch bei meinen Recherchen für dieses Buch getestet und kann nur sagen, dass es eine unheimlich starke Wirkung hat. Man hat den Eindruck, es wühlt den Dreck aus der letzten Ecke. Trotz meiner immer mehr fortschreitenden Praxis der Verjüngung und der damit einhergehenden Reinheit des Leibes hat das Regulat mir echte Entschlackungskrisen beschert. Kurz: Es wirkt!

Es ähnelt stark dem oben beschriebenen Kombucha in Wirkung und Funktion, ist aber bedeutend stärker, manchmal zu stark.

Das Rechtsregulat ist ein ausgefuchstes Gemisch aus konzentrierten und völlig natürlichen Enzymen. Diese Enzyme räumen den Körper gründlich auf und haben ein sagenhaftes Verjüngungspotenzial. Doch erst einmal kann es, vor allem anfangs, bei der Einnahme sein, dass man sich bedeutend älter fühlt, eben weil es sehr stark die Schlacken löst. Weshalb man auch dringend Schlacken bindende Algen wie Chlorella, Spirulina oder Klamath zu sich nehmen sollte, um diese Erscheinungen etwas zu dämpfen! Algen besitzen überhaupt eine sehr gute Bindungsfähigkeit für Schmutz.

Wenn man bedenkt, dass es etwa 40 000 Enzyme gibt, von denen erst ein Bruchteil erforscht ist, sieht man schnell ein, dass nur ein natürliches Mittel plus eine artgerechte Ernährung den Enzymbedarf stillen kann.

Äußerlich angewandt hilft Regulat gegen Falten, Flecken, Warzen, Pigmentveränderungen und andere Alterserscheinungen. Es macht unglaublich weiche Haut, die gleichzeitig jünger wirkt.

Der Nachteil ist, im Vergleich zu Kombucha, dass das Regulat recht teuer ist, wobei es sich meines Erachtens lohnen kann. Natürlich gibt es andere Wege, die Ihnen vielleicht noch etwas mehr zusagen.

Man sollte klar unter den Dosierungsangaben des Herstellers bleiben. Hier ist weniger mehr. Besser nicht anwenden bei einer starken Schwermetallbelastung und auch generell zu Anfang der Methode. Da ist man vorerst besser beraten, auf enzymreiche Kost und vielleicht Kombucha umzustellen.

• *Natürliche konzentrierte Fruchtsäfte:*
Nicht jeder wird immer und jeden Tag die Möglichkeit haben, sich frische Säfte selber zu pressen. Allerdings

sind die frischen Säfte fast nicht zu ersetzen. Sehr gut sind deshalb, auch alternativ, konzentrierte Fruchtsäfte in natürlicher Form, ohne künstliche Zusätze. Meines Wissens kommt nur ein Produkt namens ViaRubin© in Frage, das allen unseren verjüngenden Anforderungen genügen kann. Ich benutze es selbst sehr gerne.

Es ist ein Konzentrat aus reif geernteten(!) Früchten und Gemüsen und weiteren ausgesuchten und natürlichen Zutaten, sogar zu 70 Prozent aus Wildwuchs.

Es ist in einer kleinen Flasche abgefüllt. Man verdünnt davon immer 10 ml in einem Glas Wasser und enthält dabei eine wahre Pracht an Nährstoffen.

An zweiter Stelle empfehle ich Lavita© und vielleicht noch Juice Plus©, die unserer Anforderung an Natürlichkeit am nächsten kommen. Alle diese Produkte findet man im Fachhandel oder Internet.

- *Stevia, das süße Wunder:*
Stevia ist ein wirkliches Wunderzeug für den, der nicht von Süßem lassen kann und will. Stevia rebaudiana kommt ursprünglich aus Südamerika, vor allem aus Paraguay. Die Guarani Indios benutzen es schon seit Ewigkeiten, um ihren Matetee (auch zu empfehlen) zu süßen.

Dieses basilikumartige Gewächs, das dort meist wild wächst, hat für den Gesundheitsbewussten und in die Jugendlichkeit Verliebten wirklich traumhafte Eigenschaften. Es hat absolut keinen Brennwert (Kalorien); es fördert die Entschlackung, weil es basisch und mineralreich ist; es verhütet Karies; es macht keinen Hunger, so wie es Zucker machen würde; es unterstützt das Abnehmen;es hat keine unerwünschten Nebenwirkungen; es hat die 300-fache(!) Süßkraft von Zucker; es ist antikarzinogen, kann also Krebs entgegenwirken.

Stevia rebaudiana wird nicht nur traditionell von den Einwohnern Südamerikas als Süßungsmittel verwendet, sondern feiert seit einigen Jahrzehnten einen wahren Siegeszug in den Industrieländern. Größter Verbraucher von Stevia ist Japan, wo bereits 1954 mit dem Anbau begonnen wurde. Als die japanische Regierung 1969 wegen gesundheitlicher Risiken den Verkauf von synthetischen Süßstoffen verbot, stieg dort der Verbrauch von Stevia extrem an und hat inzwischen einen Marktanteil von über 40 Prozent.

Viele wissenschaftliche Studien wurden über Stevia durchgeführt. So wurde unter anderem der Einfluss auf den Blutzuckerspiegel, den Blutdruck und die Fruchtbarkeit untersucht. Nach objektiver Sichtung und Beurteilung dieser Unmengen von Daten können wir heute davon ausgehen, dass Stevia das natürlichste, sicherste und gesündeste Süßungsmittel auf dieser Erde ist.

Seit Jahrhunderten wird Stevia von der Urbevölkerung, den Guaranís, im Dreiländereck Paraguay, Brasilien und Argentinien als Heilpflanze und zum Süßen von Mate-Tee (ein Stechpalmengewächs) genutzt und ist dort unter dem Namen Caá-heé (Honigblatt) oder Yerba dulce bekannt. Die Europäer kamen erst 1887 in Kontakt mit der Stevia.

Stevia wird sich mehr und mehr gegen den Zuckerwahn durchsetzen. Es wird uns unbeschwerten Süßigkeitsgenuss bescheren.

• *Frühjahrskuren*:
Das Frühjahr eignet sich sehr gut für Kuren mit Wildgemüse, die zum Teil das 70–80-fache an wertvollen Nährstoffen enthalten als gewöhnlicher Salat vom Markt!

Haben Sie schon mal einen Löwenzahnsalat genossen oder Brennnesselspinat gegessen? Es lohnt sich! Man ist beim Sammeln an der frischen Luft und kann sich anschließend als Belohnung ein frisch zubereitetes Mahl aus der Beute gönnen.

Wildgemüse ist noch völlig naturbelassen, unverzüchtet, ursprünglich und deshalb unübertroffen zur Erhaltung und Erneuerung der Jugend.

Unsere Gene sind seit Jahrtausenden genau auf diese Art von Nahrung programmiert. Die Zuchtmethoden der heutigen Landwirtschaft sind im Vergleich zum alten Programm in unseren Genen unglaublich jung. So können wir dieser ursprünglichen Nahrung sehr viel mehr Lebenskraft abgewinnen.

Es gibt aber noch wesentlich einfachere Möglichkeiten, denn jetzt kommen wir zu einer wirklichen Spezialität, der traditionellen und leider vergessenen Vitaminbombe und Mineralstoffgranate schlechthin!

- *Weizengrassaft und der noch wirksamere Gerstengrassaft:*

Das Gras des Getreides ist eine wahre Wunderwaffe gegen das Altern.

Die Kaiser der alten chinesischen Dynastien verwendeten schon Grassäfte zur Blutreinigung und Stärkung. Die schottischen Druiden und die Indianer Mittelamerikas nutzten den frischen Saft zur Wundbehandlung. Bei uns war der Grassaft weitgehend unbekannt, bis im Jahre 1940 in einer amerikanischen Fachzeitschrift ein Artikel erschien, der über die Heilerfolge und Verjüngungseffekte mit Weizengrassaftanwendungen in 1 200 Krankheitsfällen und Alterskrankheiten berichtete.

Eigentlich essen wir jeden Tag eine Frucht von einer Grassorte, nämlich das Brot. Genau genommen ist alles Getreide nur die Frucht und der Samen von bestimmten Gräsern. Gesünder als das Korn ist erwiesenermaßen aber bei weitem ihr Gras. Es ist wohl das beste Mittel, um einfach, schnell und überaus günstig die Vitamin-, Mineralstoff-, Spurenelement- und Enzymdepots aufzufüllen.

Es enthält überdurchschnittlich viel Eisen, Kalzium, Vitamin E, Vitamin C und Chlorophyll.

»Gerstengrassaft ist ein echtes Verjüngungsmittel für Körper, Seele und Geist. Er reinigt, steuert generell den Stoffwechsel in Richtung Optimum hin und lässt den Spaß an ›Sünden‹ vergehen, wie etwa rauchen oder zu-

viel essen. Es weckt die Freude am Reinen und Licht-
vollen ...«

Barbara Simonsohn

Alle Inhaltsstoffe sind in idealer Form und in überreicher Fülle vorhanden.

Deshalb ermöglichen Grassäfte auch als Nahrungsergänzungsmittel eine recht schnelle und erstaunliche Zellregeneration – und dies auf eine ausgesprochen natürliche Weise.

Dieses Getränk ist das basischste Getränk überhaupt und somit potenziell das beste Entschlackungs- und Entgiftungsmittel, das wir kennen. Der Darm wird gesäubert und regeneriert, damit er seine natürliche Aufgabe wieder richtig erfüllen kann. Es fördert die Bildung roter Blutkörperchen, was eine bessere Durchblutung und Sauerstoffversorgung, also eine tatsächliche Verjüngung begünstigt und beschleunigt. Sogar die Widerstandskraft gegen Radioaktivität kann durch den hohen Chlorophyllgehalt (min. 70 Prozent) erhöht werden.

Chlorophyll ist etwas ganz Besonderes. Es gleicht dem menschlichen Blut bis ins Detail. Der einzige Unterschied ist, dass Chlorophyll in seinem Molekül zentral ein Magnesiumatom trägt, Blut hingegen trägt in seinem Zentrum ein Eisenatom. Wenn wir nun etwas Grünes wie beispielsweise Grassaft trinken, das außerdem noch viel Eisen enthält, dann hat der Körper die Möglichkeit, daraus Blut zu transformieren.

Man hat sogar festgestellt, dass Chlorophyll für sich

alleine die Fähigkeit hat, in unserem Körper Blut zu bilden. Vielleicht, indem es »alchemistisch« Magnesiumatome in Eisenatome verwandelt?

Grassäfte können außerdem eine beschädigte DNS reparieren, was umso wichtiger erscheint je älter jemand ist. Das ist sehr erstaunlich und ermutigend.

Es hilft dem Körper auch, in großem Umfang Schwermetalle wie Blei, Cadmium, Quecksilber und Arsen zu binden und sicher auszuscheiden. Es kann so viel gelöst werden, dass es dabei zu heftigen Entgiftungsreaktionen kommen kann, die sich aber rasch legen. Deshalb beginnt man auch sehr langsam mit einem Schnapsglas voll pro Tag und steigert die Dosis langsam bis zu mehreren Gläsern.

Man kann die Grassaftkur auch mit dem normalen Fasten verbinden. Fasten wird somit durchschlagskräftiger und etwas angenehmer, weil es die durchs Fasten mobilisierten Säureschlacken dämpft und sicherer abtransportiert. Es kommt aber bei der Einnahme von Grassäften immer zu einer Entgiftung des Körpers, was sich auch in Pickeln und Hautunreinheiten ausdrücken kann. Schwermetalle werden sehr überzeugend durch den regelmäßigen Genuss von Grassäften ausgeleitet.

Weiter überzeugen die Grassäfte durch den Reichtum an Enzymen:
- Protease fördert die Verdauung von Eiweiß;
- Cytrochrome Oxidase wirkt als ein Antioxidans zur Unterstützung der Zellatmung;

- Amylase fördert die Stärkeverdauung;
- Transhydrogenase ist nötig für die Muskelkontraktion, besonders des Herzmuskels;
- Lipase ist ein fettspaltendes Enzym;
- Pyhcocyanin hilft bei der Blutbildung;
- Superoxid-dismutase stoppt effektiv die Zellalterung;

des Weiteren: Catalase, Peroxidase, Oxidase, Methion Reduktase, Glutamin Peroxidase, P4D1 …

Der grüne Saft enthält dazu noch 27 Prozent Aminosäuren, also (Vor-) Proteine in sofort verfügbarer Form, in für uns perfekter Zusammensetzung. Auch die begehrten essentiellen Proteine sind reichlich zu finden.

Weiterhin sind Cholin, Betakarotin und alle Vitamine (außer Vitamin D) A, B, E, C, F, K und H in überragendem Maße enthalten, verbunden mit einer wahren Fülle an Enzymen.

Alle Mineralstoffe und Spurenelemente sind wie in einem riesigen Speicher in Fülle für uns abrufbereit: Kalium, Kalzium, Phosphor, Magnesium, Selen, Zink, Eisen, Jod, Kobalt, Kupfer, Mangan, Natrium und Schwefel. Alle Inhaltsstoffe, besonders in Gerstengrassaft, übersteigen zum Teil selbst die von bestem, biologisch angebautem Gemüse und Salat um das 50- bis 80-fache! In Gerstengrassaft ist allein schon 12-mal mehr an Kalzium enthalten als in Milch.

In nur 100 ml Weizengrassaft sind Vitamine und Mineralstoffe bis zur 7-fachen Menge dessen enthalten, was heute allgemein empfohlen wird, insbesondere die, an denen es der heutigen Nahrung oft mangelt. Diese sind Unmengen an Folsäure, Vitamin H, Vitamin K, Kupfer, Selen, Zink, Mangan und Kalzium.

Gerstengrassaft ist also der beste Nährstofflückenfüller, den man sich denken kann. Auch die seltene Glutaminsäure, der Nummer-Eins-Brennstoff fürs Gehirn, ist in großer Menge vorhanden und gut für die geistige Beweglichkeit und für die Gehirnleistung. Außerdem enthält es in wirklich einzigartiger Fülle das Verjüngungsenzym SOD, dessen Beschreibung im nächsten Kapitel folgt.

Grassaft lässt sich gut selber herstellen. Ich empfehle Gerste, weil sie am leichtesten zu pflanzen ist und auch die meisten Inhaltstoffe besitzt. Ich vermute, dass sie nicht beliebt genug war, um ständig weiter gezüchtet zu werden und deshalb ein eher ursprüngliches Gras geblieben ist.

Die Grassaftherstellung: Am besten man nimmt eine Schale, vielleicht einen Pflanzenkübeluntersetzer, gibt etwas Erde und wenn man hat etwas Diabas (Mineralerde) in die Schale. Dann streut man wild die Gerstenkörner aus. Im Gegensatz zu Weizenkörnern ist es nicht so schlimm, wenn hier und da ein paar Körner übereinanderliegen. Anfangs kräftiger gießen. Nach 7 bis 10 Tagen ernten. Nach dem Schneiden kann man noch ein zweites Mal ernten. Das Gras in einen Mixer geben, vielleicht 1 Tropfen gutes Öl dazu (wegen Vitamin A), genug Wasser und dann gut durchmixen. Alles durch ein engmaschiges Sieb passieren. Frisch trinken!

Bequemer und vor allem viel gesünder ist die Herstellung mit einem guten Entsafter. Aber die einzigen meines Wissens geeigneten Entsafter sind die von der Firma »GreenStar©« und »Bionik Oscar©«.

Ein guter Entsafter, um Gerstengrassaft selber herzustellen, hätte meine allerwärmste Empfehlung.

Anfangs ist es einfacher, das Gras einfach auszukauen und den harten Rest auszuspucken. So mache ich es inzwischen manchmal auch.

Der Geschmack von diesem sagenhaften Verjüngungstonikum ist etwas gewöhnungsbedürftig und basisch-bitter. Falls man den Geruch abstoßend findet, ist das ein untrügliches Zeichen dafür, dass man den Saft dringend benötigt. Gerstengrassaft gibt es aber auch schon in Pulverform gefriergetrocknet, namens »Hagiwara's Green Magma«. Das erspart Arbeit, ist geschmacklich neutraler und immer in Reichweite.

Für weitere Information ist das wirklich hervorragende Buch »Gerstengrassaft – Verjüngungselixier und naturgesunder Powertrunk« von Barbara Simonsohn sehr zu empfehlen.

Folgende Angaben beruhen auf Erfahrungswerten:
Gras
- heilt Anämie
- heilt Proteinmangel
- heilt Nebenhöhlenentzündungen
- heilt Arteriosklerose
- heilt Magengeschwüre

- heilt bakterielle Infektionen der Knochen
- heilt Eiterfluss
- heilt Bauchfellentzündung
- heilt Depression
- aktiviert die Libido
- hilft bei Entzündungen und Herzkrankheiten
- fördert eine gesunde Darmflora
- steuert Candida entgegen
- Grassäfte bremsen das Bakterienwachstum und neutralisieren Gifte;
- wirken effektiv einer Übersäuerung entgegen und beugen Krebs, Diabetes und Rheuma vor.

Gerstengrassaft und Gerstengrassaftpulver sind ein wirkliches Geschenk an die Menschheit. So profan und doch so wirksam.

»Esst denn, o Söhne des Lichts, von diesem vollkommenen Kraut auf der Tafel unserer Erdenmutter, auf dass eure Tage lange währen mögen, denn dies ist in den Augen Gottes wohlgefällig.«

Das Evangelium der Essener

Auch die Gerstengrassaft-Pionierin Ann Wigmore bekam durch die grüne Pflanzennahrung mit über 60 Jahren ihre ursprüngliche Haarfarbe zurück.

Im Übrigen nehmen immer mehr Hochleistungssportler lieber Grassäfte zu sich als die sonst üblichen isotonischen Sportlergetränke. Nach kurzer Zeit des Gebrauchs dieser Gräsersäfte und -pulver sieht man wesentlich jünger, frischer und vitaler aus.

Der wichtigste Grundgedanke ist, mindestens(!) einmal am Tag mittels einem der hier aufgeführten Vorschläge für eine basische Flut im Körper zu sorgen.

Es muss klar wiederholt werden, dass es wichtig ist, Entgiftungserscheinungen und Unwohlsein in der Entschlackungszeit immer mit Grassäften und Algen (Chlorella, Spirulina o. Ä.) abzudämpfen und zu binden!

Das Verjüngungs-Enzym Superoxid-dismutase (SOD)

Superoxid-dismutase (SOD) ist in jeder lebenden Zelle vorhanden. Dieses Enzym ist quasi die ergänzende Schwester des Enzyms Telomerase, welches wir schon kennengelernt haben. Denn SOD fängt effektiver als alles, was wir bis heute kennen, freie Radikale ab und neutralisiert sie. So gründlich, dass die Telomere und die DNS nicht mehr durch sie zerstört werden können. Dieses Enzym hat die sagenhafte Fähigkeit, eine durch Alterung und Radioaktivität(!) beschädigte DNS wieder zu reparieren und aufzubauen! Dies ist unser bestes Antioxidans.

Wir erinnern uns: Die Ursache des Alterns ist chemischer Verschleiß, unter anderem verursacht von den freien Radikalen, die erst richtig in ihrer zerstörerischen Arbeit begünstigt werden von dem ständigen Strom säuernder Nahrungsschlacken und Giften.

SOD wurde erstmals 1969 von Professor I. Freedvich an der Duke Universität und von J.M. McCord von der University of Southern Alabama im Blut einer Kuh entdeckt und isoliert. Dabei wurde die lebensverlängernde Wirkung von SOD auf Hirnzellen und dann auch auf die übrigen Körperzellen festgestellt. SOD putzt zuverlässig die zerstörerischen oxidativen Eindringlinge weg, bevor sie das Erbgut, unsere DNS, erreichen können.

Superoxid-dismutase hilft dabei die Körperzellen zu verjüngen(!), indem es dafür sorgt, dass schädliche Sauerstoffverbindungen (freie Radikale) neutralisiert werden, die sonst beim Atmungsprozess und Stoffwechselprozess anfallen und unsere Zellen oxidativ angreifen und »rosten« lassen.

Der normale SOD-Spiegel im Blut beträgt 50 bis 80 Mikrogramm pro Milliliter Blut, ein Wert unter der Hälfte dieser Werte wird als letal (tödlich) betrachtet, eine der Hauptursachen für das Entstehen von Krebs.

Gerstengrassaft ist die beste und ergiebigste Quelle für Superoxid-dismutase. Interessant ist in diesem Zusammenhang auch, dass das Unkrautvernichtungsmittel Paraquat Gerstenpflanzen nicht vernichten kann, eben weil diese Pflanze im Graszustand Unmengen von schützendem SOD enthält.

Aber SOD kann seine Funktion nur dann verwirklichen, wenn genügend Spurenelemente wie Zink und Kupfer vorhanden sind. Glücklicherweise sind aber auch diese im Gerstengrassaft in hohem Maß enthalten.

Weiterhin ist Gerstengrassaft auch das mineralisch

basischste Getränk, das man sich vorstellen kann. Es entschlackt, entgiftet und bindet dabei gleichzeitig die im Körper kreisenden Schlackenpotenziale, während die Körperdepots rasant aufgefüllt werden.

Der Neurotransmitter (chemische Stoffe mittels denen unsere Nervenzellen miteinander kommunizieren) Norepinephrin wird sehr schnell von freien Radikalen zerstört, was zu Depressionen und allgemeiner Beschleunigung des Alterungsprozesses führt. SOD wirkt dem entgegen und lässt den Angreifern keine Chance. Es ist wie ein undurchdringlicher Schutzschirm für unsere Zellen, wenn wir uns SOD mittels Gerstengrassaft und anderen enzymreichen Nahrungsmitteln, also rohen Früchten und Gemüse, zuführen!

Man sollte das eigentlich schon in der Schule gelehrt bekommen:

»Alles Essbare, was grün ist, alles was man pflücken kann und einen Kern enthält, gibt Leben. Alles andere nicht.«

Chlorophyll

Das grüne Wunder namens Chlorophyll ist einer der erstaunlichsten Stoffe auf diesem Planeten. Es ist der grüne Farbstoff aller Pflanzen und ähnelt sehr unserem Blut, wie wir ja schon wissen.

Man hat festgestellt, dass Chlorophyll die Widerstandskraft gegen radioaktive Strahlen beträchtlich er-

höht. In einem Versuch mit Meerschweinchen, die eine
tödliche Dosis Röntgenstrahlen bekamen, starben fast
alle innerhalb von 20 Tagen. Es starben 97 Prozent der
mit üblichem Futter gefütterten und 44 Prozent der
mit Karotten gefütterten Tiere, aber keines der Meerschweinchen, die mit dunkelgrünem (d.h. chlorophyll-
reichem) Gemüse gefüttert wurden.

Wenn Sie sich also bis in die Zellen verjüngen wollen,
indem Zerstörtes wieder in seine ursprüngliche jugendliche Form transformiert wird, dann wird Ihnen jetzt
sicherlich ein Licht aufgehen, wie das wirklich möglich
wird.

Chlorophyll verjüngt unsere Zellen!

*»Enzyme wie SOD, Glutamin-Peroxidase, Methion
Reduktase und Katalase (kommen alle in Gerstengrassaft vor, d. A.) sind die kraftvollsten Antioxidantien, die unser Körper in der ersten Verteidigungslinie
verwendet, um die freien Radikale, die durch Strahlung entstehen, zu bekämpfen. Gott sei Dank(!) hat
die Natur ein Heilmittel für uns.«*

Dr. Swope

Es ist noch nicht vollständig geklärt, wie grüne Nahrungsmittel, wie Gerstengrassaft und Ähnliches vor chemi-
schen Karzinogenen (krebsfördernden Substanzen) und
vor Bestrahlung schützen. Das Wichtigste ist aber, dass
sie es tun. Offensichtlich liegt der Grund in der einzig-
artigen Wirkung von Chlorophyll.

Nun ist es auch nicht mehr verwunderlich, dass Grünzeug fressende Haustiere so gut wie nie an Krebs sterben,
ganz im Gegensatz zu Tieren, die nie etwas Grünes bekommen. So wie Hunde, die leider sehr häufig an Krebs
erkranken.

Selbst der Löwe und alle Raubtiere fressen, wenn sie
Beute machen, als Allererstes das »Beste«, und das ist der
Mageninhalt der Beute, das Gemüse. Vorverdautes Ge-
müse, das die Beute zuvor gefressen hatte.

So kommen also Raubtiere an ihr Gemüse und Chlorophyll!

*»Der wahre ›Doktor Nahrung‹ ist Mutter Natur. Der
Körper selbst ist selbstverjüngend, selbstheilend, und
selbsterneuernd. ›Doktor Nahrung‹ wird immer den
›Doktor Medikament‹ in den Schatten stellen.«*

Dr. Swope

Wie bei jeder Nahrungsumstellung kann es auch hier
durch die gelösten Schlacken kurzfristig zu einer Art
»Alterungsschub« kommen, der sich aber auf seinem
Zenit sehr schnell in Richtung Alterslosigkeit zubewegen
wird. Davon sollte man sich nicht beunruhigen lassen.

Lassen Sie Ihre Nahrung Ihr Verjüngungsmittel sein!

Verjüngende Körperpflege

Sich zu pflegen ist für uns eine sehr essentielle Angelegenheit. Es ist einfach schön, den Körper gepflegt und in Ordnung zu halten. Erschwert wird das aber unnötig durch die schon im ersten Teil erwähnten, abhängig machenden »Pflegemittel«, die oft genug keine sind.

Wir wollen ja nicht tünchen und überspielen, sondern pflegen und reinigen. Soviel steht aber fest: Säure kann niemals Säure abwaschen, das kann nur ein basisches Pflegemittel.

Nun stelle ich Ihnen meine Liste mit den besten Pflege- und Kosmetikanwendungen (Kosmetik; griechisch: *Kosmein*, bedeutet ordnen, harmonisieren) für Ihre bleibende Jugendlichkeit vor. Manches davon ist ein Hochgenuss für die Sinne, die Haut und die Haare!

• *Haarpflege:*
Beginnen wir mit den Haaren. Lange habe ich mir Gedanken gemacht über die richtige Pflege von Haaren. Mir war es wichtig zu erkennen, wie man seine Haare pflegen kann, ohne sie dabei zu verlieren oder zu schädigen. Ich beschäftigte mich mit den Reinigungsmethoden der nordamerikanischen Indianer, der Inder, der Japaner und Chinesen. Aber das Beste von allem fand ich in Arabien und Marokko. Dort wurden meine Erwartungen bei weitem übertroffen, als ich dann »mein« Haarwaschmittel entdeckte.

Ein Haarshampoo muss in erster Linie so reinigen, dass

nicht das ganze Körperfett der Kopfhaut weggewaschen wird, es aber dennoch bis in die Haarbalgskanäle reinigt. Alle sauren Schlacken und Verstopfungen sollte es entfernen können, ohne die Haut zu reizen. Das scheint schier unmöglich, so ein Shampoo wäre doch revolutionär!

Ich versuchte es erst wie die Indianer mit Beerensäften, was nicht schlecht war, aber eben zu aufwändig und auf Dauer entschieden zu teuer. Auch die Methode mancher Völker mit natürlicher Seife habe ich versucht und habe deswegen sogar selbst meine eigene, leicht überfette Seife aus Olivenöl hergestellt. Auch das hat mich nicht ganz überzeugt, obwohl das Ergebnis bei meiner Frau sehr ansprechend war. Sie hat schwarze lange Locken und das Haar lockte sich wie nie zuvor mit einem wirklich berauschenden Glanz. Der große Nachteil ist, dass die Haare dann schneller nachfetten, was sich aber etwas einstellt, wenn man es länger benutzt.

- *Ghassoul*

Am meisten hat mir aber Ghassoul (gesprochen Raschoul) zugesagt.

Dabei handelt es sich um eine Art Lavatonerde, die meist im Atlasgebirge in Marokko abgebaut wird. In Nordafrika und in den Königshäusern Arabiens ist es schon seit Jahrhunderten als traditionelles Pflege- und Reinigungsmittel für Haare und Haut in Gebrauch.

Ghassoul ist komplett tensidfrei, ganz im Gegensatz zu den heutigen Shampoos und Seifen. Die Reinigungskraft dieses Produktes basiert auf dem Herabsetzen der

Oberflächenspannung des Wassers, wodurch Schmutz und Fett von der Haut und den Haaren gelöst und abspülbar werden.

Die Reinigungskraft von Ghassoul beruht aber auch auf einem physikalischen Mechanismus: Ghassoul setzt sich hauptsächlich aus Silizium- und Magnesiumionen sowie Eisen-, Aluminium- und Kalziumoxiden zusammen. In Verbindung mit Wasser quillt es auf und entwickelt eine angenehme gelartige Konsistenz. Seine feinen Partikel haben eine besonders hohe Austauschkapazität, das heißt, sie haben die Fähigkeit, Schmutzpartikel und überschüssiges Fett wie ein Löschpapier aufzusaugen (Sog-Prinzip). Durch dieses milde Waschprinzip wird die Kopfhaut und das Haar niemals gänzlich entfettet, wie das bei den heutigen aggressiven tensidhaltigen Produkten meistens der Fall ist.

Das Haar wird weich und glänzend, hat mehr Fülle und Stand und es muss auf Dauer weniger häufig gewaschen werden.

Anfangs, bis sich die Kopfhaut an die neue Reinigungsart gewöhnt hat, kann es typbedingt sein, dass man eher mal etwas fettige Haare hat. Das legt sich aber schnell, danach bleiben die Haare dafür viel länger luftig als früher. Ghassoul ist absolut reizfrei und ein wahres Geschenk. Ich benutze nichts anderes mehr und ich merke, wie mein Haar dabei auch noch an Stärke und Fülle zunimmt.

Auch ist es preislich nicht zu teuer, zumal 500 Gramm für eine Person mit kurzen Haaren für etwa 5 Monate reichen.

Vergessen Sie den Zivilisationskram und benutzen Sie natürliche Haarpflegemittel wie Ghassoul und eventuell überfette milde Haarseife (schwer zu finden).

• *Zahnpflege:*
Bei der Zahnpflege ist nur darauf zu achten, dass die verwendete Zahncreme keine Fluoride oder Fluorverbindungen enthält. Dieses anorganische Fluor ist ein gehirntötendes Abfallprodukt aus der Aluminiumgewinnung und gehört nicht in dieser Form in den Körper. Es lähmt und zerstört im Gehirn die Bereiche, die für freien Willen, Vorstellungskraft und Kreativität verantwortlich sind.

Die Zahnmedizin rät uns fluorhaltige Zahncreme gegen Zahnprobleme zu verwenden. Damit Fluor richtig in den Zahn eindringen kann, sollte man es dann für zwei Minuten oder länger im Mund behalten. Aber genau das ist gefährlich! Die Wahrheit ist, dass dieses giftige Zeug genug Zeit dabei hat, die Bluthirnschranke zu überwinden und das Gehirn mit »chemischer Gefügigkeit« zu kontaminieren. Nur organisch verwertbares Fluor kann der Körper, ohne Schaden zu nehmen verwerten.

Achten Sie deshalb darauf, dass Ihre Zahnpflege nur Ihre Zähne pflegt und nicht Ihr wertvolles Gehirn. Die Welt braucht nicht noch mehr fremdgesteuerte Hampelmänner, sondern eigenverantwortliche Überwinder!

Lesen Sie also bitte beim Kauf genau die Inhaltsstoffe der Zahncreme durch. Meist sieht man die Inhalte nicht gleich auf der Inhaltsangabe der Packung und es ist irgendwie alles »spanisch«.

Es gibt meines Wissens auf dem Markt sowieso nur zwei Zahncremes, die ohne »Beruhigungsmittel« angeboten werden, Weleda© und Ajona© Zahncremekonzentrat.

Ajona© funktioniert übrigens sehr clever mittels des osmotischen Prinzips und ist basisch ausgelegt. Es zieht (Sog) den Schmutz aus jeder Lücke und dem übrigen Mundgewebe und macht wirklich sauber.

Es ist das einzige Mittel, das ich kenne, das örtlich das Gehirn über den darunter liegenden Mundraum etwas entgiften kann! Darum ist es in unseren Tagen auch wichtig, die Zunge gründlich, am besten mit einer basischen Zahncreme, mitzuputzen. Dies kann tatsächlich mithelfen, das Gehirn und den ganzen Kopf zu entschlacken und hilft nebenbei auch sehr wirksam gegen Mundgeruch. Denn alles, was an Toxischem durch den Mund und die Nase geht, kann auch Einfluss durch Umgehung der Blut-Hirnschranke auf unser Gehirn haben. Hier muss auch wieder auf diesem Weg osmotisch entgiftet werden. Ansonsten lässt sich geeignete Zahncreme auch leicht selber herstellen:

Zahncreme:
- Kieselerde (Hauptanteil), sie muss sehr fein sein;
- etwas pflanzliches Glyzerin;
- eine große Prise fein gemahlenes Steinsalz;
- eine Prise Ascorbinsäure (Vitamin C);
- ein paar Tröpfchen natürliches Minzöl,
- ein paar Tropfen Stevia nach Geschmack;
- alles zusammenmischen bis eine Creme entsteht, fertig.

Manche Zutaten bekommen Sie in der Apotheke. Vergessen Sie nicht, bei jedem Zähneputzen auch die Zunge mitzuschrubben. Auf der Zunge können Unmengen von Schmutz ihr Zuhause haben. Auch hier will uns der Körper durch den hässlichen Belag etwas mitteilen. Denn ein gesunder Körper hat keinen Belag auf der Zunge und auch keinen Mundgeruch. Mit basischer, artgerechter Ernährung sind dann auch diese Symptome verschwunden.

Übrigens sollte man deswegen auch Leitungswasser besser meiden, da es bei uns immer mit anorganischen Fluoriden versetzt ist. Es ist besser, dieser Zwangsmedikamentierung per Leitungswasser aus dem Weg zu gehen. Ein guter Wasserfilter filtert dieses Problem aus dem Leitungswasser.

Wer dem von mir empfohlenen Lebensstil folgt, wird wohl kaum jemals die Taschen seines Zahnarztes wegen Zahnproblemen füllen müssen. Wie sähe das denn aus, wenn Sie mit 107 Jahren ohne Zähne in die Kamera grinsen müssten?

Körperpflege:

• *Deodorant*

Unangenehme Körpergerüche entstehen nur an einem sauren Körper. Ein durch und durch basischer Körper riecht einfach nicht mehr, nein er duftet angenehm. Es kann sein, dass man seine Wäsche auffällig lange tragen kann ohne seltsame Gerüche festzustellen. Basen binden sogar Gerüche. Saure Körperausdünstungen sind immer ein Schrei nach basischen Mineralien. Das ist die Sprache Ihres Körpers. Deos enthalten fast immer als eines der Hauptbestandteile Aluminium in unterschiedlicher chemischer Form und andere schädliche Verbindungen, die über die Haut eintreten können. Man schmiert ja in der Regel ein Deodorant genau unter die Achseln, dort wo die Haut dummerweise dünn, d. h. sehr aufnahmefähig ist und wo viele Lymphgefäße sind. Diese reagieren empfindlich auf Gifte.

Meiden Sie also besser die üblichen Deos. Benutzen Sie stattdessen lieber reizfreies, basisches Natronwasser, genau wie früher unsere Vorfahren. Das macht zuverlässig geruchsfrei.

Mit der Zeit werden Sie sich vermutlich sowieso wundern, wo denn der unangenehme Körpergeruch hin ist, denn der Mensch riecht schließlich auch nach dem, was er isst! Wenn Sie mögen, können Sie bald den Duft von Früchten um sich haben. Dazu muss man aber schon ein echter Frutianer sein.

Beachten Sie die Vorschläge, so werden Sie mehr und mehr wie der Frühling duften, der Körpergeruch kann recht angenehm und zu einem privaten Parfüm werden.

Schnuppern Sie doch mal an einem kleinen Kaninchen, das Obst, Gemüse und Gras frisst, und dann an einem armen Hund, der tierische Abfälle fressen muss. Da gibt es einen gewissen Unterschied. Ich muss zugeben, ich atme unser kleines Kaninchen schier ein, eben weil es so gut duftet.

- *Seife:*

Benutzen Sie nur Seife mit natürlichem Ursprungs- und Herstellungsverfahren. Somit können Sie sicher gehen, dass Ihre Haut nicht austrocknet. Das natürlich enthaltene Glyzerin muss bei der Herstellung der Seife erhalten bleiben, es darf unter keinen Umständen künstlich zugesetzt sein. Gute Seife zeichnet sich dadurch aus, dass sie reinigt, ohne dass hinterher ein Spannungsgefühl auf der Haut entsteht. Es gibt einen Unterschied zwischen sauber und gereizt.

- *Die Basenbäder:*

Nun kommen wir zu einer echten Spezialdisziplin der Verjüngung. Dies ist einer der Grundpfeiler meiner Methode. Diese eigentlich antiken Bäder werden heute neu entdeckt und verbreitet.

Dabei handelt es sich um eine Methode, die äußerst effektiv Säureschlacken und Gifte direkt über unser mit fast zwei Quadratmetern Oberfläche größtes Entgiftungsorgan, die Haut, ausscheiden kann. Dabei werden die inneren Organe nicht belastet, wie es beim zu schnellen Entschlacken über Darm und Blase geschehen kann.

Bei dieser Methode wird ein physikalischer Effekt genutzt: die Osmose.

Osmose basiert, wie schon in Teil II erklärt, auf dem Sogprinzip und entspricht deswegen der Schöpfungsordnung.

Osmose heißt nichts anderes, als dass das Gesetz des Ausgleichs zum Tragen kommt. Säure und Lauge zusammengemischt gleichen sich aus, neutralisieren sich zu Salzen.

Das Badewasser ist dabei basisch, die Haut aber sauer. So wird die Schlacke über die Haut ins Badewasser gezogen und herausgespült.

Harnsäuresalze und -kristalle sind unlösbar in Wasser, Alkohol oder Äther, dafür aber sehr schnell und leicht lösbar in einer basischen Lauge. Die Säuren unter der Haut können somit über das basische Bad direkt und ohne Umwege herausgezogen werden.

Dieses erfrischende Bad dauert zwischen ein und drei Stunden. Je länger Sie in dem Badewasser liegen, desto mehr werden die Schlacken über die Haut ausgeschwemmt. Das Badewasser ist dabei basisch, die Haut wird dadurch sehr kraftvoll entsäuert. Allerdings hängt die Verweildauer auch etwas von dem jeweiligen Schlackentyp ab, den wir noch behandeln werden.

Diesen Badezusatz kann man sich überaus einfach und sehr schnell selbst zusammenmischen.

Dazu nehmen Sie pro Bad:
- 250 gr Haushaltsnatron (Natriumhydrocarbonat, Soda) aus der Drogerie;
- 500 gr Totes Meer Badesalz;
- 1–3 Esslöffel Kieselerde (Silizium).

Alles in die Wanne geben und mit möglichst warmem Wasser füllen, so wie es Ihnen gerade noch angenehm ist. Alle 10 Minuten sollte man sich die Haut mit Bürste

oder Schwamm abrubbeln. Zeitlich je nach Schlackentyp darin entspannen.

Es gibt aber inzwischen auch ein paar Anbieter, die
basische Badezusätze (z. B. Meine Base©) anbieten. Das
ist ein wenig teurer, aber natürlich auch besonders gut
und eine Empfehlung, wenn man eine noch bessere Wirkung erzielen möchte.

Dieses Bad können Sie, je nach Eiligkeit und er-
wünschtem Resultat, eine Zeitlang ein- bis höchstens
dreimal die Woche genießen. Vorausgesetzt, Sie schie-
ben immer bioverfügbare Mineralien über die Mahlzeiten nach. Gönnen Sie sich diesen echten Jungbrunnen,
denn es funktioniert!

Die Haut fängt wieder an, sich in gesunder Weise
selbst zu fetten. Je länger Sie in der Badewanne liegen,
desto mehr können Sie deshalb beobachten, wie das
Wasser von Ihrer Haut in kleinen Tropfen abperlt. Das
Eincremen wird mit der Zeit komplett überflüssig. Gesunde Haut fettet sich selbst! Die Nährstoffe, die Sie zu
sich nehmen, können nun endlich auch die unterver-
sorgte Haut erreichen. Falten können sich schneller glätten und verschwinden immer mehr. Die Elastizität und
Spannkraft wird erhöht. Die Haut ist wieder rosig und
gesund durchblutet. Das basische Natron zieht den
Schmutz heraus und das Tote Meer Badesalz verhindert
gleichzeitig ein unkontrolliertes Auslaugen der Haut.
Erstens weil das Badewasser ja mit Mineralien aus dem
Toten Meer gesättigt ist und es somit nicht mehr nötig
hat, sich an den Mineraldepots des Körpers zu vergrei-

fen, um sich einen Ausgleich zu schaffen. Zweitens weil die geladenen ionischen Mineralien des Badesalzes die Haut auf direktem Wege durch die Poren mit Mineralien versorgen.

Dies ist das beste äußere Körperentschlackungsmittel in der Tradition alter Völker, das mir bekannt ist. Damit lässt sich sehr viel Zeit sparen und die Ausscheidungsorgane werden dabei vollständig umgangen und somit wunderbar geschont.

Das Badewasser wird mit Sicherheit bei den ersten Bädern grau bis braun sein. Was das Wasser dann so trübe macht, war das giftige, saure Alterungspotenzial: saure Salze, ätzende Gifte, schleimige Schlacken. Seien Sie sich bewusst, sobald Sie das Badewasser ablassen, werden viele Ihrer (ansonsten kommenden) Altersprobleme für immer durch den Abguss entschwunden sein!

Nach einem Basenbad dürstet der Leib vermehrt nach Nährstoffen. Nehmen Sie soviel davon, wie es Ihnen gut tut.

- *Basische, mineralreiche Masken:*
Sie können auch einen ähnlichen Entschlackungseffekt wie bei unserem Basenbad örtlich im Gesicht erreichen.

Auf diese Art bekommt man auch schnell Falten und Fältchen aus dem Antlitz. Ein schlackenfreies Bindegewebe, besonders wichtig im Gesicht, ist immer elastisch, glatt und faltenfrei, egal in welchem Alter! Gurken sind sehr basisch und werden klassisch als bewährte Schönheitsmaske angewandt. Wahrscheinlich kennen Sie die

Gurkenmaske deshalb schon. Lassen Sie einfach ein paar
Gurkenscheiben möglichst lange auf Ihrem Gesicht liegen. Genauso wie das Basenbad wird saurer Schmutz gelöst und durch die basischen »Gurkenmineralien« ersetzt. Allerdings bin ich von dieser Vorgehensweise nicht
so sehr überzeugt, da die Gurkenscheiben aufwändig
dünn geschnitten sein müssen, damit sie dort bleiben,
wo man sie im Gesicht platziert hat und sie nicht ständig
über den Teppich rollen.

Darum finde ich es weit besser, die Gurke *einfach* zu
Saft zu verarbeiten. Dann nimmt man *einfach* den Saft,
benetzt das Gesicht und die Hände damit und lässt ihn
einziehen und trocknen.

Eine weitere sehr gute Maske ist die Papayamaske. Dabei macht man aus dem Fruchtfleisch einen dicken Brei
und legt diesen für längere Zeit ins Gesicht. Die Papayamaske glättet Falten und gibt einen schönen rosigen
Teint.

Auch Regulat, direkt auf die Gesichtshaut aufgetra-
gen, treibt sehr wirkungsvoll alte Schlacken, also Falten-
nester, sichtbar(!) an die Oberfläche.

Zitronen (am besten Bio-Zitronen) sind ein sehr viel-
seitiges und wirkungsvolles, aber stark unterschätztes
Verjüngungsmittel. Obwohl sie sehr sauer sind, wirken
sie auf der Haut und im Körper sehr basisch. So wie alle
reifen Früchte. Eingenommen sind Zitronen schon wahres Gold, aber auch äußerlich angewandt sind sie sehr
wirksame Verjüngungsmittel:

• *Das natürliche Olivenöl-Zitronen-Bräunungsmittel:*
Die heutigen Menschen reagieren empfindlicher auf zuviel Sonne. Das lässt sich alleine schon damit erklären,
dass wegen der allgemeinen Nährstoffarmut die Abwehr
der Haut gegen schädliche UV-Strahlen immens abgenommen hat. Zum anderen natürlich auch wegen der aggres-
siveren Intensität der Sonnenstrahlen, bedingt durch die
dünner gewordene Atmosphäre. Trotz allem ist Sonnen-
baden eine wichtige und auch notwendige Erquickung.
Sich in der Sonne an der frischen Luft aufzuhalten hellt
die Stimmung auf und lässt auch das benötigte Vitamin
D in unserer Haut erst entstehen. Ganz besonders dann,
wenn die Haut schlackenfrei ist. Am besten man genießt
die Sonne im Schatten. Wenn man aber schnell und doch
gesund braun werden will, hier ein kleiner Tipp: Nehmen Sie etwas frisch gepressten Zitronensaft und etwas
natürliches Olivenöl. Vermischen Sie es und tragen Sie es
auf die zu sonnende Haut auf. Sie werden wunderschön
schnell und gesund braun werden. Seien Sie aber vorsichtig, denn dieses Mittel hat keine Sonnenblockerqua-
litäten! Es verkürzt nur die Zeit, die man ansonsten in
der Sonne verbringen müsste, um so braun zu werden.

Dennoch ist ein basischer Körper ungleich besser ge-
wappnet gegen die schädliche Sonneneinstrahlung und
bräunt auch schöner als ein saurer Körper.

• *Rasierwasser:*
Rasierwasser ist bei einem basischen Körper unnötig. Ist
die Gesichtshaut entsäuert, kommt es nicht mehr zu den

entzündlichen Reaktionen der rasierten Haut. Etwas
Lapachotee, Natron- oder Gurkenwasser beruhigt im
Notfall jede Haut sofort.

Technische Helfer

Technische Helfer sind immer dort von Bedeutung, wo
es an Natürlichkeit und Ursprünglichkeit mangelt. Auch
bei akuten Fällen lassen sich hier gute Resultate erzielen.
Manche der nachfolgend aufgelisteten Dinge sind sicher
eine gute Wertanlage für Ihre Gesundheit.

● *Wasserfilter:*
Eine sehr gute und sinnvolle Anschaffung, die hilft, die
Altersuhr anzuhalten, ist ein guter bis sehr guter Wasserfilter. Dieser Wasserfilter sollte alle Verunreinigungen
und unerwünschten »homöopathischen« Informationen
löschen können. Gleichzeitig sollte das Trinkwasser auch
wieder energetisiert werden. Meines Erachtens kommen
dabei Umkehr-Osmosefilter und Tischfilter nicht in
Frage. Nur die so genannten Carbonblock-Wasserfilter
verschiedenster Firmen können Leitungswasser wirklich
reinigen. Manche Geräte können sogar die alten Informationen des Wassers löschen und uns so »unbespieltes«
Trinkwasser liefern.

Zugegeben, die meisten Filter sind etwas teurer, aber
auf Dauer immer noch günstiger, als Wasser im Supermarkt kaufen zu müssen. Außerdem müssen Sie es dann

auch nicht mehr nach Hause schleppen. Ich bin davon überzeugt, dass früher oder später bald jeder Haushalt einen Wasserfilter brauchen wird, wenn man die Entwicklung unseres Trinkwassers mit ansieht.

- *Luftionisator:*

Ein Luftionisator ist ein Gerät, das die Luft reinigt und mit so genannten Minusionen auflädt. Diese Minusionen nennt man auch »Luftvitamine«.

Am Meer, im Wald, im Gebirge und nach jedem Gewitter ist die Luft bekanntermaßen besser und frischer. Was ist der Grund hierfür?

Das liegt einzig und allein an dem dadurch erhöhten Gehalt der Minusionen in dieser natürlichen Atemluft. Durch ein technisches Verfahren wird genau das nachgeahmt, indem der Sauerstoff der Luft aufgeladen wird. Dadurch wirkt der Sauerstoff wie ein überaus effektiver freier Radikalen-Fänger. Diese Ladung entsteht in der Natur durch Blitze, Sonneneinstrahlung, Wasserverdunstung und dem »Sich-Reiben« der bewegten Luft an den Spitzen der Blätter und Tannennadeln.

Technisch wird dieser Vorgang durch eine pulsierende Entladung der sich gegenüberliegenden Kathode und Anode bei 7 000 Volt erreicht. Dadurch wird aus »abgestandenem« Sauerstoff eine aktivierende und ordnende Quelle atembarer Jugendlichkeit. Diese Geräte bringen etwas »Bergluft« in unsere Umgebung. Schließlich kann nicht jeder von uns in seinem »Lufttraumland« leben. Wegen der niederenАмпèrezahl braucht ein Ionisator kaum Strom.

Die aufgeladene Luft ist wichtig, um uns auch über die Luft mit aktiven Stoffen zu versorgen, und kann unseren Körper beim Atmen entsäuern!

Ich persönlich weiß am nächsten Morgen immer gleich, ob ich abends den Luftionisator angeschaltet habe oder ob ich es vergessen habe. Ich spüre es beim Aufstehen und daran, ob ich gleich da bin oder ob ich noch müde und abgeschlafft bin.

Wir können tatsächlich Sauerstoff mit der Luft einatmen, ohne dass der Sauerstoff richtig verwertet werden kann. Die optimale Verwertung funktioniert nur beim aktivierten Sauerstoff. Synthetische Teppiche und Kleidung neutralisieren durch ihre Plusladung die guten Minusionen und sollten deshalb vermieden werden.

Präsident John F. Kennedy benutzte bei seinen Ansprachen in allen Räumen immer einen riesigen Luftionisator. Er wusste, dass seine Zuhörerschaft positiver und wacher gestimmt sein würde, wenn sie während seiner Rede aktive Luft atmete.

Ionisierte Luft ist ein Jungbrunnen zum Atmen für Stadtmenschen, die sich den Luxus des einfachen Landlebens nicht leisten können. Ionisierte Luft hilft auch sehr dabei, den Körper über die Atmung zu entsäuern. Ganz so wie es auch ein Spaziergang an der frischen Luft tun würde. Chemisch gesehen neutralisieren die Minusionen die positiv geladenen Säuremoleküle, so funktioniert die Entsäuerung beim Atmen.

• *Wasserionisator:*

Auch Wasser lässt sich ionisch aktivieren und nimmt dadurch an Schlackenreinigungskraft zu. Durch das Ionisieren wird das Wasser tatsächlich alkalischer und bewirkt somit auch viel effektiver die Neutralisation von neuen Säuren. Durch die Wasserionisierung wird Wasser in »basisches« und »saures Wasser« gespalten. Saures Wasser enthält alle anorganischen Mineralien und basisches alle organischen. Trinkt man nun basisches Wasser, wird man seinen Körper verhältnismäßig erfolgreich vor neuen Säuren schützen können, aber die alten Schlacken können leider nur begrenzt entfernt werden. Aber immerhin werden neue Säurefluten abgedämpft. Zu diesem Thema gibt es Literatur für diejenigen die es sehr genau wissen wollen. Nicht alles findet meine Zustimmung, denn diese richten sich an die Art von Mitmenschen, die sich entschlacken wollen, ohne ihren destruktiven Lebensstil zu ändern. Auch wenn es eine neue Methode ist, sehe ich in der Natur dafür nirgends ein Vorbild. Ich empfinde es nicht als besonders sinnvoll, eine künstliche und denaturierte Lebensweise mit künstlichen Mitteln zu »entkünsteln«. Mehr als Plan B ist es nicht, aber es ist wenigstens ein Plan. Gewinnbringender ist auf alle Fälle die Rückkehr zur Natur und somit zur vorgesehenen Jugendlichkeit. Dennoch möchte ich über diese Anwendung informieren, da sie zu den Möglichkeiten gehört, die bei einer sehr fortgeschrittenen Alterung und auch wenn man seinen alten Lebensstil behalten möchte, recht Gewinn bringend sein kann.

In ganz ähnlicher Weise kann in akuten und besonders eiligen Ausnahmefällen ein Glas Wasser, in dem ein Teelöffel Natron gelöst wurde, die Säureattacke lindern. Gerade dann, wenn man das Falsche gegessen hat.

Den besseren und natürlicheren Effekt haben Sie, wenn Sie statt basischem Wasser unsere Lieblingsnahrung, eben basische Nahrungsmittel, zu sich nehmen! Das ist dann auch wirklich die natürlichste Art.

So oder so ist es je nach persönlichem Bedarf eine gute Entscheidung für Ihre Gesundheit.

Anmerkung: Sehr wichtig ist es, sich bei all den genannten Möglichkeiten genug Zeit zu lassen und nichts zu überstürzen. Es ist gut, auf seinen Körper zu hören. Der Körper braucht einfach etwas Zeit, um sich auf einen neuen Lebensstil einstellen zu können.

Also langsam beginnen und langsam, aber stetig steigern.

Energetische Gratis-Verjüngungsmittel

Lebensenergie ist die wichtigste Jugendkraft.

Jetzt wissen Sie, wie man die Schlacken der Zeit wieder losbekommt. Sich aber nur alleine richtig zu ernähren und zu pflegen, wird lange nicht ausreichen. Es braucht weit mehr, damit es uns gänzlich gelingt, den Körper zu verjüngen. Es sind dazu dringend die energetischen Gratis-Verjüngungsmittel vonnöten.

Ohne diese folgenden energetischen Techniken werden wir nur überdurchschnittlich gesund alt werden können, aber die Jugend wird mit den Jahren dennoch schwinden! Ohne diese Techniken keine wirklich bleibende Jugend!

Die leider fast vergessene Art der richtigen Tiefenatmung, das bewusste Tanken von Lebenskraft, ist es letztlich, was uns auf eine schier übernatürliche Art zu verjüngen vermag. Quasi eine Verjüngung von unserer Wurzel her.

Jugend *ist* Lebensenergie! Wo Lebensenergie schwindet, schwindet die Jugend. Diese folgenden und überaus einfachen Techniken sind zentral wichtig und sie kosten Sie nur ein Lächeln. Beschenken Sie sich selbst damit!

Der Mensch lebt wahrhaftig nicht vom Brot allein, er braucht das gehauchte Wort der Schöpfung, die tägliche Dosis Lebensenergie. Nützlicherweise kann man sich diese immer und überall gratis verschaffen. Diese Lektion fängt deshalb mit dem richtigen Atmen an.

• *Die Tiefenatmung:*
Die Luft ist unser wichtigstes »Lebensmittel«. Täglich werden pro Person ca. 3 kg Nahrungsmittel und Wasser konsumiert, aber auch gleichzeitig ca. 12000 Liter, d. h. 15 kg Luft, eingeatmet.

Frische Luft und Bewegung im Freien sind essentielle und unbedingt notwendige Mittel, um sich die Jugend länger zu erhalten und weiter an Jugendlichkeit zuzunehmen. Schon ein wenig Bewegung an der frischen

Luft, in Form eines Spaziergangs, kann den pH-Wert wieder etwas ins Lot bringen. So kann man über die Lunge effektiver Kohlensäure abatmen und natürlich ionisierte Luft tanken. Vergessen Sie also nicht, möglichst regelmäßig Ihrer Lieblingssportart zu frönen. Der Körper baut sich schneller um und auch wieder auf, wenn man ihn beschäftigt.

Weiterhin ist es wissenschaftlich durch die Raumforschung bewiesen, dass der Mensch bei der Atmung über die Lunge seine Muskulatur mit dem in der Luft enthaltenen Eiweißrohstoff Stickstoff versorgt.

Der Körper synthetisiert also Baustoffe für sich aus der eingeatmeten Luft. Im arteriellen Blut, das durch die Gase der atmosphärischen und der uns umgebenden Luft angereichert ist, ist deutlich mehr Stickstoff enthalten als im venösen Blut, welches ständig durch unseren Körper fließt. Das lässt nur den Schluss zu, dass der Organismus den Stickstoff aus der Luft absorbiert. Bestandteile der Atemluft werden also ständig durch den Atmungsvorgang in unserem Gewebe integriert.

Proteine sind chemisch betrachtet ja nur einfache Stickstoffverbindungen. Wir atmen also mit jedem Atemzug, den wir ausführen, zu 78 Prozent Stickstoff ein. Daraus baut sich der Körper seine Muskeln. Ist die Luft gut, werden es auch unsere Muskeln sein.

Unser Organismus nimmt so gesehen allein durch den Atmungsvorgang jeden Tag etwa 18 Gramm Stickstoff in das Gewebe auf. Diese Menge an Stickstoff ist ausreichend für die Produktion von 112 Gramm Eiweiß!

In den Anfängen der bemannten Raumfahrt wurde den Kosmonauten nur Sauerstoff zu atmen mitgegeben, um Gewicht zu sparen. Dann bemerkte man, dass die Leute im All sehr schnell Muskelmasse verloren. Lange wusste man nicht, weshalb. Die fehlende Schwerkraft war als Grund nicht ausreichend. Durch weitere Ergebnisse der russischen Forscherin Galina Schatalova wurde dann bald entdeckt, dass unbedingt Stickstoff in der mitgeführten Atemluft sein musste, damit die Kosmonauten nicht völlig entkräftet auf die Erde zurückkommen würden. Wer richtig atmet, baut und erbaut seinen Körper.

In Indien sagt man: »Du bist so jung wie Dein Atem und wie Du gelenkig bist.« Versuchen Sie, sich deshalb jeden Tag ein wenig zu dehnen, um sich auch Ihre Gelenkigkeit zu bewahren. Ein weiteres Geheimnis der Jugend will ich nun erwähnen.

* *Biogene Stimulatoren:*

Es ist also nichts Falsches daran, in freier Natur tief zu atmen, sich zu dehnen und seinem Sport nachzugehen. Empfehlen kann man Nordic Walking, Spazieren gehen, Tennis, Badminton, eben alles, was man draußen machen kann. Sie sollten sich aber immer nur soweit verausgaben, wie Sie noch bequem atmen und sich vielleicht währenddessen »unterhalten« können.

Um aber Ihre biogenen Stimulatoren zu aktivieren, ist folgende Übung sehr gut:

- Bringen Sie sich ausnahmsweise, aber für nicht mehr als höchstens drei Minuten durch irgendeinen Sport völlig außer Atem;
- Jetzt sollten Sie etwas warten, bis sich Ihr Atem wieder beruhigt hat.
- Danach machen Sie dasselbe noch zweimal;
- Danach können Sie weiter Ihrer Aktivität frönen.

Diese kurze Übung bewirkt, dass durch die kurzzeitige Sauerstoffknappheit einige lebensstimulierende Wirkstoffe freigesetzt werden, die leider noch nicht weiter erforscht sind. Dadurch kann man erreichen, dass alle Zellen auf maximale Sauerstoffaufnahme und auf volle Aktivität schalten. Somit wird die lähmende Trägheit Vergangenheit sein. Wenn wir gerade beim Sport sind: Im Gegensatz zu den übrigen Menschen atmen Sportler, aber auch Babys, Tiere, Meditierende und Sänger richtig und die anderen »schnaufen« in aller Regel schauderhaft falsch. Sicherlich ist es so, dass alle atmen, aber dennoch besteht ein kleiner, bei näherem Hinsehen sogar ein riesengroßer Unterschied. Die allermeisten Menschen atmen leider nur flach mit der Brust und die wenigsten, entweder weil sie noch nicht verdorben worden sind, instinktiv oder berufsbedingt, mit dem Bauch.

Die Bauchatmung ist die Atmung, die uns am meisten Luft und Sauerstoff zur Verfügung stellt. Bauchatmung ist auch die wirklich einzige natürliche Art zu atmen. Wie wir das verlernen konnten, ist ein Rätsel.

Wir haben durch das Ausweiten des Bauches beim Einatmen und dem Zurückziehen des Zwerchfelles ein viel größeres Lungenvolumen zur Verfügung. Auf diese Weise ist es nun möglich, ständig die Restatemluft innerhalb der Lunge zu erneuern, was das Wohlbefinden fördert.

Jeder, der schon einmal tief meditiert hat, weiß, wie wichtig die Bauchatmung für den Strom von Prana ist (Pranayama). Die Bauchatmung ist entscheidend für die Ermöglichung der Tiefenentspannung, die Gebetszeit und die Meditation. Diese folgenden Übungen entsäuern dazu noch beträchtlich.

Alle Entspannungsübungen lehren die Bauchatmung, genauso wird sie auch bei Hypnoseanwendungen eingesetzt. Denn je tiefer und langsamer der Atem ist, desto tiefer wird die Entspannung sein.

Jemand der kurz, flach und schnell atmet, ist immer übersäuert. Der Körper kann keine Ruhe finden wegen dem Zuviel an Saurem. Durch die denaturierte Ernährungsweise und die dadurch entstandene Kohlensäure aus kohlenhydratreicher Kost. Der Körper versucht sich panikartig von dem Übermaß an entstandener Kohlensäure im Blut mittels des schnelleren Atmens zu entledigen.

Je weniger stark Sie atmen müssen, desto basischer und naturgemäßer ist Ihre Lebensweise schon!

Achten Sie auf Ihren Atem, denn der Atem ist einer der ersten Schlüssel zur Jugendlichkeit!

Seien Sie erst dann zufrieden, wenn Ihr Atem auffallend langsam und ruhig geworden ist. Das ist das beste

Zeichen dafür, dass Ihre Entschlackung Fortschritte gemacht hat! Üben Sie sich je nach Ihrer Religion in tiefer
Meditation, in Entspannung oder Gebet. Wenn Sie dabei
Ihr wahres Sein entdecken, werden Sie von selber ruhig
werden und automatisch die Kraft haben, in der intuitiv
erkannten Ordnung zu leben und sich darin zu bewegen.

Vorbereitende Atemübungen können wie folgt aussehen:
- Legen Sie sich auf den Rücken;
- warten Sie 1 bis 2 Minuten, bis Ihr Atem etwas ruhiger ist;
- legen Sie eine Hand auf Ihren Bauch und eine auf die
  Brust: Was bewegt sich, die Brust oder der Bauch?

Machen Sie dasselbe im aufrechten Sitzen. Achten Sie
darauf, immer ausschließlich mit dem Bauch zu atmen.
Am besten, man gewöhnt es sich gleich an, indem man
es regelmäßig übt.

Diese Art zu atmen aktiviert den Lebensstrom in
Ihren Energiezentren (Chakras). Es reinigt die Nadis
(Meridiane) und löst somit Licht- und Informations-
blockaden, welche die Jugendlichkeit blockieren, auf.

Wenn man sich in richtiger Weise nur mit dem richtigen Atem beschäftigen würde, wäre dies schon ein sehr
großer Fortschritt auf dem Weg in die bleibende Jugendlichkeit.

*»Die heiligen Männer Indiens sahen überwältigend aus.
Durch tiefes Einatmen der frischen Luft hielten sie ihre*

Haut und Muskeln jung. Am Fuße der Berge des Himalaya traf ich einen dieser heiligen Männer, der mir sagte, dass er 126 Jahre alt wäre. Dieser Mann hatte keinen Grund, mich anzulügen. Ich möchte diesen Mann etwas näher beschreiben. Er konnte ausgezeichnet sehen, sein Haar war schön und nicht ergraut. Er besaß alle Zähne und hatte die Ausdauer eines hervorragenden Athleten. Er sprach sieben Sprachen fließend. Er war der beeindruckendste Mann, den ich jemals getroffen habe. Als ich ihn fragte, welchen Umständen er seine große Kraft und seine geistige Stärke zuschrieb, antwortete er: ›Ich habe mein Leben lang die Tiefenatmung geübt, und diese Pflicht niemals vernachlässigt‹. Und weiter: Da ich ein Mann bin, unterlasse ich es gewöhnlich, das Alter von Frauen zu schätzen. Während meiner Reise durch Indien traf ich jedoch eine Frau, deren Alter ich auf ca. 50 Jahre schätzte. Ich war erstaunt, als sie mir sagte, dass sie 86 Jahre alt sei. Sie war eine wunderschöne Frau, die keinerlei Krankheitszeichen aufwies. Ich befragte sie nach dem Geheimnis ihrer Schönheit und ihres Nichtalterns, und wiederum bekam ich die gleiche Antwort, die mir der heilige Mann gegeben hatte. Diese schöne Frau war sich der Tiefenatmung bewusst.«

Dr. P.C. Pragg (aus »Wunder des Fastens«)

Die Ausübung der Tiefenatmung kann nicht genug betont werden. Diese Tiefenatmung führt uns zum Pranayama.

* *Pranayama*

Alle großen Yogis nutzen das Pranayama, das heißt die Kontrolle über die Lebenskraft (Information). Man kann es tatsächlich lernen, Energie zu atmen.

Kleine Meditation:
* Entspannen Sie sich in einer aufrechten Sitzposition durch langsames Atmen.
* Wenn Sie entspannt sind, stellen Sie sich vor, wie mit jedem Atemzug, den Sie einatmen (sehr langsam bitte), Lebenskraft in Ihren Körper einströmt. Vielleicht ist Ihre Lebenskraft in Ihrer Vorstellung silberfarben oder golden.
* Sie atmen nun jugendliche Informationskraft in jede Zelle Ihres Körpers!
* Mit jedem Atemzug, den Sie ausatmen, atmen Sie auch alles aus, was nicht die ewige Jugend fördert.
* Sie merken, wie sich die Ausatmung in nichts auflöst und Sie total verlassen hat.
* Wenn Sie nun ganz tief in der Entspannung sind, dann stellen Sie sich so bildhaft wie nur möglich und mit größter Freude Ihren knackig jugendlichen Körper vor. Genießen Sie dabei die Vorfreude. Sie dürfen wissen, dass es genauso sein wird, wie Sie es sich wünschen.
* Üben Sie, bis es Ihnen besser und besser gelingt.
* Lassen Sie keinen anderen Gedanken zu als bleibende Jugendlichkeit, ignorieren Sie alles andere.

Diese Übung sollten Sie jeden Tag und lange genug praktizieren. Solange bis Sie Freude spüren und darüber hinaus. Dies ist die zentralste energetische Übung zur Verjüngung in meiner Methode und sollte treu und
besonnen praktiziert werden. Durch diese Übung ziehen
Sie unmittelbar und dauerhaft die Energien für bleibende Jugend in Ihren Körper und scheiden genauso unmittelbar alles dem Entgegenstehende aus. Das ist das
Geheimnis der Yogis!

Alleine diese Übung verspricht, all das von alleine in
Ihr Leben zu ziehen, dessen es praktisch bedarf, um jung
zu bleiben.

Um ein Beispiel aus meinem Leben zu geben: Eines
Tages dachte ich mir, es wäre nicht schlecht, »ewige
Jugend« in mein »Informationsfeld« zu programmieren.
Deshalb nahm ich mir vor, die nächsten 20 Minuten
nichts anderes zu denken und dabei ständig leise ausgesprochen zu wiederholen: »Ewige Jugend, ewige Jugend,
ewige Jugend, ewige Jugend …« Das tat ich mit großer
Freude etwas länger als die angestrebten 20 Minuten.
Das Resultat war recht viel Resonanz. Die Ernte kam
schnell in mehreren weiteren Entdeckungen zum Thema
»bleibende Jugendlichkeit« zu mir und brachte letztlich
unter anderem dieses Buch hervor. Das waren wieder
20 der effektivsten Minuten in meinem Leben! Auch Sie
können von dieser Methode profitieren.

Das Leben ist leicht! Eine Last ist es nur, wenn wir um
etwas kämpfen, anstatt es einfach schon zu haben. Es ist
anstrengender, ein Sucher zu sein als ein Finder. Atmen

Sie, programmieren Sie, leben Sie das, was immer Sie im tiefsten Inneren spüren! Wenn Ihnen etwas an Ihnen nicht gefällt, egal ob es ein Charakterzug oder Ihr körperliches Erscheinen ist, können Sie sich neu erschaffen, wenn Sie es so wollen. Jesus sagte: »Nichts ist unmöglich dem, der da glaubt.« Schaffen Sie Ihren Glauben durch bewusste Programmierung.

Die Materie folgt immer dem Geist. Lassen Sie Ihren Geist (Ihre Vorstellungskraft) in dem Gewünschten ruhen und die Materie *muss* per Sog folgen!

• *Lebensenergie tanken:*
Diese folgende Übung ergänzt wunderbar die vorherige. Um schnell mal Lebenskraft zu tanken, haben sich die Übungen des Tai Chi und Qi Gong bewährt. Diese beiden vom Prinzip her miteinander verwandten asiatischen Energieaufladeübungen sind eine echte Bereicherung und nicht nur irgendein modischer Esoteriktrip.

Beide Formen haben gemeinsam, dass man durch bestimmte Körperübungen seinen Körper neu mit Lebensenergie, also Prana, Chi, Qi usw. aufladen kann. Die Lebenskraft erneuert unsere Zellen und somit gezielt unsere Jugend. Durch diese Übungen kann man sehr viel erreichen. Wie Stärkung und Training der Muskulatur, Beweglichkeit und Anmut und Kontrolle über die Lebenskraft, bis hin zum so genannten »Biguzustand«, in dem man jedes Verlangen und jede Abhängigkeit zur stofflich-materiellen Nahrung verlieren kann. Der Körper kann so mit Lebensenergie aufgeladen werden, dass

der gesamte Mensch direkt und ohne Umwege von
»Gottes Wort« leben kann (Matthäus 4,4)! Hierbei handelt es sich um eine hohe Schule und um eine Realität,
die man sich aneignen kann, um sich eine wundervolle
Quelle für die überall vorhandene Lebenskraft zu sichern,
und wir können so noch nebenbei der Quelle allen Seins
näher kommen.

Tai Chi und Qi Gong sind nur ein kleiner Auszug von
verschiedenen Methoden. Finden Sie die, welche gut zu
Ihnen passt. Vielleicht sind es Runenübungen oder die
Fünf Tibeter oder Sie »erfinden« Ihre eigenen Übungen.
So wie ich:

- Stehen Sie gerade und aufrecht mit leicht abgewinkel-
  ten Knien, die Füße sind schulterbreit auseinander, die
  Wirbelsäule ist vollkommen gerade.
- Stellen Sie sich vor, dass am Scheitel Ihres Kopfes eine
  Schnur befestigt ist, die Sie gerade zieht.
- Spannen Sie den Körper langsam pulsierend an, ent-
  weder »sektionsweise« oder auch abwechselnd den
  ganzen Körper.
- Atmen Sie ausschließlich tief mit dem Bauch;
- Bewegen Sie Ihre Arme, Ihren Rumpf und auch Ihre
  Beine langsam wie in Zeitlupe, aber mit mittlerer bis
  hoher Muskelspannung.
- Finden Sie eigene Bewegungsabläufe heraus.
- Stellen Sie sich dabei vor, wie Sie Lebensenergie durch
  die Poren Ihrer Haut und durch die Tiefenatmung in
  Ihren Körper aufnehmen.

- *Halten Sie die Augen möglichst geschlossen.*

Es kann sein, dass Sie ein Licht vor Ihren geschlossenen Augen sehen oder Sie ein angenehmes, wohliges »Brennen« in der Herzgegend oder sonst wo im Körper spüren, dann dürfen Sie wissen, dass es funktioniert und Sie gerade höhere Ordnung tanken. **Lebenskraft ist *der* Treibstoff für die Jugendlichkeit!**

- *Lebensenergie und Reiki:*

Wie Sie sehen, gibt es mehrere und verschieden intensive Möglichkeiten, den Lebensfluss neu zu aktivieren. So wie die folgende: Reiki (gesprochen Reeki) ist die japanische Form und Kunst des Handauflegens.

Ein christlicher japanischer Mönch namens Dr. Mikao Usui fragte sich lange, wie Jesus die Kranken geheilt hat (also Informationsblockaden beseitigt hat). Er zog sich mit dieser Frage länger zurück und entdeckte dabei Reiki, was soviel wie universale Lebenskraft heißt.

Ich bin der Meinung, dass jeder Mensch Lebenskraft bündeln kann. Diese Technik steht auch uns zur Verfügung, man braucht für das Wichtigste dieser Technik keine aufwändige Ausbildung und keinen Klamauk.

Das, was man Reiki nennt, ist eine uns angeborene Fähigkeit, Lebensenergie zu tanken, die jeder latent besitzt. Man muss sich nur erinnern, das ist doch immer am natürlichsten. Es ist eine sehr schöne Möglichkeit, sich das Licht, die Informationen der Jugend zu verschaffen, indem wir diese einfache Methode anwenden. Sie können sich mittels Ihrer Hände selbst Lebenskraft oder Reiki geben:

* Setzen Sie sich bequem und aufrecht auf einen Stuhl oder auf eine andere Sitzgelegenheit.
* Schließen Sie die Augen.
* Legen Sie eine Hand auf das Herz und eine Hand kurz unter den Bauchnabel.
* Atmen Sie langsam, nur mit dem Bauch, tief ein und aus.
* Spüren Sie, wie die Energie durch Ihre Hände in Ihren Leib fließt.
* Konzentrieren Sie sich auf dieses Gefühl, Sie werden eine angenehme Freude spüren.
* Staunen Sie darüber, wie diese kleine Übung Ruhe, Klarheit und Kraft gibt.

Jeder von uns hat eine gewisse Menge an Lebenskraft zur Verfügung. Sie kann gestärkt, aber auch geschwächt werden. Dies wird durch unsere Ernährung, Gedankenhygiene, sozialen Kontakte (Energievampire?) und unsere eigene Verantwortung, uns an die überall vorhandene Lebenskraft anzuschließen, direkt beeinflusst. Die Menge der Lebenskraft bestimmt die Anzahl unserer Lebensjahre entscheidend.

Die Lebenskraft ist mit dem elektrischen Strom vergleichbar. Je reiner das Leitungsmaterial, desto weniger Verlust an Energie.

Auf Dauer heißt das, je niedriger der Verschlackungsgrad im Körper, desto weniger Widerstand erfährt die Lebensenergie. Das wiederum bedeutet eine Entwicklung hin von der Horizontalität zur Vertikalität der Chakren, bis hin zum wandelnden Supraleiter für Lebensenergie. Ein Supraleiter ist ein widerstandsloser Leiter. Wo kein Hindernis für Lebenskraft ist, können sich »übernatürliche« Dinge wie Alterslosigkeit und viele andere »Wunder« entfalten. Solche Methoden wie diese sind absolut entscheidend, damit alle Blockaden gelöst werden und auch gelöst bleiben.

Achten Sie also in Zukunft um Ihrer selbst willen darauf, nichts zu sich zu nehmen, was Widerstand und Blockaden schafft. Ein basischer Leib hat von sich aus schon den Hang zur Vertikalität.

Durch alle diese Energie-Übungen entwickelt sich mit der Zeit eine Art Standleitung für Lebenskraft, also die so genannte Vertikalität. Ein Strom reinigender und nährender Freude. Dies ist die oberste Kraft der Jugend!

- *Amrita, die geheime Jugendkraft*
Folgendes ist ein weiteres Geheimnis der Alterslosen:

Es gibt im Körper, im Bereich des Wurzelchakras, ein Bündel gespeicherter Lebenskraft. Es sitzt anatomisch unter dem Steißbein, am Damm, dem so genannten Musculus-Pupococcygeus, kurz Pc-Muskel. Das ist jener Muskel, den Sie dazu benutzen können, auf der Toilette mitten im Wasserlassen den Strahl zu unterbrechen.

Durch rhythmisches Zusammenziehen des Pc-Muskels können wir einen Lebensenergiefluss stimulieren, der den Körper ständig erneuern kann. Wenn Sie spüren, dass Sie soweit sind, können Sie diese Technik in die oben beschriebenen Übungen mit einbinden:

- Legen Sie hierzu ihre Zunge soweit hinten wie möglich an den oberen Gaumen, aber ohne Spannung;
- Spannen Sie nach jedem Einatmen den Pc-Muskel an, halten die Spannung kurz und entspannen ihn langsam beim Ausatmen wieder;
- Versuchen Sie dem Energiefluss nachzuspüren;
- Stellen Sie sich diese Energie vor, wie sie nach oben durch Ihren Körper pulst;
- Achten Sie mit der Zeit immer mehr auf das Empfinden und immer weniger auf die Technik.

Bei längerem Üben kann es dabei zu körperlichen Reaktionen wie Hitzewallungen, Zuckungen, Ekstase und Glückseligkeit kommen. Das ist ein Zeichen dafür, dass die Lebenskraft stark zunimmt.

Sie sollten dies anfangs auf alle Fälle sehr langsam und bedächtig praktizieren, da es den Körper schnell überfordern kann und er sich erst langsam an diese hohe Energiemenge gewöhnen muss. Je reifer und entwickelter das Bewusstsein des Einzelnen ist und je schlackenfreier der Körper, desto geschmeidiger wird dabei der Verlauf sein.

Diese Technik ist nur etwas für die Fortgeschritteneren unter denen, die diese Methode üben. Lassen Sie sich Zeit.

Die Zirbeldrüse produziert des weiteren durch diese
Übung vermehrt eine Substanz, die man bei den alterslosen Yogis Amrita nennt. Sie nennen es das Elixier der
ewigen Jugend, und genau das ist es auch!

Durch das Anlegen der Zungenspitze an den hinteren
Gaumen wird die darüber liegende Zirbeldrüse stimuliert, mehr Amrita zu produzieren. Amrita ist vermutlich
ein Gemisch aus unserer schon behandelten Telomerase
und HGH/Somatotropin (ein Jugendhormon).

Der Geschmack ist angenehm süß und kann als nek-
tarartig beschrieben werden.

- *Weitere Tipps:*
Die Magnetfeldtherapie ist auch eine interessante Methode, den Körper programmlich neu zu ordnen, und sei
deshalb noch kurz erwähnt.

Ein Schweizer Pharmakonzern hat 1988 herausgefunden, dass eine Pflanze, zum Beispiel ein Farn, die in
einem elektrischen Gleichfeld wächst, eine höhere Ordnung, also eine andere Form annehmen kann. Fast so wie
eine andere Pflanze. Dabei passiert vermutlich nichts anderes, als dass das schon erwähnte morphogenetische
Feld »entzerrt« wird, was zur Folge hat, dass die Informationen der Pflanze zurückgesetzt werden. Die Pflanze
wird wieder zu ihrer Urform. So als hätte jemand die
Reset-Taste am Computer gedrückt und nur noch die
ursprünglichen Urdaten wären vorhanden, ohne die ver-
zerrten, menschlichen Programme. Das Gleiche wurde
mit einer Forellenart gemacht.

Das Erstaunliche war, dass die heranwachsenden Forellen nicht mehr den Muttertieren ähnelten, sondern plötzlich die Form und das Aussehen von einer alten Urrasse dieser Forellen hatten, die gar nicht mehr vorkam und nur noch aus Fossilienfunden deklariert werden konnten. Die Fische waren stärker und lebendiger als die überzüchteten.

Das morphogenetische Feld kann also entzerrt und auf den Ursprungszustand gebracht werden.

An der Kyorin Universität in Japan hat Dr. Okai herausgefunden, dass Mäuse, die einem ständigen Magnetfeld von etwa 4200 Gaus ausgesetzt waren, im Schnitt 400 Tage leben. Die durchschnittliche Lebenserwartung dieser Mäuse beträgt aber normalerweise nur ungefähr 308 Tage.

Im Hinblick auf die Jugendlichkeit könnte sich das Beschäftigen mit diesem Thema lohnen, vor allem seit bekannt ist, dass das Erdmagnetfeld schwächer geworden ist, was ungeahnte Folgen haben kann.

Dennoch glaube ich, dass eine Rückkehr zu der Ordnung in der Natur, also der Schöpfungsordnung, alles ist, was wir tun müssen, um unser körpereigenes »Magnetfeld« zu stärken. Es gibt hierfür messbare menschliche Beweise für den eigenen Magnetismus. Auf der Basis von Mentaltraining gehören unter anderem ganz ähnliche Techniken zum ganz normalen Ausbildungsprogramm der NASA für ihre Astronauten. Wo mehr Energie fließen kann, ist auch die Feldstärke höher.

Der erste Schritt in diese Richtung ist, sich zu entschlacken, eine höhere Ordnung anzustreben, sich möglichst karmafrei zu ernähren und bewusst Lebensenergie
zu tanken.

Das kann nur geschehen, wenn wir unsere Denkgewohnheiten hin zu Ordnung und Frieden ändern. Mentaltraining ist nichts anderes als seine Denkgewohnheiten zu trainieren. Das kann durch Meditation geschehen
und auch durch die Entstressung des Alltags gefördert
werden. Streichen Sie Dinge, die Ihnen keinen echten
inneren Frieden vermitteln.

- *Schlaf:*
Achten Sie auf tiefen Schlaf, denn guter Schlaf dient der
Regeneration. Mit der Zeit wird Ihr Körper sicher viel
weniger Schlaf benötigen, denn dieses Programm reduziert den Regenerationsbedarf auf ein gesundes Minimum. Wer sich artgerecht ernährt, benötigt einfach bedeutend weniger Erholung.

Der Körper braucht, um es auf den Punkt zu bringen,
nur soviel Schlaf wegen diesen etwas seltsamen Ernährungsgewohnheiten. Es liegt auf der Hand: Je mehr saure
Schlacken im Körper verarbeitet werden müssen und so
unnötig die wertvolle Lebenskraft rauben, desto länger
braucht der Körper, um sich zu erholen.

Wenn wir uns aber in Zukunft nicht mehr durch »Plas-
tiknahrung« belasten, wird unser Körper weit mehr
Energie zur Verfügung haben. Bei gleichzeitig weniger
Bedarf an Substanzsanierung.

Wenn Sie aus irgendwelchen, nicht näher definierbaren Gründen, grundsätzlich schlecht schlafen und morgens nach dem Aufstehen müder sind als am Abend davor, dann tun Sie unter Umständen gut daran, Ihre Schlafstelle von einem Fachmann überprüfen zu lassen.

Auch heute noch ist es bei manchen »primitiven« Nomadenvölkern üblich, dass sie ihre Hunde beim Suchen ihres bevorzugten Schlafplatzes beobachten. Denn dort, wo sich der Hund hinlegt, wird das eigene Bett aufgeschlagen. Sie nützen die Sensitivität ihrer Hunde. Warum? Ein Hund ist, wie die meisten Tiere, erdstrahlenempfindlich und weicht auf neutrale Ruheplätze aus. Übrigens ganz im Gegensatz zu Katzen, die sich gerne zentral in die Störung setzen.

Eine Überprüfung der Schlafstelle kann sich für denjenigen mit gestörtem Schlaf sehr lohnen. Denn erst dann ist die Voraussetzung für eine gesunde Umbau- und Einbauphase und der Abtransport der Schlacken und der Einbau der Nährstoffe in unsere Zellen gegeben.

• *Wasser energetisieren:*
Um denaturiertem Wasser wieder eine gesunde Ordnung zu verleihen, gibt es verschiedene wirkungsvolle Methoden. Wir wissen ja nun, dass gewöhnliches Wasser die Fähigkeit hat, Informationen zu speichern. Diese Informationen können durch Gedanken und gesprochene Gedanken, also Worte, genauso wie durch Musik informiert werden (M. Emoto). Somit ist es ein Leichtes, Wasser

mittels verschiedener Handlungen die gewünschten Informationen aufzuspielen.

Beispielsweise taten die Indianer genau das früher intuitiv:

Sie legten ein Blatt eines Baumes oder irgendetwas anderes Lebendiges in ihre Wasserbehältnisse. Somit blieb das Wasser aufgrund der lebendigen Information der Pflanze länger frisch.

Was auch sehr schnell und einfach geht, ist das Informieren mittels Ihrer Hände. Sie können Ihre Hände über ein Glas Wasser halten und sich dabei einfach die Ordnung, die das Wasser nun haben soll, vorstellen, und wenn Sie wollen, auch aussprechen. Es ist erstaunlich und man kann es sogar messen mit den so genannten Boviseinheiten.

Sie können auch eine gewöhnliche Flasche mit Wasser mit der gewünschten Information beschriften, um Ihre Erfrischung mit Ordnung anzureichern. Das behandelte Wasser schmeckt bei jeder der vorgestellten Methoden spürbar weicher, runder, frischer, einfach besser. Bedenken Sie: Die Dinge des Geistes sind kindlich einfach, doch oft subtil, aber wirksam, was ich mit dem folgenden Beispiel beweisen werde. Den wenigsten dürfte das Phänomen der Tachyonen (bedeutet soviel wie: sehr schnell Reisende) bekannt sein. Es handelt sich dabei um angenommene Teilchen bzw. Wellen ohne Anfang und Ende, die sich nach Annahme der heutigen Physik nicht messbar mit Überlichtgeschwindigkeit im Raum verteilen. Man versucht sie mit der quantenphysikalischen

Stringtheorie zu erklären. Man kann sie nicht messen, aber man kann ihre Auswirkung sehen und spüren. Dies ist identisch mit der alten, fast vergessenen Theorie des Ätherraumes. In den ersten drei Jahrzehnten des 20. Jahrhunderts entdeckte die Wissenschaft die energetische Natur des Universums. Materie, so stellte sich bald heraus, besteht nicht aus festen Teilchen, sondern sie ist einfach nur die stärkste Verdichtung von Energie. Materie ist kondensierte Information und verdichtetes Licht. Alles, was in dem manifestierten Universum an Materie existiert, ist Energie in unterschiedlichen Verdichtungsgraden und Frequenzen. Tachyonen stehen außerhalb jeder Verdichtung, sie enthalten, kurz gesagt, alle Energiefrequenzen der Materie und des Lichts. Tachyonen sind die Urenergie und die Urinformation, aus der alles andere entstand und immer noch entsteht. Tachyonen sind der Pinsel, die Farbe und die Leinwand Gottes für dieses Bild unseres Universums. Tachyonen scheinen Intelligenz in sich zu tragen. Sie manifestieren Dinge aus dem Nichts, während der allmächtige Maler den göttlichen Pinsel über die Leinwand der Schöpfung bewegt.

Tachyonen sind dasselbe wie unser Prana, Chi, Orgon, Qi, Nullpunktenergie, freie Energie und Pyramiden-Energie … Verschiedene Wörter verschiedener Kulturen für ein und dasselbe. Gottes Urenergie, bewiesen durch die moderne Quantenphysik.

Wo ist jetzt der versprochene Beweis? Hier!

Vor einigen Jahren kaufte ich für wenig Geld eine so

genannte »Teslaplatte«, benannt nach dem genialen ser-
bischstämmigen Erfinder und Forscher Nikola Tesla.

Die nach ihm benannte Energieplatte hat die Eigenschaft, Tachyonen-Energie physikalisch zu bündeln oder
zumindest von sich aus abzustrahlen. Anfangs dachte
ich, es wäre Einbildung, als ich die Platte in meiner Hand
hielt und dabei ein Kribbeln spürte, ähnlich dem körperlichen Empfinden in tiefer Meditation. Weil das so gut
tut, trage ich diese Platte nun immer bei mir.

Ich bestellte also noch einmal welche und befestigte
dann eine direkt unter dem Benzintank unseres alten
Autos. Mit Erstaunen stellte ich fest, dass unser Auto,
welches sonst immer ganz genau zehn Liter auf hundert
Kilometer schluckte, tatsächlich nur noch ein kleinwenig
über acht Liter brauchte! Das sind knapp 20 Prozent (!)
weniger Spritkosten! Ich war sprachlos! Unser altes Auto
fährt nicht nur mit Benzin, sondern auch mit Tachyonen-
antrieb. Fliegen können unsere Fahrzeuge deshalb noch
nicht, aber probieren Sie es einfach aus, es ist erstaunlich.

Was hat nun unser kleiner Beweis mit Jugend zu tun?
Es liegt auf der Hand, dass das, was unserem Auto durch
Tachyoneninformation gut tut, auch für unsere Jungerhaltung nur gut sein kann. Ich weiß jedenfalls: Ohne
diese Teslaplatte hätte ich sicher eine weit geringere
Lebensqualität und Ordnung. Unter ein Wasserbehältnis
gestellt, ordnet es unser Trinkwasser auf die bequemste
Art. Geordnetes Wasser ordnet auch unser Körperwasser
und ist somit eine Säule der Jugend.

Was für Möglichkeiten uns diese Technik weiter bietet, ist noch unvorstellbar, aber die Zeit mag kommen, in der Forscher ihrerseits Beweise erbringen für eine bessere Technik der Zukunft.

Solange sich die Forschung damit beschäftigt, fahre ich derweil mein altes Auto eben mit weniger Benzinverbrauch und freue mich daran. Das ist schließlich auch ein Beitrag zu einer sauberen Umwelt.

Den Darm entrümpeln

> »Der Tod (Altern) liegt im Darm.«
> Paracelsus

Das Altern fängt schon früh unterhalb des Bauchnabels an, im Darm. Die Entschleimung des Darmes ist von allergrößter Bedeutung. Nur ein entschlackter Darm kann Nährstoffinformationen richtig aufnehmen. Was ist das nun für eine Art Schleim?

Proteinreiche und gekochte Nahrungsmittel, insbesondere Milchprodukte, sind von sich aus schon schleimbildend, dazu bewirken sie auch noch die Absonderung starker und ätzender Verdauungssäfte. Als Schutzmaßnahme erhöht der Körper die Aktivität der schützenden Schleimdrüsen. Schleim und Magensäfte beeinflussen sich gegenseitig in einer Wechselwirkung, so dass ein unverdaulicher Mucoproteinkomplex (Mucus) erzeugt wird. Dieses Übermaß an Mucoproteinen verstopft das Verdauungssystem des Darms.

Die Darmwände sind mit Zotten bedeckt, in die viele Haar- und Lymphgefäße eingebettet sind. Die Öffnungen des Lymphgefäßsystems sind dummerweise gerade so groß, dass immer ein Teil des Mucoproteinkomplexes eintreten kann und sie somit verstopft. Diese Schlacke wird mit der Zeit, ähnlich wie Kleister, ständig fester und härter und schädigt so das ganze Darmsystem. Logischerweise muss der Darm jetzt nur von diesem Ballast befreit werden, damit er wieder wundervoll funktionieren kann.

Der Grad, wie stark verschiedene Nahrungsmittel den Darm verschlacken, nimmt in der folgenden Aufstellungsliste von oben nach unten ab (ganz oben hochgradig verschlackende, ganz unten nicht verschlackende Kost). Diese Reihenfolge entspricht weitgehend auch derjenigen, wie stark Nahrungsmittel säurebildend sind und den gesundheitlich wichtigen Säure-Basen-Haushalt belasten. Als Grundregel gilt außerdem: Je weniger ein Nahrungsmittel verarbeitet, erhitzt oder industriell bearbeitet, konserviert oder mit Zusätzen versehen wurde, umso geringer ist seine jeweilige verschleimende und verschlackende Wirkung. Dies ist einer der Gründe, weshalb viele Ernährungsfachleute inzwischen einen hohen Anteil von Rohkost in der täglichen Nahrung empfehlen. Da Rohkost sehr stark entschleimend auf unseren Körper wirkt und das ganze System sauber putzt.

Schleimbildende Nahrungsmittel:
- Kuhmilch und alle daraus hergestellten Produkte (das

darin enthaltene, für uns unverdauliche Kasein ist übrigens ein super Holzkleber!)
- Fleisch und Fleischprodukte (auch Eier und Geflügel), Fisch
- Ziegenmilch
- Hülsenfrüchte, Buchweizen
- Sojabohnen und Sojaprodukte (Tofu, Sojamilch usw.)
- Getreide und Getreideprodukte
- Ölsaaten (Nüsse, Samen, Kerne)
- Hirse, Amaranth und Quinoa
- Kartoffeln

Folgende Lebensmittel entschleimen:
- Sprossen und Keime
- Gemüse, Salate und Obst (unbehandelt)
- Säfte aus Früchten und aus Gemüse (selbst gepresst!)

Die Mucoproteine (Schleim) verlieren mit der Zeit Wasser und verhärten sich dadurch immer mehr, verstopfen so auch die Lymphgefäße und vereiteln die Proteinverteilung. So dass eine effektive und saubere Verdauung immer schwieriger wird. Was wir deshalb leider oft gerade bei älteren Menschen sehen, ist eine schlechte Verdauung der Nahrungsinhaltstoffe, also die biologischen Funktionen und die Verdauung der Nahrung.

Weiterhin stört diese Verschleimung den Sauerstoffwechsel. Der Grad der Verschleimung ist je nach Lebensweise oft extrem hoch, aber ohne Weiteres auch wieder gut umkehrbar. Man kann diesem Schleim dauer-

haft am besten durch eine artgerechte Ernährung vor-
beugen und ihn auch so entsorgen. Nur auf diesem Weg
lässt er sich auch wieder auflösen. Denn ein sauberer
Darm ist eine uns jung erhaltende Einrichtung, die verantwortlich ist für eine möglichst effektive Nahrungsinformationsaufnahme. Im Übrigen sind auch die so genannten Schüssler-Salze ein weiterer Beweis dafür, dass
speziell der Darm direkt aus den feinstofflichen Informationen Mineralien aus Licht materialisieren kann.
Schüssler-Salze sind »homöopathische« Mineralien, die
den Körper anregen können genau das zu tun.

Nehmen Sie auch so viel ballaststoffreiche Nahrung
wie nur möglich zu sich. Die Ballaststoffe putzen wie
kleine Besen den Darm wieder sauber. Kauen Sie insbesondere rohe Nahrungsmittel gut, vor allem, bis der Darm
an diese Ernährung wieder gewöhnt ist. Denn selbst die
beste Nahrung kann im Darm gären und somit säuern,
wenn das Verdauungssystem durch ungenügende Vorver-
dauung überfordert ist. Weiterhin sollte Rohes nicht mit
Zucker und Produkten, in denen Zucker enthalten ist, gegessen werden, wie man es gerne bei Erdbeeren mit ge-
zuckerter Sahne macht. Die basenreichsten Früchte können sauer verstoffwechselt werden, wenn Zucker dazu
verzehrt wird. Stevia ist hier eine wunderbare Alternative.

Es gibt noch weitere Methoden der Entschleimung.

- *Einläufe:*
Da der Schleim von seiner Beschaffenheit eher sauer ist,
lässt er sich gut und zum größten Teil im Darm durch

basische Einläufe entfernen. Durch die dabei entstehende osmotische Wirkung kommt es zu einer hervorragenden Schleimentschlackung und Entsäuerung des Darmes und der inneren Organe.

Hierzu nehmen Sie einen so genannten Glister (den zum Drücken) aus der Apotheke und füllen ihn mit folgendem Gemisch. Nehmen Sie etwa auf einen halben Liter abgekochtes und dann wieder auf Körpertemperatur abgekühltes Wasser einen Esslöffel Natron und einen Esslöffel Meersalz. Diese Mischung hat die Fähigkeit, das 16-fache an Volumen Körperflüssigkeit zu reinigen!

Spülen Sie damit öfters den Darm, indem Sie diese Mischung mindestens 10 Minuten und nicht länger als 15 Minuten bei sich behalten. Wenn Sie können, bewegen Sie sich (vorsichtig) etwas. Leichte Gymnastik, etwas Hin- und Herschaukeln, Hüpfen – was auch immer Ihnen gut vorkommt, um den Darm so richtig auszuspülen. Das Massieren der Bauchdecke ist außerdem förderlich.

Das basische und salzige Wasser wird nur den sauren Mucusschleim und seine Verkrustungen lösen, so dass in Zukunft alle ordnenden Informationen der Jugend mittels der artgerechten Nahrung an ihre angestammten Plätze und Depots in Ihrem Körper kommen können.

Entschleimende Kost ist schleimfreie Kost. Man könnte sagen, alles, was keine Verschleimung des Organismus begünstigt, wird das System eher entschleimen. Besonders schnell entschleimend sind selbst gemachte Fruchtsäfte, speziell die aus reifen(!) Ananas und Orangen.

Alle denaturierten kohlenhydrat-, eiweiß- und phos-
phatidreichen Konsumgüter verstopfen das System mit
Stoffwechselresten, Plaque und Schleim. Chlorophyll-
haltige und enzymreiche (am besten roh), also pflanzliche Nahrungsmittel entschleimen, und weil sie das tun,
verjüngen sie dadurch ganz natürlich.

Weiter oben haben wir die Frucht Papaya als Anti-Fal-
tenmaske behandelt. Aber auch mit den Kernen dieser
wunderbaren Frucht lässt sich etwas für den Darm tun.
Diese kleinen schwarzen Kerne, die in getrocknetem
Zustand fast wie Pfeffer schmecken, haben eine tödliche
Wirkung auf so manch unliebsamen Gast im Darm. Sie
werden in Kurform traditionell in Asien als Parasitenaus-
leitmittel genutzt. Dazu müssen Sie die Kerne nur trocknen und einmal am Tag nüchtern, also morgens, etwas
mehr als einen Teelöffel, mehrere Wochen lang zerkaut,
mit genügend Wasser einnehmen.

Ähnlich gut hilft auch eine Kur mit Karotten. Essen
Sie hierzu gut eine Woche lang nichts anderes als rohe
Karotten.

Wenn Sie also irgendeinen Verdacht auf Parasiten haben, können Sie eine solche Kur ins Auge fassen.

- *Laktoseentgiftung:*
Laktose und Laktoseeinlagerungen sind noch jahrelang
im Darm aktiv. Sie bilden Klumpen und eine undurch-
dringliche »Lackschicht« auf der Darmoberfläche. Diese
zu beseitigen, kann sehr zeitaufwändig sein.

Unlängst fand ich aber eine, zugegeben sehr unkonventionelle Methode heraus, um den Darm schneller davon zu befreien. Tabletten aus Laktaseenzymen haben die Fähigkeit, schnell und relativ natürlich dieses »Plastik« aus dem Darm zu verstoffwechseln und auszuscheiden.

Die Laktose aus dem Milchkonsum wird im Darm durch das Enzym Laktase verdaut. Es wird somit unschädlich gemacht und kann ausgeschieden werden.

Erst kürzlich hatten wir einen Fall von Ausscheidung durch eine Laktaseenzym-Substitution. Unglaublich, was sich in einem Darm so alles an Dreck verstecken lässt! Nach der Ausleitung können Nährstoffe und deren Information wieder weit besser aufgenommen werden. Laktaseenzyme in Tablettenform sind inzwischen fast überall erhältlich. Es reichen ein oder zwei Stück am Tag, über einen Zeitraum von ein bis drei Wochen, einzunehmen vor allem vor dem Verzehr von Milchprodukten.

• *Körpereigene Hormone natürlich aktivieren:*
Unser Körper produziert viele verschiedene Hormone, von denen jedes eine besondere Aufgabe hat. So verwundert es nicht, dass es sogar ein spezielles Verjüngungshormon gibt, das allein dazu da ist den Körper zu erneuern.

Es handelt sich um das bereits erwähnte Wachstumshormon Somatotropin, kurz HGH (Human Growth Hormon)genannt. Dieses Hormon ist besonders in jungen Jahren sehr aktiv am Wachstum beteiligt, wie der Name schon besagt. Zunächst ging man davon aus, dass Wachstum die einzige Funktion des Hormons sei und mit zunehmendem Alter immer weniger davon produziert würde. Doch dieses Hormon kann viel mehr.

Nicht umsonst ist Somatotropin unser Verjüngungshormon, weil es gleichzeitig auch ein lebenslanges Reparaturhormon darstellt. Besonders in der Nacht wird es, sofern man bestimmte Regeln beachtet, ausgeschüttet.

Auch hier gibt es keinen biologischen Hintergrund, weshalb Somatotropin im Alter weniger werden sollte. Weniger produziert wird es nur aufgrund der Zivilisatose.

Man stellte fest, dass bestimmte Völker mehr davon in ihrem Blut haben. Nämlich genau die Völker mit der höchsten Lebenserwartung und den wenigsten Alterungserscheinungen.

Dieses Hormon hält jung und repariert den Körper, während wir schlafen! Damit lässt Somatotropin jede Frischzellenkur ziemlich blass aussehen.

Der mächtigste Gegenspieler von Somatotropin ist das Hormon Insulin, das ausgeschüttet wird, wenn wir einfache Kohlenhydrate essen. Insulin hat dabei die Aufgabe, Glukose aus dem Verzehr von Zucker, Brot, Kuchen und ähnlichem in die Muskeln und in die Leber zu schleusen und somit den Blutzuckerspiegel zu senken. Dadurch hilft Insulin auch gegen die gefürchtete Verzuckerung des Gewebes.

Anderseits hemmt es wiederum das Verjüngungshormon Somatotropin. Besonders problematisch ist ein hoher Insulinspiegel in der Nacht, da ohne Somatotropin die Reparaturmechanismen, die Erneuerung und somit die Verjüngung des Köpers blockiert werden.

Dagegen gibt es jedoch eine ganz einfache Maßnahme:
Abends keine einfachen Kohlenhydrate verspeisen, das
heißt,

- einfache Kohlenhydrate durch reichlich pflanzliches
  Eiweiß (pflanzliches Eiweiß wirkt basisch!) ersetzen,
- besonders geeignet sind Hülsenfrüchte, Tofu, gekeim-
  tes Getreide, Samen und Gerstengrassaft(-pulver, über
  20% Proteine),
- ballaststoffreiche, also komplexe Nahrungsmittel bevorzugen.

Allein diese Regel erhöht die Ausschüttung des Verjün-
gungshormons in kurzer Zeit auf ein jugendliches Niveau.

Falten glätten sich, Muskeln wachsen wieder, man ist
leistungsfähiger, wirkt jugendlicher, Haare bekommen
ihre natürliche Farbe zurück, vermehrter Haarwuchs,
Fülle und Glanz, höhere Knochendichte, festeres Bindegewebe und Nägel, bessere Zellatmung, positivere Stimmung. Alle diese wundervollen Vorzüge erhält man ganz
einfach durch den Verzicht auf Kohlenhydrate am Abend.

Diese eine Regel zu beherzigen kann schon soviel in
wenigen Monaten bewirken, dass es fast an ein Wunder
grenzt.

- *Monoistische Ernährung:*

Dies ist wiederum ein zentraler Aspekt dieser Methode.

Keineswegs ist damit eine einseitige Ernährung gemeint, im Gegenteil. Es bedeutet nur eine selektive und
gezielte Art der Nahrungsaufnahme. Wir suchen uns die

geeigneten Nahrungsmittel aus und genießen diese in der bestmöglichen Kombination.

Mit monoistischer Ernährung ist einfach gemeint, dass man zu jeder Mahlzeit nur eine einzelne Nahrungsmittelart zu sich nimmt. Also genauso, wie es die schon erwähnten tibetanischen Mönche machen, die, egal wie alt sie sind, immer jung aussehen.

Ein Verdauungsapparat, der nicht ständig mit allem Essbaren zugeschüttet wird, ist ein weiterer Garant für bleibende Jugend. Sie wissen ja jetzt, weshalb ein gesunder Darm so wichtig ist.

Der Darm ist unser Nährstofffilter. Er ist verantwortlich für die Nahrungsinformationsaufnahme. Ein Darm, der zu jeder Mahlzeit immer nur eine Sorte an Lebensmitteln bekommt, bleibt aufgrund weniger Verschleißes viel leichter jung. Essen Sie, wann immer es Ihnen möglich ist, entweder nur Gemüse oder nur Obst oder nur Eiweiß (Kohlenhydrate und Eiweiße können sowieso nur sehr schlecht zusammen verdaut werden). So schonen Sie Ihre Lebenskraft und die Aufnahmebereitschaft des Darms. Dies ist die beste Art, sich zu ernähren. Es ist eine natürliche Form des Fastens, die ein Vermischen von Nahrungsmitteln unterbindet und so die Ressourcen schont.

Entweder wir essen Früchte oder wir essen Gemüse, oder aber wir essen Brot oder Eier, aber möglichst alles zeitlich voneinander getrennt. Tiere tun instinktiv meistens genau dasselbe. So wird die Nahrung viel besser verwertet und es werden viel weniger Giftstoffe und Schlacken produziert.

Der Darm ist schneller wieder entleert und es kommt auf diesem Weg auch zu keiner Rückvergiftung durch zu lange Verweildauer mehr. Er muss also nicht erst den Nahrungsmittelbrei »aussortieren«. Das bedeutet keine blähende Gärung und keine Fäulnisse mehr und somit weit weniger Übersäuerung!

Nebenbei kann man sich auf Dauer das Toiletten-papier sparen.

* *Fasten:*
Die älteste, gesündeste, billigste und wahrscheinlich schnellste Art zu entschlacken und die Uhr wieder zu-rückzudrehen, ist aber noch immer das Fasten. Nichts ist mit dem kompletten und befreienden Fasten zu verglei-chen. Fasten reinigt den Geist, die Seele und den Körper. Wissenschaftler, die verschiedene Tiere fasten ließen, entdeckten bald, dass sich diese Tiere tatsächlich orga-nisch verjüngten. Fasten ist ein Jungbrunnen!

Die meisten Menschen, die mir begegneten, hatten zu diesem Thema Befürchtungen und alle möglichen Zwei-fel. Sie meinten, das könne nicht gesund sein und sie würden das keinen Tag aushalten. Die aber, die einmal richtig gefastet haben, sind sehr erstaunt über die Leich-tigkeit und die Reinigungskraft dieser Prozedur. Viele Völker, auch die schon erwähnten langlebigen Hunzas, fasten lange und oft. Gerade dies ist ein Grund für ihre Langlebigkeit.

Als ich das erste Mal fastete, hatte ich erstaunlicher-weise schon nach ein paar Tagen volles Unverständnis für die tägliche Hetze um Nahrung. Da stand ich mitten in einem Supermarkt (meine Frau brauchte ein Lasttier für den Einkauf) und schüttelte innerlich den Kopf über diese ganz normalen Angelegenheiten des Einkaufens und der Nahrungsaufnahme. Es soll jetzt nicht überheblich klingen, aber ich war da momentan so froh, dass ich etwas Urlaub von dieser »seltsamen Angewohnheit« hatte. Alles war in dieser Zeit so leicht und klar geworden. Eine Leichtigkeit des Seins und eine gelöste Klarheit im Kopf. So geht es vielen Fastenden.

Abgesehen von den ersten drei Tagen, in denen sich die Schlacken meist etwas ruckartig lösen und im Körper kreisen, was anfangs etwas unangenehm sein kann.

Nach einer Fastenzeit von zwei Wochen, dann fünf Wochen und dann neun Wochen, in denen es mir, je länger ich fastete, immer besser ging, erkannte ich die Wahrheit darüber, dass der Leib auch von Information und Licht ernährt und versorgt wird. Aber das nur am Rande.

Die Entschlackungskraft und somit die Verjüngungskraft des Fastens ist unübertroffen und seit Jahrtausenden in vielen Kulturen verankert.

Mit Verjüngungsfasten ist normalerweise ein Totalfasten nur mit stillem Wasser oder Kräutertees gemeint.

Nur bei schweren Verschlackungsfällen und mit der einhergehenden, für den Körper nicht zu bewältigenden, durch das Fasten losgelösten Säureflut und bei ärztlichen Bedenken sind selbst gepresste Säfte erlaubt. Allen voran die erwähnten Grassäfte, die direkt die Depots in Ihrem Körper während dem Entschlackungsfasten auffüllen können. So wie Sie es als angenehm empfinden, wird es für Sie richtig sein. Mit (gekauften) Obstsäften empfinden die meisten das Fasten eher schwieriger, wegen des darin enthaltenen weißen Zuckers. Grassäfte dagegen lösen durch den niedrigen Gehalt an Süße nicht so die Lust auf Zucker aus und dämpfen diese eher.

Die ersten Tage und sporadisch alle paar Tage mal können, je nachdem wie geübt man im Fasten ist, Krisen, so genannte Fastenkrisen auftreten. In diesen meist sehr kurzen Phasen fühlt man sich oft etwas matt, schwindelig, vielleicht sogar gereizt. Es ist sehr wichtig, gerade in dieser Zeit durchzuhalten, da in diesen Phasen schwerere Schlacken gelöst werden und es sich einfach schon deshalb lohnt.

Fasten, kombiniert mit Basenbädern und dem Trinken von Grassäften ist eine der schnellsten physischen Methoden, um schonend der Alterung die Tür zu weisen.

Vorgehensweise beim Verjüngungsfasten:
- Nehmen Sie sich die nötige Zeit und Muße für Ihre Superentschlackungskur.
- Machen Sie spätestens alle drei Tage einen Einlauf mit warmem Salzwasser, dem Sie auf einen Liter etwa einen Esslöffel Haushaltsnatron zufügen können. Die Basenbäder sollten in dieser Fastenzeit wegen des Kreislaufs nicht zu heiß sein.
- Achten Sie auf genug Bewegung an der frischen Luft.
- Trinken Sie viel Flüssigkeit in Form von depotfüllendem Kräutertee oder reinigendem Wasser.

- Achten Sie auf Entspannungsphasen, und wenn Sie möchten, gönnen Sie sich ausgedehnte Meditationszeiten oder stille Zeiten.
- Atmen Sie in Ihrer Vorstellungskraft die Schlacken und jede Ursache des Alterns mit jedem Atemzug aus, ohne dieselben dabei in Ihrem Bewusstsein zu fokussieren. Atmen Sie bewusst die Jugend und Reinheit ein und konzentrieren Sie sich vorrangig auf diesen Aspekt.
- Nutzen Sie jetzt weiter die Möglichkeit der Entschlackung des Darmes mit den beschriebenen Einläufen.
- Genießen Sie das momentane Gefühl, frei von dem Zwang nach Nahrung zu sein. Sie und Ihr Körper haben jetzt Ihren verdienten Urlaub.

Sie werden einfach nur erstaunt sein! Je länger man fastet, desto leichter wird es und desto größer sind auch die Resultate und die zurückkehrende Jugend. Fasten kann man auch nur ein paar Tage lang und maximal bis zu mehreren Wochen, je nach Wohlbefinden. Vorsicht ist nur bei einer Insulinresistenz geboten.

Um den Reinigungseffekt noch zu verbessern, können Sie bei längeren Fastenzeiten einmal die Woche eine salzige Gemüsebrühe trinken. Das hat zur Folge, dass die Zellen sich kurzzeitig aufplustern und beim Zusammenziehen auf diesem Wege vermehrt festsitzender, intrazellulärer Schmutz aus den Zellen gepumpt wird.

Nach und während dem Fasten werden Sie die Verjüngung sofort am ganzen Körper spüren. Das ist das

Zeugnis all derer, die sich zu einem längeren Fasten ent-
schlossen haben. Danach fühlt sich der Körper straffer,
gesünder, rosiger, klarer, eben einfach jünger an!

Es gibt außerdem noch weitere sehr gute Bücher über
das Fasten. Sehr empfehlenswert finde ich das Buch
»Das Wunder des Fastens, Leben, ohne zu altern« von Dr.
Paul C. Bragg. Man bekommt beim Lesen geradezu un-
bändige Lust aufs Fasten. Mir persönlich macht Fasten
sehr viel Freude.

Auch wenn es etwas abenteuerlich erscheint, hat das
Folgende doch einen unfassbaren Reinigungs- und somit
Verjüngungsschub zum Ergebnis. Trinken Sie gleich nach
dem Fasten zwei bis fünf Tage lang nur destilliertes Was-
ser. Dies können Sie gut ein- bis zweimal im Jahr durch-
führen. Destilliertes Wasser hat viel mehr Lösekraft und
Reinigungskraft als normales Wasser, weil es sich mit den
Schlacken viel besser ausgleicht.

Es ist totaler Unfug, wenn behauptet wird, dass destilliertes Wasser die wertvollen Mineralien aus dem Körper
spült. Tatsächlich werden nur die anorganischen Sedi-
mente gelöst und nicht die wertvollen Mineralien. Selbst
in der amerikanischen Marine, der Navy, wird auf den
großen Schiffen ausschließlich destilliertes Wasser getrunken, über Monate und Jahre hinweg, ohne dass jemand Schaden leidet.

Das reine destillierte Wasser muss man aber in der
Apotheke kaufen, denn das übliche Bügeleisenwasser ist
zu belastet.

Diese Prozedur hat ganz einfach den Effekt, dass das

normalerweise schlecht zu erreichende intrazelluläre Zellwasser gereinigt wird. Indem wir zuerst das extrazelluläre Zellwasser durch das Fasten ausschwemmen, kommt es zu einem vermehrten Flüssigkeitsaustausch aus dem Zellinneren nach außen, und das im großen Stil. Das hat zur Folge, dass jenes, was wir dann nach fließendem frischem Wasser trinken werden, das gesamte verschlackte intrazelluläre Wasser besser reinigen und ersetzen kann.

Diese Methode erneuert komplett die Flüssigkeit im Lymphsystem.

Jeder, der sich durchschnittlicher Gesundheit erfreut, wird keine Probleme haben bei dieser Art zu fasten. Achten Sie dabei aber auf genügend Ruhe, während der Zeit in der Sie nichts essen. Es kann nichts passieren, ich habe das schon länger gemacht. Alles, was geschah war, dass die leichten Nierenschmerzen, die ich öfter hatte, ganz plötzlich verschwunden waren. Und wundern Sie sich nicht, wenn Ihr Urin danach in etwa so aussieht wie dunkles Guinness-Bier. Das ist ein gutes Zeichen und ein Zeichen, dass man mehr trinken sollte!

Fasten allgemein löst informelle Blockaden auf, so dass Licht und dessen Information (d.h. Lebenskraft) in unseren Zellen wieder freier zirkulieren können. Was wiederum unseren Organismus schneller erneuert. Die Lebenskraft muss sich nicht mehr so zentral auf die Verdauung konzentrieren. Sie ist somit frei, den Körper jung zu halten. Sie werden bald bemerken, wie kleine und große

Wunden schneller und schöner ausheilen, auch in Ihrer Seele und in Ihrem Geist. Der Entschlackungsvorgang entschlackt auch Psyche, Physis, Intellekt und das Pneuma und kann dabei helfen, der Mensch zu sein, der man immer sein wollte.

Artgerechte Ernährung und Fasten führen uns immer in die Einfachheit. Sie lassen uns staunen, wie man sich ganz unkompliziert und dabei doch vollkommen ernähren kann, so wie es einst gedacht war. Fasten ist eine Lebenseinstellung. Es heißt nicht einfach nur sinnloses Entbehren, sondern Weglassen von dem, was belastet und blockiert.

Sie werden auch schnell feststellen können, wie sich Ihre Atmung wohltuend verlangsamt hat. Ein großartiges Zeichen dafür, dass der Vorgang der Verjüngung in vollem Gange ist!

Die absoluten Schwerpunkte in dieser Methode sind somit:
- Lösen
- Binden
- Ausscheiden
- Auffüllen
- Energetisieren.

Wer tatsächlich positiv verrückt genug ist, die körperliche »Unsterblichkeit« anzustreben, kann sich auch mit der Option der Lichtnahrung befassen. So unwahrscheinlich sich das anhören mag, gibt es dennoch Menschen, die tatsächlich und in der heutigen Zeit so leben. Es scheint verrückt zu sein, doch warum nicht?!

Bei der Lichtnahrung hört jeder körperliche Zerfall auf. Besonders, wenn man sämtliche Umweltgifte reduziert. Es fängt schon damit an, dass man das Gewohnheitsfressen aufgibt und damit beginnt, stattdessen etwas Reines, Essbares wirklich zu genießen. Bis zu dem Punkt, an dem man sich vollständig von der Sucht nach Nahrung gelöst hat.

Das muss nicht zwangsläufig heißen, dass man nicht mehr isst, sondern das mehr genießt, was man isst, ohne davon abhängig zu sein. Das sei aber wirklich nur der Vollständigkeit wegen erwähnt. Selber habe ich das natürlich ausprobiert und muss sagen, dass man sehr wohl von dem Licht hinter dem Licht leben kann.

Ich denke aber, dass die wenigsten meiner Leser dies als eine Möglichkeit für sich in Betracht ziehen wollen und verweise somit auf andere, umfassendere Literatur zu diesem doch sehr brisanten Thema.

Ermitteln Sie Ihren Schlackentyp

In diesem Kapitel werden die verschiedenen Schlackentypen angesprochen, die ich beobachtet habe. Die unterschiedlichen Schlackentypen begründen sich in der schon erwähnten vererbbaren Tendenz des Schlackenmusters.

Die folgende Einteilung ist vor allem aussagekräftig

und deutlich genug für Männer im Alter von ca. 20 bis 60 Jahren, da die Männer, wie schon vorher beschrieben, nicht die Möglichkeit der permanenten Entschlackung aufweisen wie die Frauen. Das ist auch der Grund, weshalb Frauen nicht so leicht in dieses folgende Schema der Schlackentypen einzuordnen sind, denn die Zeichen der Alterung bis zur Menopause sind doch eher schleichender Natur. Die folgenden Angaben zu den Frauentypen sind daher, weil sie ihren Schlackentyp besser verstecken können, doch eher unsichere Werte.

Ich nannte sie Exo-robuste, Exo-filigrane, Eso-normale und die Exo-Eso-Mischform.

1. Der exo-robuste (nordische) Schlackentyp:
Fangen wir mit dem Schlackentyp an, der sich durch eine etwas festere äußere Erscheinungsform präsentiert. Sein Körperbau ist eher etwas stärker mit wenig stark ausgeprägter, aber meist heller Körperbehaarung. Das Kopfhaar ist recht dicht und wird erst sehr spät dünn. Er neigt dazu, eher grau zu werden als Haare zu verlieren. Das Bindegewebe ist dicker und fester und manchmal wirkt es aufgedunsen. Er neigt zu dicken Fingern und ist insgesamt weniger zierlich. Er hat eine gut entwickelte Muskulatur, seine Venen sind kaum sichtbar. Der Hals kann manchmal etwas kürzer wirken. Die Haut, vor allem im Gesicht und auf der Brust, kann auch zur leichten Röte neigen. Die Nagelsubstanz ist stark. Der Appetit ist regelmäßig, die Verdauung eher träge.

Sein Wesen ist bedächtig und an Körperempfindungen

orientiert. Gutes Gedächtnis, manchmal mit etwas lang-
samerer, dafür aber sicherer Auffassungsgabe.

Bei Frauen dieses Typs ist es meist so, dass sie eher zu
fettigem Haar neigen und weniger zierlich wirken. Meist
haben sie Cellulite und ein etwas breiteres Gesäß (damit
ist nicht unbedingt Übergewicht gemeint) und neigen zu
»Reiterhosen«.

2. Der exo-filigrane (südliche) Schlackentyp:

Typ 2 fallen eher früh die Haare aus, diese werden auch
gerne grau. Ausgeprägt sind ein Hang zur Tonsur und zu
Geheimratsecken. Er wirkt zierlich, mit eher dunklerem
Haarwuchs, der am Körper oft auch deutlich stärker ist
als bei Typ 1. Die Konturen sind feiner und deutlicher.
Sein Knochenbau und seine Muskulatur sind mittelstark.
Dieser Typ ist eher zarter, schlank und wohlproportio-
niert. Die Nägel sind weich. Er reagiert empfindlich auf
Nahrungsgifte, Drogen, Alkohol und ungute Atmosphä-
ren. Seinem Wesen nach hat er eine gute scharfsinnige
Auffassungsgabe, doch meist gepaart mit Ungeduld.

Frauen des Typ 2 sind eher zierlich und schmal mit der
Tendenz zur unerwünschten stärkeren Behaarung.

3. Der eso-normale (horizontale) Schlackentyp:

Dieser Typ hat volles und vor allem meist sehr dickes
Haar und ist weiter von außen betrachtet am wenigsten
auffällig. Äußerlich kann man ihn deshalb etwas
schwerer einordnen. Sein Knochenbau ist mittel bis
leicht, manchmal sogar unterentwickelt schmal und

schlank. Knochen, Gelenke und Venen treten gerne hervor.

Dafür neigt er zu inneren Problemen, wie Nieren- und Gallensteinen, Nervenentzündungen, Herz- und Gefäßproblemen, Rückenbeschwerden und ähnlichen inneren Ablagerungserscheinungen.

Frauen dieses Typs haben eher heftige Menstruationsbeschwerden, Nervenreizungen und Krampfadern. Die Augen liegen oft etwas tiefer in den Höhlen.

Die Exo-Eso-Mischformen:
Wie bei allen Erbanlagen kann es auch hier zu komplexeren Mischformen kommen, bedingt durch das vererbte toxische Ablagerungsmuster. Es sind Typen, die irgendeine Mischung aus Typ 1, 2, 3 sind, doch sie sind seltener.

Mit zunehmendem Alter und auch bei einem extremen Verschlackungsgrad gehen die verschiedenen Typen sowieso immer mehr in eine ansteigende Mischform über.

Das heißt, je höher mit der Zeit die Verschlackung, desto mehr sind auch die Ablagerungsmuster der anderen Typen vertreten. Zum Beispiel: Zur Aufgedunsenheit mit rotem Kopf kommen dann eben auch noch der Haarausfall und Krampfadern, gepaart mit Nierensteinen.

Welcher Typ sind Sie?

Die Antwort darauf hilft uns etwas, das individuelle Entschlackungsprofil anzupassen.

Am besten ist es natürlich, wenn man sich aber auf Dauer in keinem der Typen mehr wieder findet. Das ist der gesündeste Typ und den streben wir an.

Verjüngungsrezepte für den jeweiligen Schlackentyp

Wir können uns mit einfachsten und logischen Schritten wieder verjüngen und die Uhr zurückdrehen. Wie in jedem anderen Lebensbereich ist auch hier Kontinuität sehr wichtig. Niemand kann Erfolg mit irgendetwas haben, wenn er es nicht konsequent verfolgt. Aber bitte ohne Krampf und Schweiß.

Wenn wir wirklich dafür bereit sind, wird es uns sehr leicht fallen. Sie können nun mit dieser folgenden zusammenfassenden Methodenauswahl reell den Alterungsprozess aufhalten und umkehren!

Achten Sie darauf: Je verschlackter jemand ist, desto vorsichtiger muss entschlackt werden. Heilkrisen können manchmal recht heftig sein, müssen es aber nicht. Lernen Sie, auf Ihren Körper zu hören. Wenn Sie diesbezüglich unsicher sind, sollten Sie sich an einen kompetenten Heilpraktiker oder Arzt wenden.

15 einfache Schritte zur bleibenden Jugend:

1. Fangen Sie Ihre individuelle Verjüngungskur mit dem Einordnen Ihres individuellen Schlackentypes an.
2. Machen Sie sich ernste Gedanken um Ihr jugendliches Endziel: Wie weit wollen Sie gehen und was werden Sie dafür an Ihrem gewohnten Lebenswandel ändern müssen? Je nach Ihrem selbst gesteckten Ziel picken Sie sich nun Ihre Rosinen aus meinem

Konzept, denn dies ist ein individuelles Arbeitsbuch. Es ist Ihr persönlicher Verjüngungsplan, ganz nach Ihren Bedürfnissen.

3. Entrümpeln Sie als Allererstes ganz sorgfältig die Wurzeln der Jugend, sprich den Darm. Entschleimen Sie Ihren Organismus (sehr wichtig bei Typ 1), trennen Sie dazu die Nahrung wie beschrieben!!

4. Essen Sie artgerecht! Zug um Zug kann man sich wieder an die natürliche Kost gewöhnen. Alles Lebendige in der Pflanzenwelt ist unser basischer Verjüngungskomplize. Am schnellsten hat man Erfolg mit selbst gepressten Gemüse- und Obstsäften.

5. Machen Sie regelmäßig die wertvollen Basenbäder. Meine Empfehlung für den jeweiligen Typ:
Typ 1 gerne zweimal, aber höchstens dreimal die Woche,
Typ 2 maximal zweimal die Woche, mit kräftigem Abbürsten,
Typ 3 nur einmal die Woche, kräftig Abbürsten und nicht zu lange.

6. Nehmen Sie dabei soviel von den empfohlenen Nahrungsergänzungsmitteln wie nur möglich, am besten bis zum Vierfachen der empfohlenen Dosis. Machen Sie die tägliche Portion natürlicher Nahrungsergänzungsmittel zu einem täglichen Ritual.

7. Gönnen Sie sich den Segen der Grassäfte bis zu einem halben Liter täglich. Bitte sehr langsam die Dosis steigern. Gerstengrassaftpulver wäre eine noch etwas bequemere Alternative dazu.

8. Lernen Sie, richtig zu atmen und zu entspannen. Atmen Sie energetisch Ihre Jugend ein, so dass für alles andere einfach kein Platz mehr ist.

9. Visualisieren Sie bewusst Ihre Jugend. Programmieren Sie sich bleibende Jugend in Ihr Bewusstseinsfeld, üben Sie Pranaatmen (Punkt 8 und 9 ist gut für den eher temperamentvolleren Typ 2),

10. Fasten Sie möglichst intensiv und so lange wie Sie sich dabei wohl fühlen, planen Sie Ihre jährlichen Fastenzeiten mit regelmäßigen Einläufen.

11. Ich empfehle wärmstens jedes dritte Jahr eine zwei- bis dreimonatige Kur mit der Einnahme von Enzymen wie z. B. Regulat.

12. Sorgen Sie für viel frische Luft, denken Sie über den Kauf eines Ionisators nach.

13. Energetisieren Sie Ihr Trinkwasser mit unseren Methoden (sehr wichtig für Typ 3),

14. Üben Sie Tai chi, Qi Gong oder Reiki, wenn es Ihnen zusagt. Gerade die Amritaübung hat es in sich!

15. Hören Sie auf Ihr Herz und lieben Sie die Jugend und sie wird Ihnen automatisch folgen müssen (Liebe ist Sog!).

Alle anderen vorgeschlagenen Teile der Methode in diesem Buch können individuell nach Belieben hinzugefügt werden.

Wichtiger Hinweis:

All denjenigen, die nur gesund alt werden wollen und die nicht unbedingt dazu bereit sind, ihren ganzen Lebensstil so dermaßen auf den Kopf zu stellen, empfehle ich, zumindest über Luft- und eventuell Wasserionisator, Schüssler-Salze, die von mir empfohlenen Nahrungsergänzungsmittel und regelmäßige Basenbäder nachzudenken.

So kann man weiterleben wie gewohnt, dämpft aber die Folgen der Zivilisation etwas ab.

Besondere Bedürfnisse der Typen:

Typ 1 liebt Basenbäder und salzarme Kost. Er ist am leichtesten von außen zu entschlacken.

Typ 2 sollte sich öfters die Haut bürsten, besonders die Kopfhaut. Sein empfohlenes Nahrungsmittel ist Hirse. Er ist etwas schwieriger zu entschlacken und braucht starke Basenbildner.

Typ 3 sollte viel Gebrauch von Säften zur inneren Reinigung machen, so dass Ablagerungen nicht weiter entstehen können. Empfohlen ist das Trinken von Kombucha. Für ihn ist es am wichtigsten zu entschlacken.

Man könnte diese Methode auch als eine Art Zurückführung in den göttlichen Urplan, das Goldene Zeitalter nennen.

Die Summe von:
- Schadensbegrenzung
- neuem, jungem Denken
- energetischer Verjüngung
- Sanierung
- Darmreinigung
- Blutreinigung

- Lymphreinigung
- Zellreinigung
- Ausleitung
- Remineralisierung
- Revitalisierung

ist Verjüngung.

Wenn wir es nun mit dieser Methode schaffen, dass Schlacken erreicht werden, die 20 Jahre alt sind und diese dann auch entfernen können, dann sind wir potenziell tatsächlich 20 Jahre jünger geworden. Sobald der Körper die alten Zellen komplett ausgetauscht hat, was in einem Zeitraum von elf Monaten bis zwei Jahren geschieht, sind Sie ein neuer Mensch mit einem neuen Körper. Jedenfalls, wenn Sie bei Ihrem neuen Lebensstil bleiben. Und was sollte Sie daran hindern, genau das zu tun?!

Der Ablauf des Verjüngungsprozesses

Durch meine für jeden individualisierbare Methode kommt es zu einer auf Dauer bemerkenswerten Verjüngung des ganzen körperlichen Systems. Dabei werden verschiedene Phasen eingeläutet:

1. Entschluss, Motivation, Begeisterung und neues Denken
2. Dann die Zusammenstellung des für den Einzelnen

passenden Programms, mit dem jeweils für sich gesteckten Verjüngungsziel

3. Lebensstilumstellung
4. Körperliche Entgiftungskrisen
5. Leichte Schwächung des Körpers durch gelöste
Schlacken
6. Stetig steigende Zunahme an Wohlbefinden
7. Entstressung, Vereinfachung des Lebens auf das
Wesentliche
8. Unser Ziel: Sichtbare und innere Jugendlichkeit

Der Körper braucht für die Verjüngung je nach Alter
und Verschlackung zwischen Wochen, mehreren Monaten und mehreren Jahren. So lange dauert es, bis all die
unterschiedlichen Zellen im Körper durch neue, junge
Zellen ausgetauscht worden sind.

Blutzellen werden am schnellsten ausgetauscht und
Nervenzellen am langsamsten. Diese neuen jungen Zel-
len sind potenziell genauso jung wie die Zellen eines
Kindes oder die von Jugendlichen. Wenn Sie auf diesem
Weg bleiben, werden Sie diese Jugendlichkeit auch blei-
bend behalten können.

Der allgemeine und sichtbare Ablauf der Verjüngung
ist offensichtlich:

- schöne, rosige Haut
- größere Elastizität
- mehr Ausdauer und Durchhaltevermögen
- Ruhigeres und fröhlicheres Gemüt

- mehr Lebensfreude
- bessere Ausstrahlung
- stärkeres Selbstbewusstsein
- Größere Gelenkigkeit und auch etwas mehr Muskeln
- bessere Körperbräune
- Feste Haare, Nägel und Haut
- strafferer Körper
- bleibende Libido
- gute und scharfe Sinne, besseres Hören, stärkere Sehkraft
- starke Durchblutung
- mehr geistige und geistliche Beweglichkeit
- neue Sicht der Dinge
- intensiveres Erleben
- Falten, große Poren und Äderchen verschwinden
- Muße kehrt ein

Einige, die dieses Buch gelesen haben, werden den Alterungsprozess wirklich aufhalten und ein sehr langes, glückliches, gesundes und jugendliches Leben genießen. Andere werden es geschehen lassen, dass ihr Körper zerfällt.

Es ist nicht meine Entscheidung und es liegt nun an Ihnen, was Sie aus den Informationen, die in diesem Buch stehen, machen.

Wenn man gezielt die Dinge aus dem zweiten Teil beherzigt, wird alles wie von selbst ins Leben »gesogen« werden. Dies ist ein Arbeitsbuch, mit dem Sie sich Schritt für Schritt Ihre Jugend wieder zurückholen können! Je länger wir gesund in voller Kraft leben können, desto eher haben wir auch die Möglichkeit, eine weitaus höhere Reife an Wissen, Weisheit und Reinheit in diesem Leben zu erreichen.

Es ist nun für jeden Typ Mensch ein selbst zusammenstellbares Konzept, also genau »Ihre Methode« mit dabei, je nach angestrebtem Ziel des Einzelnen.

Ewige Jugend?

Im Körper wohnt ohne Frage der Funke für das ewige Leben. Nur der Mensch altert und stirbt nicht, er begeht auf Grund seiner seltsamen und unnatürlichen Lebensgewohnheiten langsam Selbstmord. Noch ein Wort zu der Frage nach der ewigen Jugend. Körperliche Unsterblichkeit wäre unumgänglich, würden wir es lernen, den Informationsfluss, die erhaltende Lebenskraft nicht mehr weiter durch einen verdrehten Lebensstil, ein getäuschtes Scheinbewusstsein und eine begrenzte Denkgewohnheit zu blockieren. Wir wissen, dass »ewige Jugend« theoretisch und auch praktisch, wissenschaftlich begründbar, sehr wohl möglich wäre, rein von der biologischen Möglichkeit eines menschlichen Körpers her.

Doch sind die allerwenigsten Zeitgenossen mit den erforderlichen Umständen dafür gesegnet. Dazu ist eine sehr konsequente Umkehr zur Schöpfungsordnung nötig. Wir wissen heute, dass zumindest gesunde 120 Jahre möglich sein sollten. Saint Germain, Yogis und andere

Heilige praktizieren diese Art Abkehr zum Ursprung. Aber kann es auch der »normale« Mensch? Warum nicht! Tun Sie es, seien Sie selbst das Wunder! Alles ist uns möglich, das sollten wir nicht vergessen!

Um diese Frage auch für mich selbst zu beantworten: Ich persönlich strebe einfach ein jugendliches Sein auf allen Ebenen an. Ich löse mich erst dann von dieser Körperlichkeit, wenn ich das höchste Sein in diesem Körper ausgelebt habe. Dies geschieht aber sowieso, auch dank meiner Methode leicht, fast schon automatisch. Ich werde dem allem einfach nur nicht mehr im Wege stehen.

»Die Jugend erhält sich selbst, wenn man ihr nichts in den Weg stellt.«

Anhang

Bezugsquellen:
Alle Produkte sind im Fachhandel oder Internet zu finden.

Kontakt:
Der Autor steht für Vorträge zur Verfügung. Anfragen ausschließlich dazu an:
acampobasso@web.de
Fragen können über diese Emailadresse leider nicht mehr beantwortet werden.

Quellenangaben:
Auguste Rodin, französischer Bildhauer, S. 32.
Dr. Jack Stockwell, S. 37, 56. 96 ff.
Dr. J. H. Tilden, S. 42.
Dr. Webster, S. 110.
Sir Paul McCartney, S. 111.
Dr. Neal Barnard, S. 111.
Christian Opitz, S. 114.
Dr. John McDougall, S. 120.
Dr. T. Colin Campbell, S. 120.
Dr. Charles Attwood, S. 120.
P. Flanagan, S. 77, 135 f.
Dr. Swope, S. 142, 279 f.

Dr. Fleming, S. 149.
Dr. Harmut Heine, S. 64 f.
Barbara Simonsohn, S. 151, 269, 274.
Konfuzius, S. 173.
Jan van Helsing, S. 183, 186.
Kurt Tepperwein, S. 188.
Max Planck, S. 193 f.
Masaru Emoto, S. 195 f., 317.
Konrad Orr, S. 175 f.
Jasmuheen, S. 210.
Rupert Sheldrake, S. 218.
Hippokrates, S. 221, 228.
Peter Jentschura, S. 224 f.
Viktoras Kulvinskas, S. 230.
Albert Einstein, S. 256.
Das Evangelium der Essener, S. 275.
Dr. P.C. Bragg, S. 304 f., 332 f.
Paracelsus, S. 321.

Bilder:
Jentschura/Lohkämper, mit freundlicher Genehmigung, S. 88 f., 91.
Dr. Alexis Carrel, Gnu-Lizenz, S. 38.
Vitahaus Deininger, mit freundlicher Genehmigung, S. 123.

Eigene Bilder, S. 138, 209, 226f.

Enzym, Gnu-Lizenz, S. 143.

Seewalze, Gnu-Lizenz, S. 170.

Hydra, Gnu-Lizenz, S. 171.

Therese Neumann, mit freundlicher Genehmigung MTN-Stifts, S. 174.

Aus »Autobiographie eines Yogis«, S. 177.

Emoto aus »Die Botschaft des Wassers«, S. 196.

Literatur:

Barnard, Neal: Schmerzen lindern durch richtige Ernährung, Scherz, Frankfurt a.M. 1999.

Bragg, P.C.: Wunder des Fastens. Fitness und Jugend durch individuell richtiges Fasten. Natura Viva, Weil der Stadt 2003.

Jentschura, Peter und Lohkämper, Joseph: Gesundheit durch Entschlackung. Schlackenlösung, Neutralisierung von Giften und Säuren, Ausscheidung. Jentschura, Münster 2004.

Kelder, Peter und Salvesen, Christian: Die fünf »Tibeter«, Scherz, Frankfurt a.M. 1999.

Müller-Burzler, Henning: Auf den Spuren der Methusalem-Ernährung, Windpferd, Oberstdorf 2004.

Paramahansa, Yogananda: Autobiographie eines Yogis, Self-Realization Fellowship, Los Angeles 2001.

Simonsohn, Barbara: Gerstengrassaft – Verjüngungselixier und naturgesunder Powertrunk, Windpferd, Oberstdorf 2003.

van Helsing, Jan: Hände Weg von diesem Buch, Amadeus, Fichtenau 2004.

Weiterer Titel des Autors:

»Das Prinzip – Geheimnis zur Erschaffung der gewünschten Realität«